New Wun Ching Developmental Publishing Co., Ltd.

New Age · New Choice · The Best Selected Educational Publications—NEW WCDP

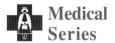
Medical Series

護理學導論

第九版 *9th Edition*

合著者

屈　蓮・李惠玲・何瓊芳・嚴惠宇・羅筱芬
呂莉婷・林素戎・林玉惠・潘婉琳・陳貞秀
楊木蘭・林玫君・嚴毋過・呂麗卿

Introduction to
Nursing

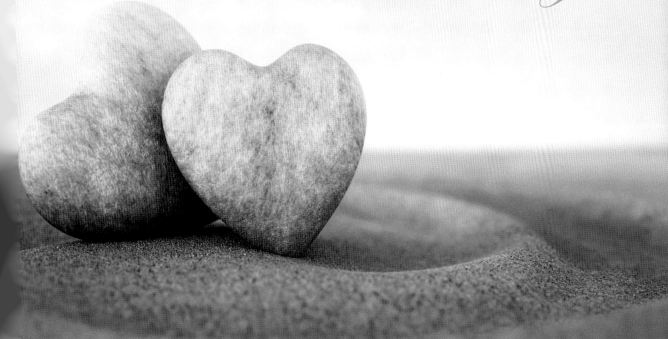

國家圖書館出版品預行編目資料

護理學導論／屈蓮，李惠玲，何瓊芳，
　嚴惠宇，羅筱芬，呂莉婷，林素戎，
　林玉惠，潘婉琳，陳貞秀，楊木蘭，
　林玟君，嚴毋過，呂麗卿合著.－
　第九版. -- 新北市：新文京開發出版
股份有限公司, 2023.04
　　　面；　公分

ISBN 978-986-430-918-4（平裝）

1.CST: 護理學

419.6　　　　　　　　　　　　112004473

護理學導論（第九版）　　　　　　　（書號：B174e9）

合 著 者	屈　蓮	李惠玲	何瓊芳	嚴惠宇	羅筱芬
	呂莉婷	林素戎	林玉惠	潘婉琳	陳貞秀
	楊木蘭	林玟君	嚴毋過	呂麗卿	

出 版 者　新文京開發出版股份有限公司

地　　址　新北市中和區中山路二段 362 號 9 樓

電　　話　(02) 2244-8188（代表號）

F　A　X　(02) 2244-8189

郵　　撥　1958730-2

第 六 版　西元 2014 年 08 月 01 日

第 七 版　西元 2017 年 08 月 11 日

第 八 版　西元 2019 年 08 月 11 日

第 九 版　西元 2023 年 04 月 20 日

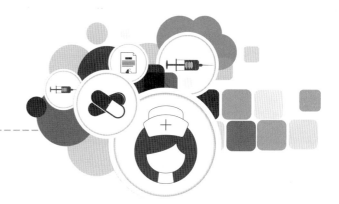

九版序 *Preface*

　　由於醫療制度與社會環境的快速變遷，護理已成為一個高專業性且深具挑戰性的服務性工作。護理人員面對的除了新生兒生命降臨與病患康復重生的喜悅外，也要面對疾病的痛楚與死亡的哀痛；不只是要面對活生生獨立的個案，更要注重與病患家屬及醫療工作團隊間多重的人際關係與溝通技巧；更遑論工作環境中的不確定性和緊張性等種種因素的情緒調適。因此，培養學生具備從事護理工作的專業核心價值與能力是刻不容緩的。

　　護理導論是護理科系學生第一次接觸護理專業領域的課程，其目的在建立學生對護理專業的基本認識，並為從事護理工作的基礎。此課程的核心概念是以專業的人文素養為軸心，強調溝通、合作、問題解決及思辨的能力，進而體認護理人員應有的技能及特質。希望本書能讓學生體認護理是一助人的專業，護理人員在醫療體系中扮演舉足輕重的角色，能夠發揮護理的獨特功能，協助個案解決健康問題，進而維護健康，並有信心在共同的努力下，護理專業能不斷提升！

　　此次改版，除更新與護理相關的數據、法律條文、醫療保健體系之現行法規制度及政策等相關內容，並增補衛生福利部推動的最新醫療網計畫與年度施政計畫、居家照護的最新發展，以及從Maslow階層需求理論思索在COVID-19疫情中人類需求的面向。另設計「Critical Thinking」單元，激發學生延伸思考目前社會上、制度上的相關問題；而「心靈小語」單元，提供不同層面與角度的邏輯思維；章後「腦力激盪」單元節錄護理師國考相關考題，以利複習使用。力求本書的再版更能符合初學護理者須具備的基本知識與能力，是為之序。

作者 李惠玲 謹誌

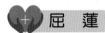 屈 蓮

學歷

- The Johns Hopkins University School Hygiene and Public Health, Health Policy and Management Doctor of Science（科學博士）

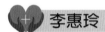 李惠玲

學歷

- 國防醫學院護理研究所碩士

現職

- 康寧大學護理科副教授兼副校長

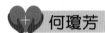 何瓊芳

學歷

- 長庚大學臨床醫學研究所護理博士
- 長庚大學護理研究所護理碩士

現職

- 馬偕醫學院護理系助理教授

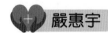 嚴惠宇

學歷

- 美國羅素賽奇學院 (Russell Sage College) 護理研究所碩士

現職

- 康寧大學護理科講師

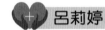 羅筱芬

學歷

- 慈濟大學護理研究所碩士

經歷

- 康寧大學護理科講師

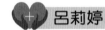 呂莉婷

學歷

- 國立臺灣師範大學健康促進與衛生教育學系博士
- 美國德州浸信會大學教育研究所碩士

現職

- 康寧大學護理科副教授兼主任

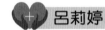 林素戎

學歷

- 元智大學管理學院組織管理組博士
- 新南威爾斯大學醫療管理碩士及醫療教育碩士

現職

- 經國管理暨健康學院護理系助理教授

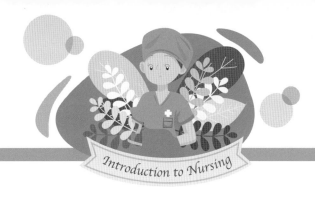

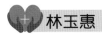 **林玉惠**

學歷

- 臺北醫學大學護理系博士

現職

- 臺北醫學大學護理學院助理教授

 潘婉琳

學歷

- 臺北護理健康大學護理研究所博士
- 國防醫學院護理研究所碩士

現職

- 臺北護理健康大學護理系所助理教授

陳貞秀

學歷

- 長庚大學臨床醫學研究所博士班護理組博士
- 美國亞利桑那大學護理系碩士

現職

- 臺北護理健康大學護理系所副教授

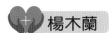 **楊木蘭**

學歷

- 國防醫學院護理研究所碩士

 林玟君

學歷

- 英國 Napier 大學護理哲學博士

現職

- 耕莘健康管理專科學校助理教授

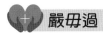 **嚴毋過**

學歷

- 約翰霍普金斯大學公共衛生政策與管理博士候選人
- 國立陽明大學社區護理研究所碩士

經歷

- 康寧大學護理科講師

 呂麗卿

學歷

- 美國華盛頓大學護理研究所護理哲學博士

經歷

- 慈濟科技大學護理系助理教授

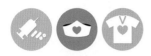

目錄 *Contents*

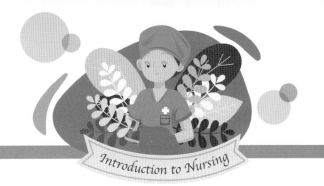

Introduction to Nursing

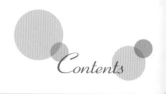

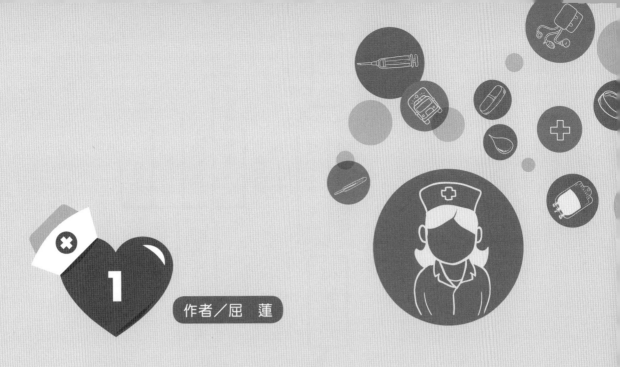

作者／屈　蓮

概　論

名人語錄

護理是一項崇高的專業服務工作，需要以了解、同情、忍耐與奉獻，實現此一偉大使命。

（資料來源：馬鳳岐(2002)．*傳光－南丁格爾的精神與志業*．華杏。）

——— 俞大維 博士

概論

護理教育
- 內在：思想
- 外在：行為
- 養成基礎

科學性的護理
- 環境衛生
- 全人醫治之醫院設計
- 統計＋應用
- 行政管理
- 法律

專業省思
- 北城事件
  - 社會責任
  - 教育的真諦
  - 醫療環境轉變
    - 商業化
    - 照護流程
- SARS啟示
  - 護理教育
  - 公共衛生觀點
  - 警覺＋關懷

南丁格爾誓約
- 委身性
- 品格＋操守
- 精益求精
- 專業度
- 團隊合作

林玟君製作

當上帝呼召佛羅倫斯‧南丁格爾負起照護病人與家屬的責任時，護理的新紀元也隨之來到，南丁格爾女士在當時所發揮的影響力是今日護理界所未及的；南丁格爾女士對護理教育的嚴謹和高標準的要求也是現代護理教育所欠缺的；南丁格爾女士對於照護病人的委身和投入在講求個人主義的時代下已不復見。護理專業所面對的挑戰是如何在物質化與利己化的環境中，建立民眾對護理的正確認識，並使護理人員由積極的正向思考來確認護理專業的價值。

教育永遠是人類內在思想與外在行為的養成基礎，護理教育最大的意義除了給與受教育者最現代化的知識與技能外，它更應具有支持專業化永續性發展的功能，因此，護理專業外展的品質與從業人員的特質受護理教育內涵的影響。護理學導論是護理教育中的基礎學科，而本章概論更是基礎中的基礎，期望透過本章的內容使護理學生對於護理精神具有劃時代的認識。

1-1 科學性的護理

對於許多的護理學校、教師、學生而言，加冠典禮是一項重要的儀式，它象徵專業生命的延續和啟迪，在每個加冠典禮中，有一項必經步驟：一是傳燈，老師由南丁格爾肖像上點燃手中的蠟燭，然後一一的傳給學生，這一幕蕭穆的情景常烙印在許多學生的心中。

這個點燈儀式似乎與南丁格爾在克里米亞戰爭中夙夜匪懈提燈巡視病人之形象有關。但是南丁格爾所建立的護理形象除了具有對護理專業的委身，以謙卑捨己的心來照護病人外，她更樹立護理人員的科學形象。

(一) 重視環境衛生

在巴斯德提出細菌致病理論之前，南丁格爾便認為醫院之物理性環境，如：光線、通風、水源、清潔、下水道與廁所衛生，是防治霍亂之源。

(二) 以全人醫治的觀點建築設計醫院

南丁格爾反對注重外表雄偉的醫院建築，她認為醫院的設計應以滿足病人需求為考量，而且強調將管路排水觀念應用於醫院建築裡，在當時，這種

觀念還是非常新穎。此外，南丁格爾認為醫院應具備醫治、教育、休閒、對上帝敬拜的四大功能，所以，她認為高聳的哥德式建築不僅有良好的採光與通風，也同時擁有足夠的空間規劃教育、休閒與禱告，照護病人的身體與心靈需要。南丁格爾這項全人觀點的醫院建築論，似乎並未因時間之流逝轉移而落伍，反觀現今醫院的許多設計均與當年南丁格爾的論點不謀而合。

（三）重視統計與應用統計

南丁格爾主張「統計」是抓住醫院動態性變化的工具，她在1858年所發表的「英軍死亡率報告」中善用了統計圖表和數據，她相信數據是整個醫院管理的權威，也由於對統計與數據的重視，次年南丁格爾為醫院設計標準表格，此為病歷表之前身。南丁格爾一生唯一參加的學會是世界統計學會，這些均顯示南丁格爾認為精確的數據是護理工作的基礎，而正確的數據是立於護理人員精確的做事態度上。

（四）重視行政管理

南丁格爾女士所造成的改革，無論是在醫院或是在護理界，均與其重視行政管理的特質以及能力有關，由克里米亞戰爭的野戰醫院、護理工作之改革、扭轉當時社會對護理的鄙視態度、醫院制度的革新到南丁格爾護理學校之建立等等，都顯示南丁格爾以行政管理的眼光與角度進行有關護理的種種革新。南丁格爾女士相信，護理的革新不應只限於小小的護理界，在政治、經濟、外交、立法、國防等國家各層面中，均需有支持護理改革的人士，裨使護理改革有效率推動。故而，在當時支持南丁格爾改革護理界之人士不乏政府重要官員與社會孚有名望學識人士，如大學校長、醫院院長等。

（五）重視法律

南丁格爾女士在當時推動了許多具有影響力的立法，為了確立護理的法律地位，她在英國的議院中力主將護理由原本之「市政服務類」改為專業的「醫學類」，更否決了將護理歸為「獄政類」的提案，這項立法勝利為護理的永世發展奠定了深厚的根基。除此之外，南丁格爾也嘗試依當時社會之需要積極推動或修正許多相關法案，例如：「性病防治法案」、「郵政儲金法案」、「鼓吹原住民受教育法案」等等，這些法案在表面上似乎與護理並無直接相關，但南丁格爾卻是以一位護理人員對人與社會的愛及護理人員對事

物所擁有的敏銳度、和解決問題的洞悉力等特質而提出，她甚而參與許多法案的修正與制定。

 南丁格爾誓約的深思

在加冠典禮中與點燈傳光儀式相輝映的是「南丁格爾誓約」：

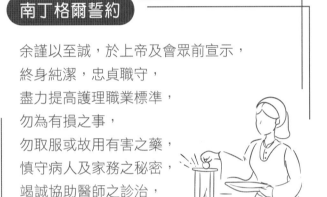

南丁格爾誓約

余謹以至誠，於上帝及會眾前宣示，
終身純潔，忠貞職守，
盡力提高護理職業標準，
勿為有損之事，
勿取服或故用有害之藥，
慎守病人及家務之秘密，
竭誠協助醫師之診治，
務謀病者之福利

註：此誓約並非南丁格爾親筆所寫，而係出自一位支持南丁格爾護理教育理念的護理人員－美國底特律城哈伯醫院學校護理主任葛莉特之手。

此誓約雖只有短短幾十個字，但其精神與內涵卻極其深遠。

1. 此誓約強調護理人員的「委身性」，係在眾人及上帝面前誠心誠意地宣示以護理為其終身之志業。這代表著無比的決心和毅力，無論遇任何艱難，均將峙守護理及其所宣告之誓言。

2. 此誓約強調從事護理工作時，護理人員應謹慎自守個人的言語及行為，亦即護理人員要潔身自愛，具有相當的品格及操守。

3. 此誓約強調護理人員要精益求精，心意更新，致力提升護理專業之品質。由此觀之，醫療機構固應提供機會使護理人員有進修而提升個人與專業，但此誓約更點出護理人員之主動性，亦即護理人員應隨時隨地提升個人知識、技能、品格、胸襟，但這一切努力終應匯集為整個護理專業的提升。

4. 此誓約在消極面強調，護理人員要竭盡全力避免因個人疏失而造成病人的損失，但在積極面強調，護理人員要盡一切的努力全心謀求病人的福利。換言之，護理人員應透過專業性敏銳的觀察力與判斷力隨時偵查出病人之需求，協助並滿足其需求。

5. 此誓約強調護理人員為使醫師能完整無誤地診斷及治療病人的病情，應善盡一切應有之配合，故此條誓約清楚地釐清護理人員於醫療團隊中的角色與地位。

綜觀整個南丁格爾誓約，其最重要的精神可由南丁格爾晚年所說過的幾句話來加以闡釋：

> 「護理是一種藝術與生命，護理人員傾其所有照護病人，這種生命的照護對病人所產生的影響，遠非護理人員所能想像的。護理是什麼？它是由上帝而來的呼召，如果沒有這種生命的呼召，護理就失去它的意義與目的，而成為一種機械式的工作，那麼，護理也就不再是藝術和生命。」

對護理人員而言，護理是人一生的學習，護理人員之所以成為好的護理人員，重要關鍵在於自我認識，了解人生命中的不完美處，認識人心中會有的人性黑暗面，例如：自私、欺騙、驕傲、妒忌、偏執……等等。人唯有先認識自己並管理自己後才能管理別人。

 護理專業的省思

一、北城醫療事件的教訓

2002 年 11 月 29 日發生震驚台灣社會的醫療疏失事件。在新北市土城區北城婦幼醫院，黃姓護士因替新生兒注射 B 型肝炎疫苗時，未遵守「三讀五對」的原則，將肌肉鬆弛劑誤為疫苗，致使一名新生兒死亡、六名受到心肺功能衰竭等傷害。事後經司法審判依業務過失致死罪起訴，被求刑 3 年 6 個月。

雖經時間沖淡了人們對此事件的記憶，但是它對護理人員而言，仍然具有值得深思與探討的空間。

（一）護理人員的社會責任

多年來「護理」一直努力成為具有獨特性及自主性的專業，在護理人員法施行後，護理人員的專業地位受到法律的確認及保障，此外，護理人員法也詳細地界定護理業務範圍及護理人員在執業過程中的職責，這些都是由法律面來確認護理人員的法律地位。

但有一項意義是法律所無法規範的，那就是對社會的責任，所謂對社會的責任是指護理人員的執業行為具有產生社會成本與營造社會利益的雙重影響。當護理人員未盡善良管理人所應有的注意，而造成個案與家屬在生理和心理上的損失，進而影響家庭的幸福、使生產力降低或喪失，及發生額外醫療與非醫療之支出時，便產生了所謂的社會成本。反之，當護理人員的執業促使個案健康的恢復，而使家屬照護責任減輕，維持家庭之功能與和諧，避免生產力的下降時，護理專業便營造出社會利益。無論是在社會成本或社會利益的產生，均取決於護理人員在執行護理業務與責任時所抱持的態度，亦即護理人員在照護個案時是否有盡到一個專業人員所應有的注意力。如果在忙碌的照護活動中，護理人員能靜下 5 分鐘來思考其個人的小動作對社會可能造成的影響時，護理人員如何能不如臨深淵、如履薄冰地執行護理業務？

（二）護理教育的真諦

在護理學導論的課程中，我們的學生被教導「護理」是一項助人的專業。在現實的環境中，護理也的確扮演了幫助者的角色，因為護理比其他醫療專業更貼近人類的痛苦處，在醫療機構中，護理人員最直接接觸個案，而且接觸時間最長、次數也最多，因此，許多醫院將提升個案與家屬的滿意度與改善醫療服務品質的重點放在改善護理服務品質上。這種精神與特質在近幾年受到衝擊，其原因不外乎整個社會價值觀的改變，利己勝於利人的風氣瀰漫，生活重物質和享受，年輕一代較難以吃苦，因此，護理服務品質受到影響。但有一個因素可能比社會外在影響更應受到重視，即是護理教育的真諦、護理教育的本質及其培育的目標為何？當社會越來越往高學歷發展，護校改制護專、護專改制技術學院、科技大學的同時，護理教育系統已比過去

更快速培育出許多具較高學歷的護理人員。這固然為一可喜的現象，但卻有一個隱憂，那就是這些高學歷的護理專業人員是否真能帶動護理服務品質的提升。換言之，護理教育的成就若只在於學歷的高低，那麼護理就容易失去「助人」的本質。因此，現代化的護理教育除了應兼顧高層次的專業技能與知識的充實外，更應重視培養護理同仁對於社會的責任感。

在強調護理人員對社會的責任感時，護理教育包括護理老師、臨床單位、私立學校的董事會、教育主管機關等，也應具有強烈的社會責任感；護理教師不應只重視個人的研究發展與升等，其應以提供護理學習者一良好的護理楷模為職志；臨床當應以提供護理學習者一良好的實習場所為重點之一；私立護理教育機構的董事會，在追求合理利潤的前提下，也能重視護理教育的品質；而教育主管機關應以合理的指標來評鑑護理教育機構，畢竟，合於法定標準並不代表達到教育的實質。

(三) 醫療環境轉變

北城事件除了顯示護理人員的工作角色具有社會責任性及重新思考護理教育之內涵外，也代表著醫療大環境的變化，而護理人員身處在此大環境中，不可不了解醫療環境所發生的轉變，此轉變可分為下列兩大方面：

◆醫療市場商業化

「成本」二字在此次事件的報導中亦常被提起，尤其以北城醫院之規模，聘請一位合格的麻醉專科醫師會造成沉重的成本負擔。由此例子可知成本的觀念已漸漸成為醫療機構的負擔，早期的醫療服務是慈善機構服務人群的一項途徑，許多基督教宣教士亦多從事醫療與福音工作，最典型的例子是史懷哲博士至非洲宣教、馬偕博士投身於北台灣醫療的事蹟。曾幾何時，當工業與經濟發展後，醫療需求伴隨著社會複雜性而增高，資源的有限性被強調後，人們開始以管理機制掌控醫療市場的運作，原本為商業用詞的「成本」開始出現在醫療機構中。為了有效控制成本的提高，醫療機構則是能省則省，在為達到能省則省的原則下，常運用圖1-1列出之方法。

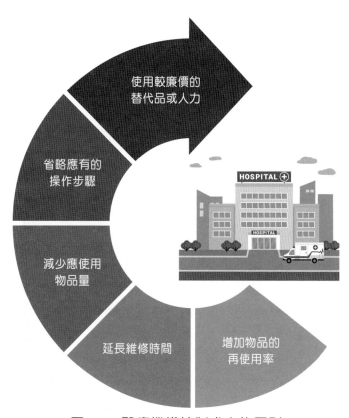

圖1-1　醫療機構控制成本的原則

　　這些節省成本的方法都有其副作用，當副作用發生時，醫療機構可能必須花費更高的成本來處理副作用所帶來的影響。所以醫療機構的經營者切勿以短視近利的方式來經營自己的單位，否則當副作用發生時，其殺傷力很可能並非機構所能承擔的。「成本轉移」的現象屢見不鮮，換言之，成本不會消失，他會以不同的型態在不同時間與場合出現，因此「成本轉移」現象代表成本不減的情形。當機構以某種方法來抑制某項成本時，此成本至終會以別種型態發生，即使當機構是以慈善服務為名來抑制某項成本時，這都代表成本的轉嫁，也就是說此成本會由其他人來負擔，醫療機構之負責人若真能明瞭成本轉移之理論時，就會明白合宜正道的經營策略才是機構永續經營之道。

◆重視環環相扣的照護流程

在北城婦幼醫院的打錯針事件中，有一位與此不幸事件有關的關鍵人士－該院的李姓麻醉護士，其未遵守該院藥品管理程序，將不該存放在新生兒房冰箱的注射藥劑置放其中，且未標識鮮明的警告標誌。因此，李姓麻醉護士在檢察官的偵查中，仍依業務過失致死罪起訴，並依法求刑 3 年。其雖未直接加害於死傷的 7 名嬰兒，但由於其疏於藥品管理流程之落實，間接地造成此一不幸事件的發生，故亦難辭其咎。此一事件顯示環環相扣的醫療流程在醫療業務日益講求分工，且各分工間天衣無縫地合作，才可使整體醫療服務適時適地的運作，這也就是全面性品質經營 TQM(total quality management)的精神，亦即人的錯誤常是因作業程序不當所引起的，在不幸事件發生後，雖需找出責任歸屬，但在釐清後，應對工作流程更進一步檢討造成人為疏失之原因何在？醫療機構中每天有數以千計的流程在運轉，護理人員不過是此流程中的一個小螺絲釘，為了防止突發的意外，護理人員實應善盡注意力。

二、嚴重急性呼吸道症候群的啓示

(一) 由護理教育談起

醫護人員對窗外的另一半哭訴；頭髮散亂的小女孩在封鎖線外向住院的雙親聲聲呼喚；滿臉皺紋的老祖母垂淚望著好不容易找到工作的小孫女，因為新工作的場所正是流行著傳染病的和平醫院；居家隔離的老人因乏人照顧孤寂而歿。種種倉皇失措、令人鼻酸的場景不斷的出現在電視畫面上，這就是我們的嚴重急性呼吸道症候群(severe acute respiratory syndrome; SARS)所引起的隔離症候群。其實，比起目前仍無特效藥的 SARS，最讓人膽戰心驚的，還是在於因 SARS 所顯露基礎醫護教育需檢討處。

醫護人員面對這次的 SARS 而遭人指責之處，其實早在發生北城醫院、崇愛診所的事件中就已經有所端倪，那便是基礎醫護教育以及醫護倫理的被忽視。也就是在一味標榜高科技、專業精密器械操作以及形象品牌建立的同時，我們的醫護教育反而忽略了基本的訓練，諸如比對、確認等，甚至衛生處置的基本－洗手、覆蓋，這些我們視為理所當然的程序，卻在這場被認為應該嚴陣以待的病毒戰爭中被忽略了，宛如一個不會基本教練的士兵，硬是被塞了一把火力強大的槍械後推上前線，也許可以僥倖殺傷敵人，但他不懂

得要領，更可能傷害同僚甚至自己。

　　社會大眾以責難的眼光看待這些成群結隊衝撞封鎖線的醫護人員，怪罪他們缺乏照顧病人的奉獻精神，唯恐他們會引發更多的感染，固然我們要對於沒有能夠教育出時時謹記基本衛生訓練概念與護理信念的學生而感到歉疚。但是引用中研院生醫所何美鄉女士的說法，「在和平醫院裡面隔離的人，是為社會大眾做人身隔離，不要讓他們的人格也被隔離！請尊重被隔離者！」一樣都是這個社會的一份子，若易地而處，我們捫心自問，自己能夠多理性？身處被媒體報導的焦點地區，失去了行動自由，其一舉一動都被全國民眾看在眼裡，所引發的焦躁及不滿，還請社會大眾更要寬容以對。

　　2003年全國所有的護理人員都過了一個最悲哀的護士節，不僅是四位護理人員因為照護 SARS 而喪失了自己的性命，最重要的是，人性中最寶貴的關懷和體諒，在這次的防疫措施中被忽視了，固然我們期待這種百年首見的劫厄能夠過去，以後我們不必以這種心情面對護理人員的節日，但在另一方面，更希望藉由這次的疫情，我們對於公共衛生的隔離以及對於急性傳染病的研究能夠加以重視。

　　「護理」是對於生命照護的專業，也是一個以自己生命拯救他人生命的志業。就從事護理教育者的觀點，我們的護理教育，在給錯藥、打錯針、不顧禁令導致隔離破功的消息接二連三傳出後，對於我們這些教育從業人員以及各個醫療院所的經營者而言，不啻一記警訊：我們想要訓練出來的，究竟是一群擁有專業知識與高學歷，卻忽略基本訓練及醫護倫理的護理人員，還是按部就班，基本功紮實的敬業護理人員？

(二) 從公共衛生之觀點談合宜的隔離

　　從公共衛生的觀點談隔離方式，一般可以分為以下幾個等級來看待：

1. 感染者本身的隔離。
2. 與感染者往來接觸密切人員的隔離。
3. 感染者所在工作場所人員的隔離。

　　這是一種由內而外以同心圓型態的隔離方式，在面對 SARS 疫情的散布，每個人不約而同浮現腦海中的就是「隔離」，但是如何隔離、其對象和方式的選擇如何才可達到預期效果，卻鮮少有人談及。在此有一個觀念是應

該澄清的，也就是隔離並不是單純把人集中關在某一空間地點，真正的隔離，特別是較長時間的隔離，應注意滿足人類的基本需求，亦即對於食衣住行、安全感等需求，當然我們不能奢求隔離環境與情境百分之百的舒適，不過也必須是在人類可忍受範圍。

之前和平醫院由於被隔離人員因忍受不了院內環境而衝撞警戒線，並且有人企圖逃跑甚至跳樓自殺，均為因隔離環境不當所產生的反應，而後來才將隔離處所移至各國宅、營區等較具備完整人類活動需求之地。在隔離措施以外，進行全面性環境消毒是必要的，以學校為例，由於校園是一個開放式的公共空間，除空氣和水的流動外，更有社區人員出入，故而，消毒的範圍不應宥於學校圍牆的界限，而應該與附近的社區相結合。此外正確的預防知識更應該藉由教學加以傳播，讓學生帶回自己的家庭，共享防疫保健觀念。

(三) 警覺心和關懷才是對抗新世紀疫病的武器

上述的隔離、環境消毒、預防措施之宣導均是面對 SARS 的戰鬥守則，在 SARS 病毒儼然成為新世紀的第一場瘟疫，我們不禁要質疑，這個傳染病果真如此來勢洶洶，人類真的會潰不成軍嗎？事實上，真正讓 SARS 變得恐怖的是人類欠缺警覺心，使得本來可以及早採行防疫措施，將病毒傳染途徑圍堵隔離在最小範圍內，卻由於低估、輕忽及心存僥倖而釀成宛如瘟疫般的狂潮，甚至在傳出有人員為粉飾太平而匿報；東窗事發之後，一時之間對於第一線隔離治療的病人以及醫護人員也沒有在顧及基本人性尊嚴及生活需求的前提下進行隔離，導致各種非理性行為的出現。甚至在和平醫療網破洞之後，除了社區交叉感染以外，各醫療院所也紛紛傳出病例情事，這些情況對照起之前已經獲得預警卻置之不理，認為不會淪為疫區的態度，其實並不意外，人人事前過於輕忽，卻僅在事發之後急就章，試問：等到已經有通報，甚至疑似病例出現的時候，才進行隔離來得及嗎？我們的社會為了這次疫情而付出了大量的社會成本，希望全國人民也藉由此能學習到不可輕忽的生活態度，更重要的是，希望這個社會仍然是存在著關懷和愛。

結　語

不論時代如何進步，護理知識與技能如何的現代化，但護理的基本精神永遠是不變的－護理人員應盡最大力量避免病人受損，並積極謀求病者之福利。

心|靈|小|語　♥屈 蓮　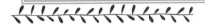

> 「我即使能說萬人的方言，並天使的話語，卻沒有愛，就成了鳴的鑼、響的鈸一般，我若有先知講道之能，也明白各樣的奧秘，各樣的知識，而且有全備的信能夠移山，卻沒有愛，那就算不得什麼。」
>
> 摘錄自聖經哥林多前書13章1~2節

參考資料 *References*

馬鳳岐(2002)·*傳光－南丁格爾的精神與志業*·華杏。

張文亮(1999)·*南丁格爾與近代護理*·校園。

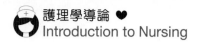

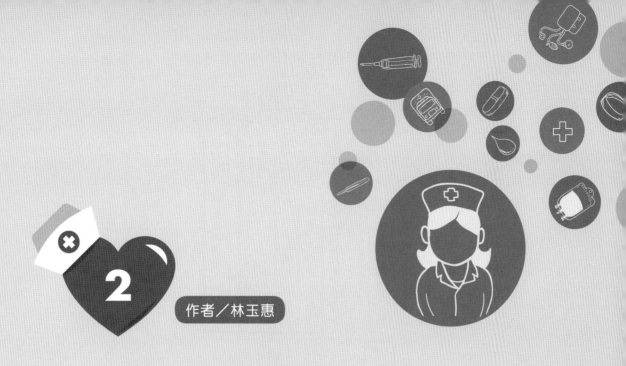

2

作者／林玉惠

人類基本需要

名人語錄 ——————————————

人在智慧上、精神上的發達程度越來越高，人就越自由，人生就越能獲得莫大的滿足。

———————————————————————— 契訶夫

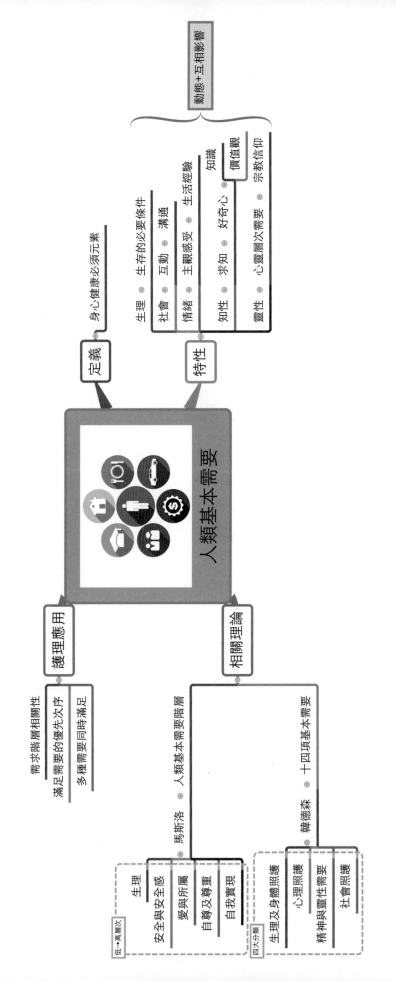

人類基本需要

定義 ── 身心健康必須元素

特性
- 生理 ◦ 生存的必要條件
- 社會 ◦ 互動 ◦ 溝通
- 情緒 ◦ 主觀感受 ◦ 生活經驗
- 知性 ◦ 求知 ◦ 好奇心
  - 知識
- 靈性 ◦ 心靈層次需要
  - 價值觀
  - 宗教信仰

動態＋互相影響

護理應用
- 需求階層相關性
  - 滿足需要的優先次序
  - 多種需要同時滿足

相關理論

馬斯洛 ◦ 人類基本需要階層

低→高層次
- 生理
- 安全與安全感
- 愛與所屬
- 自尊及尊重
- 自我實現

韓德森 ◦ 十四項基本需要

四大分類
- 生理及身體照護
- 心理照護
- 精神與靈性需要
- 社會照護

林玟君製作

護理人員獨特的任務是運用其護理知識與技術協助個案進行促進健康或恢復健康的一連串活動。護理的目標是協助護理個案維持或滿足其基本需要，一個健康的成年人通常可以在不需要任何協助下滿足自己大部分的基本需要，然而對嬰幼兒、生病者、殘障或老年人而言，往往需要他人的協助才能滿足其個人的基本需要。護理人員常扮演的角色之一，即是幫助這些個案滿足他們的基本需要。

因此本章將介紹人類基本需要的定義、特性及內容，以及協助個案滿足基本需要之護理注意事項。

2-1　基本需要的定義與特性

一、基本需要的定義

人類要身心健康地生存在世上，空氣、水、食物、安全及愛等是不可或缺的必需元素。這些必需元素即是所謂「人類基本需要(basic needs)」，原則上基本需要不會因為種族、文化、宗教、性別或年齡等有所不同，僅會因個人生理、心理及社會各層面的發展，在內容、性質及需要的優先次序上因人而異。

二、基本需要的特性

人類的基本需要，有些是最原始不需經過學習的，有些則是經學習的過程被引導產生出來的。這些需要可被歸類成五大範疇，包括生理性(physical)、社會性(social)、情緒性(emotional)、知性(intellectual)及靈性(spiritual) (Cummins, 1996)。

(一) 生理性需要

生理性需要涉及人類整個生理過程，**這是人類最原始的需要**，也是為了維持生存的必要條件，例如呼吸、進食、排泄、活動、睡眠及性等。

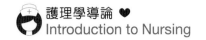

(二) 社會性需要

社會性需要是有關於個人與他人的互動，相互影響及相互聯繫的情形，例如與人溝通、有被愛、被認同、歸屬感等。

(三) 情緒性需要

情緒需要是指個人在生活經驗中對於相關人、事、物所體驗到的主觀感受，例如快樂、興奮、害怕、焦慮、孤獨等。

(四) 知性需要

知性需要是指求知、思考與理性層面的需要，這與我們對於所觀察到的事物賦予意義有關。例如一般正常的人對於自己所處環境和自身均會產生某種程度的好奇心，會不斷地去探索、學習新的事物、了解事物或其代表的意義，以滿足好奇心，進而建構知識與價值觀。當所知不足或與原來的觀念不同時，就可能感到懷疑，因此每個人都有學習、了解事物、推理、判斷問題以及解決問題等需要。

(五) 靈性需要

靈性需要是指心靈層次需要，指個人心靈獲得平和寧靜的感覺。其中除了透過聯繫人的宗教信仰及儀式，例如祈禱、膜拜等，以達到心靈、靈魂的平和感覺外，還包括對生命的希望、意義與寬恕心等。

上列五大範疇的**基本需要關係密不可分，彼此以一種動態的狀態互相影響**。當個人處於健康的狀況時，這些不同的需要會保持在平衡及衡定的狀態。然而當某些特定事件發生時，為了因應當時情境，某一項需要可能會相對提高，當一項需要提高的同時，另一些需要相對會降低，此外當有某一項需要未被滿足時，也可能會影響其他需要的滿足，因此護理人員在協助個案滿足其需要時，應以個案整體的需要考量為原則。

2-2 基本需要的相關理論

　　所有行為係由「需要」所產生，為了了解人類的行為，學者們將人類的需要具體化描述。例如：馬斯洛提出動機理論來闡釋人類的行為、韓德森提出十四項基本需要理論，提供護理人員知識的基礎，以協助了解個案生理、心理及社會之需要作為協助解決健康問題的理論依據。

一、馬斯洛的人類基本需要階層理論

　　人本心理學之父亞伯拉罕馬斯洛(Abraham H. Maslow)，提出動機理論來闡釋人類的行為，其中認為人類許多行為受到各種不同需要所支配影響，而需要又有高低層次之分，他曾先後兩次提出人類基本需要階層理論(Hierarchy of Human Basic Needs Theory, 1943, 1954)，認為人類之動機性需要歸納起來可分為五個層次，包括：**生理的需要**(physiological needs)、**安全與安全感的需要**(safety and security needs)、**愛與所屬的需要**(love and belonging needs)、**自尊及尊重的需要**(esteem and self-esteem needs)及**自我實現的需要**(self-actualization needs)，依序由低層次排到高層次，呈一個如金字塔的階梯（圖2-1）。馬斯洛認為人的需要按重要性排成一定的次序，從基本的到複雜的，而需要層次的強度不同，人的行為受需要驅使，而人永遠有待滿足的需要。當一種需要得到滿足時，下一種較高層次的需要就會浮現，成為驅動行為的中心，而較不重要的需要會被擱置甚至否定。通常情況下，不同層次的需要間並非完全互斥；不同的需要可能同時間部分滿足和部分不滿足，而需求層

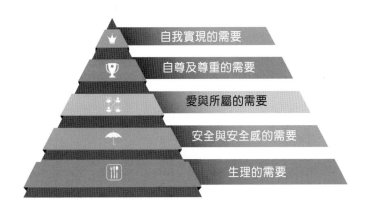

圖2-1　馬斯洛的基本需要階層理論

次的順序也可能發生交錯。特殊條件下,例如低層次的需要被長期剝奪,個人可能永久失去較高層次的需要(Maslow, 1943)。

然而,經過時間的歷練,馬斯洛的需求階層理論多有挑戰,有學者認為在不同的背景環境或所處人類發展階段,依層次發展的需求理論不能完全適用於各情境,個人的層次需求內涵會依個人價值觀改變或調整(Wahba & Bridwell, 1976),例如:印度聖雄甘地為爭取民族自由,利用絕食來進行抗爭。在此例子,甘地在最低層次飲食需求不滿足的情況下,追求高層次的自我實現。此外,當人某個需求不被滿足,也可能會尋求其他方式替代,例如飢餓的人也可能透過其他活動,如喝水、吸菸或從事其他活動來部分滿足或壓抑飢餓的需要。

然而,就一般的情境,較低層次的需要,會比高層次的需要先被滿足,此外當較低層次的需要獲得滿足時,較高一層的需要才可能會產生,否則較高層次的需要也可能不會被意識到。例如:在長期饑荒時,外在形象就不是多數人在意的外在表現。在馬斯洛的需要理論中,最基礎且最重要的需要即為生理的需要及安全的需要,儘管需求的優先次序可能因人而異,基本需要仍是高層次需要的根基,沒有基本的氧氣、水分、營養…,人類則無法生存。以下依馬斯洛階層需求理論分項介紹:

(一) 生理的需要

馬斯洛的階層理論中**生理的需要是所有需要中最基本、最重要的一種**,也是維持身體運作的基本需要,**包括:氧氣、水分、營養、體溫、排泄、活動、性、住所及免除疼痛等**。這是一種生物本能的需要,也是最低層次的需要。當一個人有許多的需要未被滿足時,首先會尋求生理需要上的滿足,只要這一需要還未得到滿足,就會無視於其他的需要或把其他的需要向後順延。如當一個人出現飢餓、口渴或身體病痛時,這時候最重要的是尋找各種方法將這些不適改善,彌補其所欠缺的,暫時不會在乎社會地位、親友家人或未發揮的才能。

Critical Thinking
馬斯洛理論動畫
影片觀賞

（二）安全與安全感的需要

安全與安全感的需要是指個人有被保護避免身體上的傷害和擺脫恐懼、焦慮的需要。馬斯洛認為一旦生理需要得到充分的滿足，安全的需要就會應運而生，這是第二重要的需要，在許多人的生活中，也具有很強烈的影響力，安全的需要包含穩定、保護、自由、秩序等。我們從嬰幼兒身上可以直接觀察到對於安全的需求，巨大的亮光、聲響等突然的感官刺激，或是疾病造成的疼痛，有時會引起幼兒的不安甚至恐慌(Maslow, 1954)。然而對於安全的感受有一部分是主觀的，取決於個人經驗和對環境的解讀，例如巨大的聲響可能會使在不穩定的環境生活或是經歷過家庭暴力的個人感到不安。

一般而言，**對於熟悉的人、事、物、環境、規則，個人較容易有安全感；相反地，在陌生的環境裡、原有生活秩序被打亂、面對不熟悉的人事物或對未來不確定時，不安定的威脅感較大。**如2019年爆發的嚴重特殊傳染性肺炎(COVID-19)疫情，引起許多人擔心被感染新型冠狀病毒的恐慌，主要因為對疾病的不了解，對生命的傷害程度不確定性高，面對新經驗時所產生的不安定感。因此，很多人除了透過專家的研究，了解認識這個新疾病，並遵守防護的原則，如出門戴口罩、常洗手、接種疫苗、加強環境衛生以外，還會希望透過宗教信仰、膜拜神明或配戴象徵幸運的小物品尋求心靈上的安寧感覺，這些行為皆為滿足生理及心理的安全感。

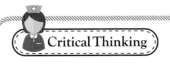

Critical Thinking ♥ 呂麗卿

安全與安全感的需要

一個 98 歲的病人，張奶奶因為肺炎住院。在交班的時候護理人員告訴我，張奶奶是一個麻煩的個案，他會常常按呼叫鈴叫護理人員過去問東問西，但其實並沒有真正需要什麼，只是要求太多的關注。

交完班後，我評估張奶奶的身體狀況，發現他的肺部聲音已經清晰，也不再發燒了。他的肺炎情形肯定是已經改善許多，但是我注意到他看起來顯得有點憂鬱。我接著問他：你能不能告訴我，在你住院期間，有發生什麼事情讓你擔心的？

張奶奶告訴我，他住院後每天都打很多針及很多瓶點滴，一再要求護理人員跟他說明，不過護理人員都只叫他別擔心，好好安心休息，他們會幫忙注意他的點滴。當他按呼叫鈴，也很長的時間都沒有人過來。他說，他覺得自己完全失去控制，無法入睡，沒有護理人員願意抽出時間來跟他解釋。

我聽張奶奶說了大約 15 分鐘，就在那個時候，我意識到，我評估到張奶奶內心的恐懼和憂慮。雖然他沒有需要任何生理方面的協助，但如果我沒有時間聽張奶奶敘述他的故事，我又怎麼能了解到他內心是如此覺得不安全感及被護理人員忽視。我默默的告訴自己，未來在工作上，不管一天我要照顧多少病人，我一定不要只注意到病人生理方面的需要，我要永不放棄聆聽病人內心的聲音，讓他們安心住院療養。

（三）愛與所屬的需要

人類天生是群聚性的社會動物，**愛與所屬的基本需要也就是個人有對某一或數個特殊團體有歸屬感、尋求親情、愛情、友誼和擺脫孤獨的需要。**當生理和安全的需要已經大部分被滿足時，個人最在乎的就是為人所接納、喜愛並成為某一團體的一份子。人們喜歡或熱愛別人，也希望他人喜歡、熱愛並接納自己，希望有人可以一同分享快樂、焦慮或悲傷。

誠如湯姆漢克在電影「浩劫重生」的劇情，因為飛機失事獨自漂流到無人的荒島，在荒島上除了無助外，更多些孤獨與寂寞，最後與排球（威爾森）對話成為親密好友，這也說明了人類需要藉由溝通和互動與他人有情感上的交流，並且與他人建立關係；又如**護理人員願意在工作上互相支援、互相扶持**，與同事保持良好關係，感覺在團體有一定的歸屬感。因此，一個人若是在愛與所屬的需要遭受挫折時，很容易導致孤獨、空虛、排斥他人、被遺棄感，並與人疏離。

（四）自尊與尊重的需要

馬斯洛認為在滿足愛與所屬的需要之後，相繼而來的就是自尊與尊重的需要，其中包括兩個部分：**自我尊重和來自他人尊重的需要。**一個人需要知道自己是有價值的，才能夠達成人生種種的任務與挑戰。因此，自我尊重是指一個人對自我的看法及自我的價值，並且認為自己是一個有價值及有用的

人，而這些包括個人能獨立自主、有自信、成就、能勝任及稱職於某項任務等的需要。

除了自我尊重，個人也必須獲得他人（如家人、親友及社會等）的認同及重視，需要有人欣賞他的作為；也就是說當個人的能力和成就被他人注意、承認、賞識或重視時，會更可以感到自己是有價值、有尊嚴的人。

當此需要獲得滿足時，個人會產生堅強、充滿自信心、有成就感、有能力、獨立及自主等；相反地，如果**未獲得滿足**，**此人可能會缺乏價值感或缺乏正面的自我感受，消極悲觀，產生無能、無助、自卑、依賴、被動、退縮、挫折及失望等行為**。

(五) 自我實現的需要

自我實現的需要是馬斯洛人類基本需要理論中最高層次的需要，指個人有發揮自己的潛能、創造力、實踐理想和信念，成為自己理想中的完整個體的需要。在發揮個人最大的潛能方面，能追求所謂的存在價值，在這過程中個人會策勵自己充分的發展，不斷地去學習，因此促進個人的成長，增長知識，做出自己認為最能發揮專才的事情，實現自己的性向。任何一個人都可以把自己最擅長的工作，做到盡善盡美的境地。然而自我實現的方式，個人間有很大差異。馬斯洛認為自我實現者為不僅是身體健康，基本需要也已經獲得適度的滿足，進而向較高層次積極地發展身心潛能的個體。當此需要得到滿足後，可使個體掌握現在、具創作力、能擔負責任、能面對失敗，並且追求知識與美學，有更為豐富的內在生活。

二、韓德森的十四項基本需要

基本需要獲得滿足，對個人所產生的影響，是多方面且統整性的。任何人的真正需要獲得滿足，皆能促使個人的發展更為完善與健康。因此，護理界部分學者針對照護的個案進行研究，發現可能因生理或心理因素影響，而無法滿足個案的基本需要。

著名護理理論家韓德森(Virginia Henderson)認為護理主要是協助生病或健康的個案，執行有助於健康、復原或安寧的死亡的活動。強調提高病人的獨立性和關注基本需求的重要性；護理人員有責任提供一個環境，使病人可以

在沒有幫助的情況下進行活動，並評估病人的需要，幫助或滿足其健康需要 (Henderson, 1966)。對個人而言，心靈和身體是不可分割的，韓德森認為人的基本需要是護理實踐的核心，並提出十四項基本需要，依照其重要性依次排列如圖2-2。

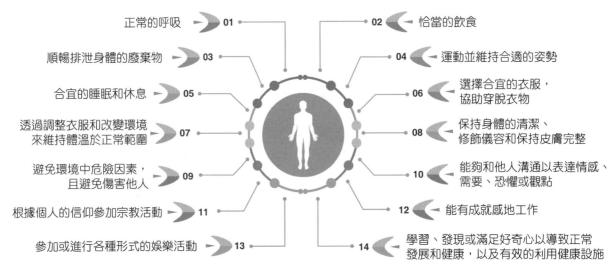

正常的呼吸 → 01
恰當的飲食 02 ←
順暢排泄身體的廢棄物 → 03
運動並維持合適的姿勢 04 ←
合宜的睡眠和休息 → 05
選擇合宜的衣服，協助穿脫衣物 06 ←
透過調整衣服和改變環境來維持體溫於正常範圍 → 07
保持身體的清潔、修飾儀容和保持皮膚完整 08 ←
避免環境中危險因素，且避免傷害他人 → 09
能夠和他人溝通以表達情感、需要、恐懼或觀點 10 ←
根據個人的信仰參加宗教活動 → 11
能有成就感地工作 12 ←
參加或進行各種形式的娛樂活動 → 13
學習、發現或滿足好奇心以導致正常發展和健康，以及有效的利用健康設施 14 ←

圖2-2　韓德森的十四項基本需要

此十四項基本需要，包含協助個人的生理、心理、社會及靈性的需要，其中 1~9項是著重於生理及身體照護，第10、14項強調心理方面的照護，第11 項屬於精神與靈性方面，第12、13項為社會方面的照護。這與馬斯洛的人類基本需要階層理論有異曲同工之處，前九項符合基本需要之生理和安全的需要，剩下的五個組成部分包含愛與所屬和社會尊重的需要（表2-1）。

表2-1　馬斯洛基本需要階層理論與韓德森十四項基本需要的相互比較

馬斯洛 基本需要階層理論	韓德森 十四項基本需要
1.生理的需要	1. 正常的呼吸 2. 恰當的飲食 3. 順暢排泄身體的廢棄物 4. 運動並維持合適的姿勢 5. 合宜的睡眠和休息 6. 選擇合宜的衣服，協助穿脫衣物 7. 透過調整衣服和改變環境來維持體溫於正常範圍 8. 保持身體的清潔、修飾儀容和保持皮膚完整

表2-1　馬斯洛基本需要階層理論與韓德森十四項基本需要的相互比較（續）

馬斯洛 基本需要階層理論	韓德森 十四項基本需要
2. 安全與安全感的需要	9. 避免環境中危險因素，且避免傷害他人
3. 愛與所屬的需要	10. 能夠和他人溝通以表達情感、需要、恐懼或觀點 11. 根據個人的信仰參加宗教活動
4. 自尊與尊重的需要	12. 能有成就感地工作（對自己的專業工作有任務感） 13. 參加或進行各種形式的娛樂活動 14. 學習、發現或滿足好奇心以導致正常發展和健康，以及有效的利用健康設施

2-3 人類基本需要與護理應用

　　每個人都有基本需要，一個健康的成人可以有能力滿足自己的需要，獨立執行個人日常的活動，如呼吸、飲食、清潔、排泄、休息、睡眠、行走、社交、娛樂等，然而當一個人生病或年老時，這些看似簡單、平凡的活動，將可能變成一件困難且複雜的問題。如一個人在健康時，呼吸對他來說不過是自然進行、不費力氣、不必思考的活動，但當人罹患心臟方面疾病或呼吸方面疾病時，順暢的呼吸空氣可能就會變成一個渴望與奢求。護理的目的是協助個案解決其現存性及潛在性的健康問題，協助護理的個案維持或滿足他們的需要。人類基本需求理論已廣泛實際運用於許多護理領域中(Bayoumi, 2012; Jackson et al., 2014)，例如 Jackson 等 (2014) 應用於緩和安寧照護中，強調照護病人的症狀需求，如疼痛、呼吸困難、恐懼，並提供尊重與接受病人的面對臨終的疾病管理，以及 Abraham (2011) 應用基本需求理論建構預防跌倒的護理措施等。然而一般而言，人類基本需要大致相同，但不同的人在不同時間或情境之下會有不同等級的需要。每個個案的需要可能因人的價值觀、文化背景、所處環境的不同而有所差異，因此護理人員在提供照護協助滿足個案需要時應考慮下列事項。

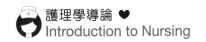

一、了解各需要間的相關性

應用人類基本需要於護理情境中，**首先要了解並非所有個案的需要會依需要階層逐層產生，因此應考量護理個案的個別性，了解所缺乏之需要對護理個案的意義**，並考量各種需要的相關性。情境案例：一位 70 歲寡母，生病前輪流與三個兒媳居住，因感冒引起肺炎住院多日，後來病情復原良好，預計近期出院的同時，兒媳間傳來希望出院後將其安置於安養院，老太太極為生氣與反彈，開始不與人交談，對事物不再感到興趣，食慾變差，終日臥躺床上休息，幾日後形體消瘦，出院當日出現發燒、無法自行下床排尿，甚至最後因臥床進食，造成吸入性肺炎導致出現呼吸困難等情形。對於這個個案我們可以知道他有數項基本需要未被滿足，包括「營養」、「排泄」、「休息」、「空氣」等生理需要，以及「愛與所屬的需要」。然而依此案例中的老太太而言，缺乏愛與所屬感遠勝過生命，其生理症狀可能源自於心理的憤怒與被遺棄感。因此，在護理老太太時不僅在照護滿足其基本生理需要的同時，對於協助他與家屬間的溝通、關愛的表達也是一項重點護理。

二、設定滿足需要的優先次序

在提供滿足護理個案的需要時，理想上希望可以同時滿足多項需要，但有時因為受限於一些因素，如護理人力、時間或必需性，往往無法同時滿足護理個案的多種需要，因此為了使護理照護更具時效與效益，此時就必須決定各項需要的優先次序。我們可以先將基本需要分為三層次。即生理及安全需要為「低層次需要」，愛與歸屬感及自尊兩種需要為「中層次需要」，自我實現為「高層次需要」。

一般而言，在提供需求照護時，先滿足低層次需要，尤其會**對生命造成威脅的狀況，通常列為第一優先處理順序**。但在一些非緊急的狀況時，護理人員可運用專業知識做判斷，避免加入自己的感受及看法，不應自行假定低層次需要總是需要優先滿足，可以依照個案的個別性與意願等，優先處理個案自己認為最重要的需要。例如李先生因嚴重車禍致右大腿下截肢，術後傷口疼痛採自控式止痛後疼痛獲緩解，頻問自己是否為沒用的人、換藥時不願看自己傷口、甚至拒絕訪客，此時「身體心像改變」是李先生待解決的最主要護理問題。

三、多種需要的同時滿足

　　一個需要照護的個案因疾病的關係，往往很少會因為單一問題而需要別人協助，也很少會只出現一種需要未獲滿足，一般個案可能會出現多種的需要需被協助滿足。因此當個案的需要被確定後，護理人員會因為各種影響因素而必須設定滿足這些需要的優先次序，然而這並不表示護理人員僅能在一個時間協助滿足個案一種需要。例如照護一個乳房切除的個案，必須注意其生命徵象、開刀傷口的護理及減少傷口疼痛情形的生理需要外，護理人員也應同時考慮滿足較高層次需要；如在為個案執行治療時採尊重的態度，注意到其隱私性的維護，也應同時了解個案在支持系統上愛與所屬的需要。因此，各階層需要可能同時需要被滿足，而同時執行時並不完全會相互抵觸。

結 語

　　護理的本質是照護(care)個案，協助個案解決影響健康的問題，滿足其基本的需要。馬斯洛的人類基本需要階層理論認為，生活素質的高低端視能否適當滿足各項基本需要而定。社會中大多數人所能滿足的需要層次越高，其生活環境品質便越好。當一個人因為生病或年老時，可能會有數種不同階層的需要必須被協助滿足，將人類基本需要的理論應用於護理工作中，並視為提供護理照顧的基礎，當個案滿足層次越高亦表示其護理品質越好。

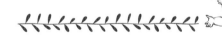

心|靈|小|語　♥屈蓮

寡婦的兩個小錯

　　有一天耶穌在聖殿中，抬頭觀看，見財主把捐項投在庫裡。又見一個窮寡婦，投了兩個小錢，就說，我實在告訴你們這窮寡婦，所投的比眾人還多，因為眾人都是自己有餘，拿出來投在捐項裡，但這寡婦是自己不足把他一切養生的都投上了。

　　啟示：人不可以貌取人，內心之真誠勝於有形之外表。畢竟吃素菜彼此相愛，強如吃肥牛彼此相恨。

聖經小故事－路加福音21:1-4

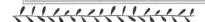

參考資料 *References*

冉永萍、田聖芳(2017)·人類基本需要·於田聖芳、沈宴姿、陳敏麗總校訂，*護理學導論*（三版）·永大。

李月萍(2005)·人類基本需要·於胡月娟總校閱，*護理學導論*（7-1~7-20頁）·華格那。

陳月枝、張媚、林明珍、吳麗芬、李選、蔡闉闉、⋯徐曼瑩(2018)·*當代護理學導論*（三版）·華杏。

黃貴薰(2006)·人類基本需要·於陳月枝總校閱，*護理學導論*（四版，193-218頁）·偉華。

蘇麗智(2017)·人類基本需要·於蘇麗智、阮玉梅、胡月娟、林明珍、吳樺姍、李引玉、羅筱芬、張淑珍、洪佳黛合著，*最新護理學導論*（七版，1-22頁）·華杏。

Abraham, S. (2011). Fall prevention conceptual framework. *The Health Care Manager, 30*(2), 179-184.

Bayoumi, M. (2012). Identification of the needs of haemodialysis patients using the concept of Maslow's hierarchy of needs. *Journal of Renal Care, 38*(1), 43-49.

Cummins, R.A. (1996). The domain of life satisfaction: An attempt to order chaos. *Social Indicators Research, 38*, 303-332.

Henderson, V. (1966). *The Nature of Nursing a Definition and its Implications for Practice, Research, and Education*. Macmillan.

Jackson, J. C., Santoro, M. J., Ely, T. M., Boehm, L., Kiehl, A. L., Anderson, L. S., & Ely, E. W. (2014). Improving patient care through the prism of psychology: Application of Maslow's hierarchy to sedation, delirium, and early mobility in the intensive care unit. *Journal Critcal Care, 29*(3), 438-444.

Maslow, A. H. (1943). A Theory of Human Motivation. *Psychological Review, 50*(4), 430-437

Maslow, A. H. (1954). *Motivation and personality*. Harper & Row Publishers.

Reitman, N. C. (2010). Care at home of the patient with advanced multiple sclerosis-part 2. *Home Healthcare Nurse, 28*(5), 270-275.

Wahba, M. A., & Bridwell, L. G. (1976). Maslow reconsidered: A review of research on the need hierarchy theory. *Organizational Behavior & Human Performance, 15*(2), 212-240.

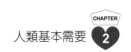

腦力激盪

Review Activities

( ) 1. 有關人類基本需要的敘述，何者正確？(A)維持安靜及舒適的醫療環境，主要目的在增進病人的安全感　(B)需注意各階層的需要，但相衝突時應先考慮高層次的需要　(C)是否能參與做決策常是病人衡量自己是否被愛的重要指標　(D)馬斯洛(Maslow)指出人的需要雖有層次，但對個人而言，每個階層均很重要

( ) 2. 當護理人員在為病人實施任何侵入性治療時，能事先向病人解釋這些措施的目的及可能的感覺。若以馬斯洛的人類基本需要階層理論來看，這是在提供病人哪一層次的需要？(A)生理　(B)安全　(C)愛與所屬感　(D)自我實現

( ) 3. 小花住院時，媽媽為她準備玩具小熊住院陪伴她，是為提供何種需要？(A)生理　(B)安全　(C)愛與所屬感　(D)自尊

( ) 4. 依照馬斯洛理論，單身獨居的老人頻頻按紅燈要求倒水、按摩、協助下床，此行為顯示哪方面的需要應被滿足？(A)安全的需要　(B)愛與所屬的需要　(C)自尊與尊重的需要　(D)自我實現的需要

( ) 5. 護理師在進行會陰沖洗時，利用適當的覆蓋來保暖及減少病人暴露的部位，依據馬斯洛(Maslow)的基本需要階層理論，這是滿足病人下列何項需要？(1)生理 (2)安全與安全感 (3)自尊與尊重 (4)愛與所屬 (5)自我實現。(A)(1)(2)(3)　(B)(2)(3)(4)　(C)(1)(4)(5)　(D)(1)(3)(4)

( ) 6. 在「以病人為中心的護理」中，提出十四項一般病人的護理問題或護理需要，是下列哪位學者？(A)韓德森(Virginia Henderson)　(B)羅傑(Martha Rogers)　(C)紐曼(Neuman, Betty)　(D)羅伊(Roy, Sister Callista)

( ) 7. 有關馬斯洛所提的五大需要層次之敘述，下列何項為非？(A)此五大需要層次的強度是不同的　(B)個人需滿足不同層次的需要，才能發揮他的潛力　(C)要等到滿足此層次之需要後，才開始下一個層次需要的追求　(D)隨著層次的提升，其需要獲得滿足的百分比會隨著降低

( ) 8. 照護嚴重的脊椎損傷而造成下半身麻痺的病人時，護理人員應優先滿足下列何項病人的需要？(1)生理需要 (2)安全需要 (3)自尊需要 (4)自我實現需要。(A)(1)(2)(3)　(B)(1)(2)(4)　(C)(1)(3)(4)　(D)(2)(3)(4)

( ) 9. 下列所列之人類需要，何者屬於「知性需要」之範疇？(A)調節、活動　(B)歸屬感、被愛感　(C)推理、判斷　(D)寬恕、信仰

( ) 10. 王小姐，22歲，罹患骨癌，下列情況何者屬於其靈性需要？(A)肌肉關節疼痛，使用化學藥物治療，出現脫髮現象　(B)時常發脾氣、哭泣　(C)對家人吼叫、拒絕親友拜訪、注意力不集中、健忘　(D)怨天尤人，覺得上天對她不公平

( ) 11. 以馬斯洛(Maslow)的五大基本需要而言，下列何者須最優先處理？(A)協助病人與家人溝通　(B)協助病人維持身體舒適　(C)協助病人完成心願　(D)協助病人了解病情

( ) 12. 某護理師剛從學校畢業進入病房工作，護理長為了幫助她盡速進入狀況，告訴她醫院提供高於市場行情之薪資以吸引護理師加入，為促進同仁間的情誼與互動，每個月固定辦理「快樂聚會」活動，對於表現優異的員工，則透過表揚與加績效點數等方式給予員工肯定。依據Maslow需要層級理論，下列何項需求在本情況中並未提及？(A)生理　(B)安全　(C)愛與所屬感　(D)自尊與尊重

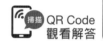

掃描 QR Code
觀看解答

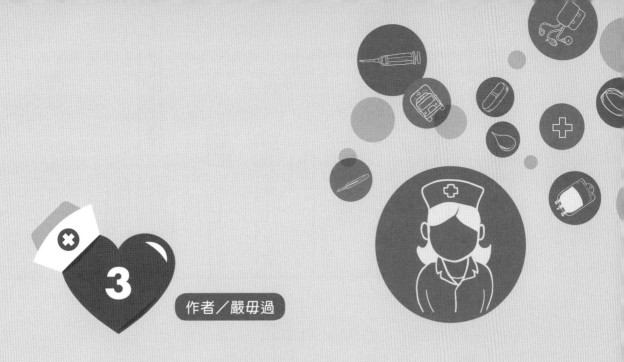

3

作者／嚴毋過

健康與疾病

名人語錄

健康是人生最富裕的產業。

—— 愛默生

健康 Health

健康的定義

- WHO：身體／心理／社會 → 安寧美好
- 南丁格爾：能力健全／無疾病
- 歐倫：病痛／傷害／疾病 ─ 沒有
- 佩普洛：生理／心理 → 滿足
- 羅傑茲：人／環境 → 互動
- 羅伊：生理／自我概念／角色功能／相互依賴 → +環境＝適應（動態平衡）

模式

- 動線狀態／Edelman & Mandle (2002)：健康-疾病的連續性
  - 無明顯劃分點
  - 易受年齡影響
  - 疾病-無自覺-健康（左→右）
  - 健康疾病連續狀態
  - 內外環境優劣程度 → 四大象限
- O'Donell (1986)：健康持續
  - 水平線
  - 垂直線
- Dunn (1961)：高度安適健康
- Maville & Huerta (2002)：護理後典範模式
  - 人
  - 環境
    - 生命體
    - 非生命體
  - 健康
    - 安適-疾病狀態
  - 護理
    - 護理人員提供照護
  - 健康照護接受者 → 關聯性／相互影響

重要性+影響因素

- 個人
  - 年齡／發展成熟度
  - 生病經驗
  - 自我期許
  - 健全人格
  - 自我實現
- 家庭
- 社會
  - 國民生產力
  - 生活品質
  - 社會成本

林玫君製作

前言

隨著醫療科技的進步，社會及經濟的發展，使人類壽命延長；但經濟繁榮，帶來生活型態的轉變，導致慢性疾病威脅人類的健康，成為國人主要的死亡原因之一。因此身為健康維護第一線工作的護理專業人員，必須要了解什麼是健康？什麼是疾病？社區民眾在尋求醫療服務時的動機為何？是什麼促使民眾要採取健康行為？我們的醫療服務如何才能以最佳的方式提供給所有的民眾？因為健康是每個人的權利，因此 1978 年世界衛生組織(WHO)在阿瑪阿塔宣言(Declaration of Alma-Ata)中強調，需藉由基層保健醫療(primary health care)來達到「全民均健」的目標。故行政院衛生福利部投入許多的人力、物力、財力，致力於各項國民保健計畫的進行，積極為達到「全民均健」而努力。

健康促進之目的在改變個人生活型態，掌握自己的健康。生活型態的改變除了個人認知、行為的改變外，更需要有整個大環境的支持與配合，才能落實健康促進的理念，故近年來社區衛生護理工作強調以「社區為工作夥伴(community as partner)」及「社區為整體(community as a whole)」的照顧策略，要確實做好以社區為整體的照護工作，就必須要能對社區進行正確的「社區健康需求評估」，並了解社區中有形無形的或正式與非正式的資源。進而決定照護需求的優先順序，擬定適合社區的護理計畫，運用社區既有的人力、物力、財力資源，使公共衛生政策確實落實在社區居民的日常生活中。

3-1 何謂健康

一、健康的定義

有關健康的定義非常多元，面對 21 世紀的新挑戰，健康對人類生活方式與生命意義有新的意涵；健康不僅是沒有疾病，而是具有更積極正向之面向。21 世紀的健康概念有下列因素之改變，十大死亡原因由急性疾病轉為慢性疾病，而慢性疾病的發生與不健康的生活型態關係最密切。健康照護工作者對健康和疾病的看法，不僅能從生物醫學模式來解釋，亦可從社會、文化甚至政府政策面等更廣泛的觀點來看；健康應被視為正向幸福的表現，而非

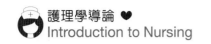

只是沒有疾病。此外，可降低疾病危險因子的健康行為，如體適能運動、均衡飲食等，皆是十分重要的。

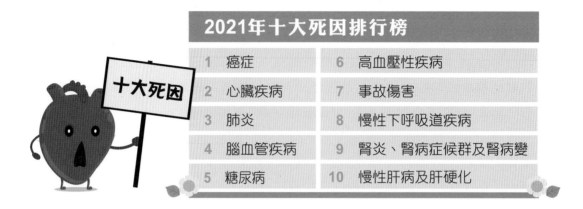

2021年十大死因排行榜			
1	癌症	6	高血壓性疾病
2	心臟疾病	7	事故傷害
3	肺炎	8	慢性下呼吸道疾病
4	腦血管疾病	9	腎炎、腎病症候群及腎病變
5	糖尿病	10	慢性肝病及肝硬化

因此 1974 年，**世界衛生組織(WHO)對健康下了一個定義：「健康是身體(physical)、心理(mental)和社會(social)三方面皆處於一種完全安寧美好的狀態，而不僅是沒有疾病或虛弱而已」**。此定義將健康擴展至「生理」、「心理」及「社會」三個層面，且理想的健康狀況不僅是沒有疾病的困擾，更要能充滿活力，與他人維持良好的社會互動，此是一種積極的健康！1978年，世界衛生組織為呼籲「全民均健(Health for All)」，在蘇聯阿瑪阿塔(Alma-Ata)舉辦的基層健康照護國際研討會中，發表「公元二千年全民均健(Health for all by the Year 2000)」宣言，揭示了全人類促進健康、預防疾病的最高目標。我國行政院衛生福利部為配合此一國際性的行動，在「2020健康國民」之健康政策白皮書中亦提出，希望能達成全民健康的目標，以延長國人健康平均餘命，促進國人健康平等性（行政院衛生福利部，2009）。

南丁格爾(Nightingale)女士對健康的看法為：運用每一種能力的狀況，且無任何疾病，並強調在最自然的情境下，協助病人恢復、保持健康。歐倫(Orem)指出健康是沒有病痛、傷害與疾病，且能夠自我照顧的狀態。佩普洛(Peplau)則指出健康是生理與心理需要能獲得滿足，且能發揮其創造力與生產力。羅傑茲(Rogers)認為健康是人與環境互動的結果，當人與環境良好配合即表示健康。羅伊(Roy)主張健康是在生理、自我概念、角色功能、相互依賴等四方面，對環境得以適應，達到動態平衡。

劉(1995)與Pender(1987)認為健康是一種生活方式，同時與一個人過去的生活經驗及社會文化脈絡息息相關。

李(2000)認為健康的定義與健康促進相關的概念如下：

1. 健康屬於疾病的反面，凡沒有出現臨床明顯的症狀／徵象即稱之。

2. 健康是平衡狀態下產生的結果。一個人潛能的完全發揮，能在其環境中持續保持平衡與確定發展的方向。

3. 健康是生長發展各階段任務的完成。

4. 健康是生命功能的發展與滿足。

5. 健康是各種影響因子間的調和狀態。

6. 健康屬於一完整的狀態。是個人的生理與心理功能處於完全有效的狀態，能夠適應社會，發揮潛能。

7. 健康是安適的狀態。

8. 健康是超越自然限制。

9. 健康是充能(empowerment)的過程。即有健全的自我照顧能力，無論個體是否有病痛或殘缺，若能照顧好自己且能服務他人，享受人生並愉快的過活即為健康，如「伊甸殘障基金會」創辦人劉俠女士，雖因罹患類風濕性關節炎，全身關節僵硬變形，痛苦萬分，但仍積極為殘障同胞的福利與人權奔走，她盡力在發揮潛能且「適應」得很好，故她是健康的，但卻死於我們的長期照護政策不夠周延，以致受到外籍看護的傷害。

「健康」不僅是無病痛，Noack更認為健康的潛能可分為：個人層次，如營養狀況、免疫力、體適能、情緒穩定性、健康知識與態度、生活習慣與壓力調適等；社區層次，如衛生政策與行政、衛生福利的預算、就業收入與社會安全、居住品質與環境安全、生活條件與營養等。因此**「健康」不僅是個人身心靈層面的安寧，亦需關注個體之外在大環境的狀況。**

總之，健康是一種概念，會因人、時、地的不同而異，個人在某一特定的時空中，其性別、發育與成長情形符合生理、心理、社會、行為、心理社會與靈性的需要，且適應良好，能夠將個人的潛能發揮至最佳的狀態。若能發揮其最大功能，扮演好自己的角色，這個人就是健康的。

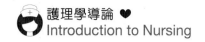
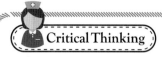
Critical Thinking

　　了解各專家學者對健康的定義後，你對健康的看法是什麼？生病（特別是慢性病，如：高血壓、糖尿病）的人是否也能擁有「健康」呢？

二、健康的重要性與影響因素

　　隨著時代的變化，社會及經濟的發展，醫療水準的提升，我們對「健康」的定義已不再僅是關注「死亡率」的變化或「罹病率」的多寡，更重要的是同時考量內、外在因素的概念，以下從個人、家庭及社會層面來說明健康的重要性與影響因素。

(一) 個人層面

　　個人的發展成熟度、過往的經驗、自我的期許與感受對健康有極大的影響性。隨著年齡的增長，個人的認知、行為模式及語言發展等更趨於成熟，對自身的健康狀態能更清楚了解，並能具體的表達。過往生病的經驗亦能提供適度的看法，調整其對生病的焦慮與壓力，使其身、心、靈狀態皆維持在個人健康最高的境界。

　　所以一個身、心、靈健康的人才能擁有積極樂觀的人生，獨立自主，貢獻個人才能，成就個人事業與服務社會人群，並能達成人生目標，是一切成就的基礎。

(二) 家庭層面

　　家庭是幫助個人培養健全人格、奠定社會化基礎的搖籃；健康的家庭更可以幫助個人達到自我實現的願望。由此可知，個人與家庭的關係非常密切，若家中有人生病，不僅會影響到整個家庭之間的人際互動，還需要家人來分工照顧，長期下來，不僅造成家中沉重的經濟負擔，亦增加體力負荷。

(三) 社會層面

　　有健全的國民才能有富強的社會與國家；個人若不健康，不但耗損國家的醫療資源與經濟發展，亦會降低國民生產力與生活品質，又需大量的醫護

人力或家屬等非正式照護人力的投入照顧工作，皆是增加社會成本；此外，因個人的心理或行為偏差而導致之縱火、搶劫、強暴等社會事件，皆會造成社會不安與極大的危害。

故健康不僅是個人成就的基礎，家庭幸福的根基，亦是社會和諧安定，國家富強康樂的基石。健康的重要，每個人都應了解，但健康不僅是要延長壽命，還要能活得有意義、有價值、愉快且充滿自信，「活得長也要能活得好」才是最重要的。

我國於 1995 年 3 月 1 日起實施全民健康保險，使全體國民健康的維護更有保障，因為有了健康的個人才有快樂的家庭，有了快樂的家庭才有健全的社會，有了健全的社會才能有富強的國家，因此健康是十分重要的。

三、健康－疾病有關的模式

藉由學者專家的研究得知許多健康－疾病模式，使我們更了解健康與疾病的相關概念與兩者之間的關係。以下將介紹三種常見的模式，以供護理初探者參考與應用。

(一) 健康－疾病的連續性模式

此模式強調**健康與疾病是一種活動的動線狀態**，個體在線上的位置會**隨著環境因子（包括內在與外在的）的改變而不斷地移動**。此外，在連續線上**健康與疾病並沒有明顯的劃分點**，在線的左端是健康狀態，離左端越近則個體越健康；反之，則越趨於疾病狀態，甚至死亡（圖3-1）。**隨著年齡的增長**，罹患慢性病的可能性增加，**會出現逐漸向右側偏移的情形**(Edelman & Mandle, 2002)。

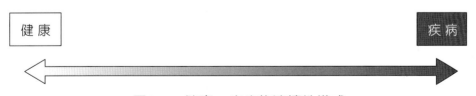

圖3-1 健康－疾病的連續性模式

資料來源：Edelman, C. L., & Mandle, C. L. (2002). *Health promotion throughout the lifespan* (p.5). Mosby.

　　賈霍達(Jahoda)與特沃德(Twaddle)亦分別以此模式發展出其論點。前者強調健康與疾病為兩個不同的層級，認為個體的健康與疾病狀態是並存的；後者則相信個體的健康狀態與生病狀態會有重疊的部分，其線上位置亦會隨時間的改變而游移不止。

(二) 健康持續模式

　　1986年，丹尼爾(O' Donell)發表健康持續模式，其左端表示重病或永久死亡的狀態，中點表示沒有疾病或健康，右端表示最理想的健康狀態（圖3-2）。其內容指出：傳統醫學著重在治療慢性疾病和殘障，即連線的左邊，使他們能朝向連線中點的健康狀態，或疾病過程可處理和控制的狀態。連線的右邊焦點為健康促進，其支持計策／行為瞄準最理想健康。這些計策是針對改變、修正或增強那些被認為健康但可能有健康損害的危險行為，強調應該針對在復健過程中的人進行健康促進活動，以增進生活方式的改變，幫助復原和促進健康（張，2011）。

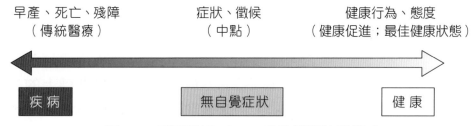

圖3-2　丹尼爾(O' Donell)的健康持續模式

(三) 高度安適的健康模式

　　此模式是由鄧恩(Dunn)於1961年提出的，強調**高度安適的健康狀態(high level wellness)**主要是由健康疾病的連續狀態（水平軸）與內外在環境的優劣程度（垂直軸）來呈現的。鄧恩(Dunn)指出若個體能在其環境中，充分發揮自我潛能，即可使其內外在環境達到平衡。

　　以健康疾病的連續狀態（水平軸）與內外在環境的優劣程度（垂直軸）分成的四大象限，如圖3-3 (Edelman & Mandle, 2002)。

1. **最高度安適的健康：**為第一象限，表示個體的健康狀態良好，且所處的環境品質優良。

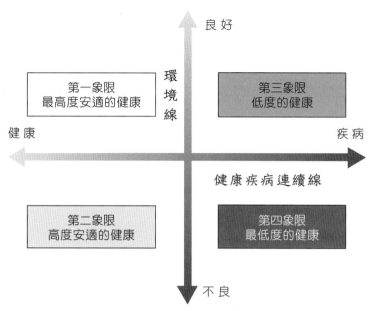

圖3-3 高度安適的健康模式

資料來源：Edelman, C. L., & Mandle, C. L. (2002). *Health promotion throughout the lifespan* (p.6). Mosby.

2. **高度安適的健康**：為第二象限，表示個體的健康狀態良好，但所處的環境品質不良。

3. **低度的健康**：為第三象限，表示個體的健康狀態不良，但所處的環境品質優良。

4. **最低度的健康**：為第四象限，表示個體的健康狀態與所處的環境品質皆不良，無法提供健康照護資源。

（四）護理的後典範模式

　　主要是**探討人(person)、環境(environment)、健康(health)、護理(nursing)之間的關係**。Fawcett (1993)認為「人」是健康照護的接受者，包括個人、家庭成員或群體；「環境」圍繞著生命體與非生命體；「健康」包括患者的安適狀態與疾病狀態；「護理」則指由護理人員供予患者的一切照護措施，此四者彼此均具關聯性，並相互影響著（圖3-4）(Maville & Huerta, 2002)。

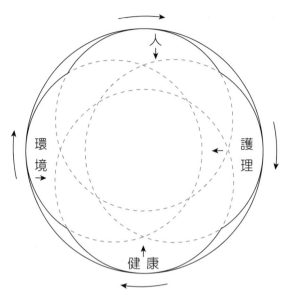

圖3-4　護理的後典範模式(nursing's metaparadigm)：四者的交互作用

資料來源：Maville, J. A., & Huerta, C. G. (2002). *Health promotion in nursing* (p.22). Thomson
　　　　　Learning.

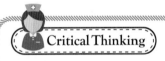
Critical Thinking　　　　　　　　　　　　　　　♥ 呂麗卿

健康與疾病的看法

　　一位 35 歲的黃先生，被診斷為慢性腎功能衰竭，並已開始接受血液透析治療。維持足夠的蛋白質攝入量是黃先生持續治療中非常重要的一個部分，而動物性蛋白質則是醫生推薦的最佳來源。黃先生信印度教，一直都有在吃雞蛋、雞肉和羊肉。然而，自從接受血液透析以來，已經停止食用這些食物，並且成為一個素食主義者。他告訴醫護團隊，他要成為一名優秀的印度教徒，這樣上帝會幫助他通過疾病的考驗，恢復健康。他說，儘管許多印度教徒都吃肉，但不吃肉是一個更虔誠的方式，他希望能跟隨。

　　了解到，當人們遇到危機時，想法常常會改變，甚或出現更為傳統保守的觀念。此時，我們需要與黃先生討論，以確定黃先生飲食習慣改變的原因。醫療照護的目標不是要去改變黃先生的信仰，而是要增加他的選擇，幫助他獲得足夠的蛋白質攝入量。可以邀請營養師加入醫療團隊，請營養師教導黃先生如何從素食來源，如奶酪、扁豆、堅果、豆類和豆腐等，增加蛋白質的攝入量。並希望幫助黃先生了解自己的看法，探討是什麼原因導致他的病情，以及了解宗教在他照護方面的影響。

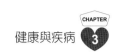
　　總之，無論用何種方法，我們都需認知到，關於飲食的最終決定權是在黃先生身上。每個人對疾病的看法都不相同，生活環境及文化差異都會影響人們對疾病的看法、如何因應、尋求醫療照護，以及如何看待醫療團隊成員。凡此種種，都影響著人們對醫療照護與治療的反應與接受度。

3-2 何謂疾病

一、疾病的定義

　　在認識疾病之前，必須先了解「不健康(illness)」與「疾病(disease)」間之差異。不健康表示一個人強烈的感受到不舒服或是病了，但不健康不一定是真的生病了，其是指個體的正常功能有所干擾，而此干擾包括生理器官部分，如青少女的經痛或更年期婦女的不適。此外，亦包含個人與社會的調適情形，如中壯年失業及青少年的學業壓力與同儕競爭。

　　傳統的醫師在面對病人時，往往只看病人有問題的部分，如心臟、腸胃、呼吸道等，並不會把病人視為一個整體。但現今的醫護專業人員必須視病人為一整體，尊重病人的情緒或其他的社會需求，並非只注重生理病痛的反應；評估病人不健康的原因，如失眠可能是太焦慮、生活步調過快、擔心失業、環境汙染及噪音等因素；亦有人工作壓力大時就吸菸、喝酒或嚼檳榔減輕壓力，這就是一種不健康的行為。

　　「疾病」是一個醫學用詞，其會妨害正常身體功能，如 SARS 會造成呼吸急促的現象，會導致肺部的生理功能降減，甚至死亡。當一個人病了，是主觀上自己覺得生病了，不一定能從科學儀器測知是否病了？另外，也可根據症狀的產生來判斷此人是否真的有生理現象的異常，或是觀察此人是否能執行日常生活活動，如吃飯、穿衣及走路等來判斷。

二、疾病的機轉

　　通常疾病的致病模式是用來解釋疾病和致病因子間的互動關係，此有助於控制及預防疾病的發生。但隨著人類知識的進展，對疾病有不同的看法，

數千年前人類即致力於致病因素的探求，古代時認為疾病是因個體觸怒神鬼而得到的懲罰，故以巫術趕鬼治病。中醫認為疾病是陰陽五行失調的關係。到西元18、19世紀因顯微鏡的發明，而有細菌病原論的產生：認為每個疾病皆有其特定病原，因此治療疾病最好方法乃是去除或控制致病的因子。至今此學說仍深深影響醫護工作者，相信使用藥物是治療疾病的最佳方法，並將治療的重點放在「疾病」而不是「人」的身上。

　　Friedman認為人體在健康時，其身心是保持在一個最佳的平衡狀態，即是對任何內在或外來的變化皆具備應變能力，以保持體內環境衡定的情況。而任何壓力(stress)均會改變人體的微妙狀態，需要某些適當反應以恢復原狀。如在夏季炎熱的環境中運動時，人體因出汗過多引起口渴，此時就要增加飲水量來補充因出汗失去的水分，否則即會產生中暑脫水，造成腎臟功能衰竭。目前較常用的致病模式主要有輪狀模式、三角模式及網狀模式三種，敘述如下：

(一) 輪狀模式

　　醫學之父 Hippocrates 在西元前五百年便提到他對健康整體的看法，其所提到的人、疾病與環境的關係與近代流行病學之「輪狀模式」是一致的，如圖3-5。

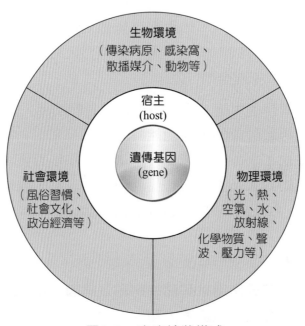

圖3-5　疾病輪狀模式

輪狀模式又稱「生態模式」，強調宿主與生態環境的互動及致病因子的複雜性，注重生態體系的協調與和諧。疾病種類不同，遺傳、生物、物理、社會環境對疾病影響的比例亦不同，如唐氏症為基因染色體數目異常之遺傳性疾病，軸心（遺傳基因）所占比例較多；登革熱為以埃及斑蚊、白線斑紋為媒介之傳染病，嚴重急性呼吸道症候群(SARS)是由可能源自動物的冠狀病毒造成人類瀰漫性肺炎，生物環境及宿主為其主要致病因素，所占比例較多。

（二）三角模式

三角模式多用於傳染病，強調宿主、病原與環境的重要性，認為當宿主(host)、病原(agent)、環境(environment)三者任何一方受生物性、化學性、物理性及營養性等影響而互動失調時，導致任何一個因素改變，均會增加或減少疾病的發生，如圖3-6。但未考慮宿主、病原、環境之特性及三者間互動交織而成的複雜性，因許多慢性病，如高血壓、糖尿病等的發生，並無特定的必要病原，故三角模式較適用於傳染病，較不適用於解釋慢性病或心理疾病。

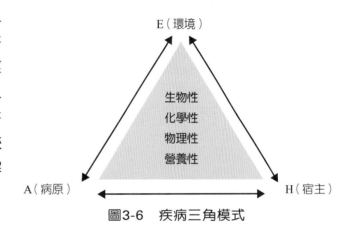

圖3-6　疾病三角模式

（三）網狀模式

是由麥克馬漢(MacMahon, 1970)提出，強調病因的多重性與複雜性，認為疾病是由許多錯綜複雜的關係鏈交織而成的因果關係網所造成，並不是單一因素所致，如病人得到梅毒和接受治療情形與病人的收入、公共醫療的設備、人性弱點等因素有關，而接受梅毒治療又可能與所使用的注射器、社區肝炎流行情形等因素發生關聯—因感染肝炎病毒而引發黃疸的危險性。即每一關係網中的各個因素只是致病的其中一個原因，而不是唯一的原因。只要切斷網中的任一關聯線，就可避免疾病的發生（阮，2005）。以此模式說明急慢性病或傳染病的發生與防治是相當合適的，但無法從因果網中得知每個因子的致病力多寡及每個致病因素間的相對關係（如圖3-7）。

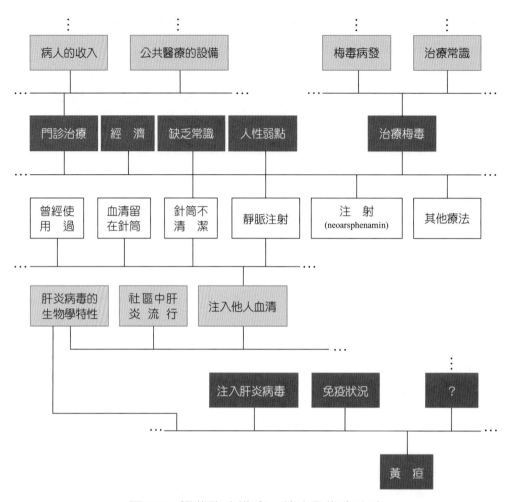

圖3-7　網狀致病模式－黃疸與梅毒治療

資料來源：陳拱北預防醫學基金會(1991)・*公共衛生學*（修訂版，98頁）・巨流。

三、生病的行為反應與適應機轉

　　一般人對「疾病」的反應、適應和角色行為影響，可依疾病的不同階段而表現出不同的行為，沙克曼(Suchman, 1972)依據社會、文化及心理等因素，將疾病分為五個階段。

（一）感覺症狀期 (Symptom Experience Stage)

　　此階段為過渡期，其疾病症狀不明顯，如發燒、咳嗽等，對此病人會有害怕、焦慮的情緒反應，通常會和較親密的人討論其症狀與感覺，親人會幫他再確認這些症狀的確切性，有時會自服成藥、尋求民俗療法、在家休息而不願看醫師。

　　此時護理人員應發揮同理心，鼓勵並傾聽病人的訴說，切勿批判其否認的行為或使病人失去適當的自我保護措施。

(二) 假設為生病的角色期 (Assumption of the Sick Role)

　　此階段已不再否認生病的事實，會積極尋求專業人員的協助或接受家人及朋友的建議繼續自我治療。當症狀改善，覺得較好時則再投入日常活動中，如繼續工作、上學等。但症狀未改善或更嚴重且家人亦認同時，則病人會尋求與其過去生活經驗有關的治療方式。

(三) 尋求醫療照顧期 (Medical Care Contact Stage)

　　病人會積極尋找醫療資源，尋求專業人員的看法與建議，希望從權威者口中確定生病的角色，並商量治療過程，希望得到會治癒的保證或預測疾病的進展。病人多希望醫師能解釋其症狀，否則會有害怕、焦慮的情緒反應，並希望得到醫護人員的再保證，保證可治癒疾病。

(四) 病人角色的依賴期 (Dependent Patient Role Stage)

　　當醫師診斷這個人病了，需接受專業人員的協助治療，並遵循醫囑活動。在此階段，病人可能會嘗試對自己最好的治療方法，而拒絕或接受醫師的治療。但病人亦會放棄某種程度的獨立性，出現依賴性及被動性行為，對周圍事物缺乏興趣，可能會出現憤怒、罪惡感和吹毛求疵等行為反應。

　　面對此期的病人，護理人員應主動了解病人的感覺，鼓勵病人表達其內心的感受，給予發洩情緒的機會，鼓勵病人參與治療及護理計畫，盡量讓病人自己做決定，並負起自我照顧的責任。

(五) 恢復或復健期 (Recovery or Rehabilitation Stage)

　　病人逐漸恢復體力，對外界事物感興趣，獨立功能亦逐漸恢復，依賴和退縮性行為逐漸消失，並領悟到他人的存在，不再以自我為中心，重新負起責任，脫離被保護的情況，重新回到社會繼續扮演其社會角色。通常屬於急性病的病人，較快恢復過去的生活型態，但長期慢性病病人則必須透過復健訓練，學習如何調適他們的生活型態。

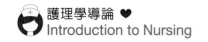
　　通常病人心理社會功能的恢復較身體功能的恢復慢；護理人員可藉由護理計畫的執行及尋求社區資源，協助病人走出生病的角色，並逐漸增進其獨立性功能及建立恢復健康的信心。

　　通常對疾病的認知與下列因素有關：病人的症狀是否容易被發現？病人對疾病嚴重度的了解如何？症狀出現的頻率、持續時間的長短和復發的情形如何？病人對症狀的耐受力如何？疾病對病人的工作、日常生活、家庭和社會活動干擾的程度如何？亦包括病人本身的知識、文化背景及醫學診斷知識技術的進步等。

　　但無論是急性或慢性病病人在被診斷為確定有病時的反應，通常會出現焦慮、震驚、休克、否認、懷疑，並會自問「為何我會得這種病？」有強烈的孤獨感，害怕被遺棄或造成家人的負擔，產生退縮與依賴的行為，此時最需要醫護人員主動的關懷與協助，鼓勵其說出心中的疑慮，並給予簡單扼要的說明。

　　一般人多以個人的直覺作為疾病的判斷標準，但專業醫護人員卻多以病人的症狀來判斷此人是否生病？但每個人的成長背景及生活經驗不同，症狀的出現並非一定是身體的疾病，我們強調以病人為中心及「視病猶親」的護理倫理，我們照顧的是人而非疾病，故需更尊重與體諒患者的身心及社會層面的需求。

3-3　預防疾病的健康學說

一、疾病的自然史

　　疾病的自然史(the natural history of disease)係指疾病在未經過治療處置之下的一個自然演變，和連續的變化過程，亦即一個人的生命從健康至死亡通常可分為五個階段，正如一個人的成長。

　　「病原前期」係指有病原入侵宿主體內，此時症狀不明顯，如輕微的咳嗽、流鼻水等，或因身體抵抗力強過病原而不構成疾病，或沒出現症狀但卻帶著足以使其他生物致病的病原（**帶菌者**）；若繼續進行則成為「可診斷的早期疾病」，而表現出明顯的臨床症狀，如發燒、出血等，亦可能復原而成

為未成形的病例；持續進行則進入「惡性或明顯的疾病」，亦可能成為慢性症狀，嚴重者甚至死亡，或進入「復原期」而痊癒或遺留殘障，詳細說明如下（圖3-8）（阮，2005）。

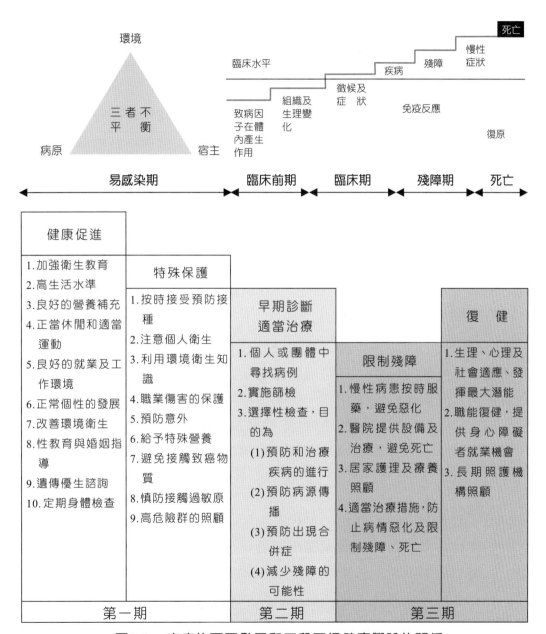

圖3-8　疾病的不同發展和三段五級健康學說的關係

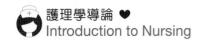
(一) 易感染期 (Susceptible Stage)

此時期個案雖尚未發生疾病，但在其**內外在環境中已存在某些危害健康的危險因子**，**增加個案罹病的危險性**，如個人內在方面：吸菸、酗酒、嚼檳榔、肥胖、高血脂等；個人外在方面：家庭發生變故、居家環境有噪音、工作地點有空氣汙染等。護理人員若能去除這些易誘發生病的危險因子，則可有效的防治疾病的發生，故著重第一段的預防工作。

(二) 臨床前期 (Presymptomatic or Preclinical Stage)

此時期致病因子已侵入個案體內，但尚無任何病理變化及症狀出現，亦或可能已造成人體輕微病理變化，**只是臨床症狀尚未出現**，如動脈硬化、傳染病的潛伏期等。

由於醫療科技的進步，有些症狀已可藉由精密的醫療儀器篩檢出來，達到早期發現與適當治療，可避免發展成為臨床期，故著重第二段的預防工作。

(三) 臨床期 (Clinical Stage)

此時期病人的心理、生理結構或機能已有相當明顯的變化，病人本身已可察覺到臨床疾病的症狀，且**可確認診斷**。為便於疾病的診療與分析研究，一般會依病人所表現的臨床症狀，並配合檢驗數據，將疾病再細分，以做更詳細、精準的治療，以減少疾病自然發展及治療中所產生的副作用或合併症，如癌症常依據其侵犯部位及進展的嚴重度分為原位癌、侵襲癌、轉移癌等。

(四) 殘障或失能期 (Disable Stage)

有些疾病會依其自然發展或臨床期惡化，造成病人身體功能暫時或永久受損，而導致活動障礙或失去能力，如糖尿病常造成病人遠側肢體血液循環不良，導致壞死甚而截肢；車禍造成脊髓神經受損，而身體癱瘓，甚至成為植物人等。

（五）死亡 (Death)

疾病的自然發展或繼續惡化（如合併症、副作用或續發性疾病），最終會導致死亡，如尿毒症患者因長期洗腎，可能導致電解質不平衡，而引發休克而死亡等。

因疾病的自然史是連續性的變化，故五期的界線並不是很明確，致使同一疾病的自然史可能因人、時、地的改變而不同，故醫護人員需依病人、疾病的獨特性加以評估、診斷、治療及照顧。

二、三段五級預防工作

為避免疾病的發生或延緩其惡化，可針對疾病自然史的五個階段加以預防、治療，並給予復健，限制其殘障及防止死亡，以下以常見的三段五級加以詳述。

（一）第一段預防 (Primary Prevention)

主要針對身心健康的人及處於「易感受期」高危險群，給予健康促進的衛教、身體檢查及特別保護措施，減少暴露於病原中，以預防疾病產生。**是所有預防工作中最符合經濟效益的**，又可分為第一級－健康促進及第二級－特殊保護。

1. **第一級－健康促進(Health Promotion)**：在社區推動健康生活型態，教導民眾各類與健康相關的最新知識，增進民眾對自身健康維護的責任感，攝取足夠的水分與均衡營養、充足的睡眠、規律運動、做好體重控制，並預防慢性疾病發生及能抒解心理壓力，以促進身、心健康。**其目標的達成有賴於個人健康信念和保健行為的落實、社區衛生教育的普及、社會經濟安全制度的推展及維持等。**

2. **第二級－特殊保護(Specific Protection)**：針對社區中的弱勢族群，例如：嬰幼兒、老年人給予預防接種，使產生抗體以避免傳染病的感染及傳播；針對青少年事故傷害防制加強交通安全宣導，如騎乘機車戴安全帽；另避免青少年及兒童受菸害，可加強菸害教育及落實菸害防治法，如商店不可販售香菸給 18 歲以下青少年。此外針對職場的特殊防護裝備，如噪

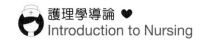

音超過 80 分貝的鋼鐵工廠，必須戴耳罩且不可超時工作，預防過勞死。由於台灣預防接種的普及與衛生安全教育宣導深入民心，使台灣傳染病及事故傷害等防治工作成效良好。

(二) 第二段預防 (Secondary Prevention)

第二段預防又稱次段預防，是第三級預防措施。**主要工作重點是藉由早期診斷**，使症狀前期或臨床期的病人得到適當治療，而達到預防疾病惡化、蔓延及合併症的產生，屬於醫療措施的提供。例如：國民健康署針對 30 歲以上婦女提供子宮頸抹片檢查，30 歲以上嚼檳榔或吸菸者提供口腔癌篩檢，50~74 歲民眾提供大腸直腸癌篩檢，45~69 歲婦女提供免費乳房攝影檢查，以及為 6 歲以下的兒童進行丹佛嬰幼兒發展篩檢測驗(Denver Developmental Screening Test, DDST)，以期早期發現學習遲緩兒，並進行早期療育，以避免合併症的產生及導致殘障、死亡。

(三) 第三段預防 (Tertiary Prevention)

第三段預防又稱末段預防，**主要目的是針對疾病提供各種臨床治療、復健方法及衛教**，延緩疾病持續惡化，降低疾病所導致的殘障，進而使身體能及早恢復生理機能，維持最佳的健康狀態，並能避免死亡。又可分為第四級－限制殘障及第五級－復健。

1. **第四級－限制殘障：目的在使疾病不再惡化，而造成暫時性或永久性的殘障**。例如嚴重的高血壓或糖尿病患者，雖因身體功能或行動受限，但可透過藥物治療、飲食控制及規律運動，避免中風、洗腎及失明等生理障礙產生，使疾病維持現狀。

2. **第五級－復健：目的在使殘障者，透過復健降低其殘障程度**，激發身體殘餘功能，達到自我照顧的能力，並能擔起社會所付予的責任和角色。通常物理治療在協助肢體殘障者恢復其肢體功能，職能治療在協助個案學習日常生活技能與職業工作技能等訓練。例如因觸電意外只剩下一隻眼、一條腿的畫家謝坤山先生，不但能獨立生活，發展繪畫事業，更能幫助其他殘障者重拾希望。

結　語

　　健康是個複雜且抽象的概念，由於每個人皆為獨立的個體，其內在身心發展與生活環境皆不同，而造成健康有生理、心理及社會等不同層面之需求，故護理人員在照護病人時必須以「全人」的整體照顧方式考量，不能僅注意「疾病」。隨著社會環境的持續變化，身為健康照顧的專業人員，我們亦需掌握目前政治、經濟與社會文化的脈動，配合我們的專業知識，才能在人的生命過程中，把握更多的機會照護與促進民眾的健康。

參考資料　References

于博芮(2006)·健康與疾病·於陳月枝總校閱，*護理學導論*（四版，159-192頁）·偉華。

行政院衛生署(1993)·*國民保健計畫*。

行政院衛生福利部（2009，5月）·*2020健康國民白皮書*。http://www.mohw.gov.tw

行政院衛生福利部（2022，6月21日）·*110年度死因統計*。http://www.mohw.gov.tw

呂槃等譯(1989)·*衛生教育導論*·台灣省公共衛生研究所。

李怡娟(2000)·健康促進在護理專業中的應用·*護理雜誌*，*47*(1)，5-12。

阮玉梅、胡月娟(2011)·護理理念·於蘇麗智等合著，最新護理學導論（六版，23-62頁）·華杏。

姚克明(1993)·*環境與健康*·台灣省公共衛生研究所。

陳月枝、張媚、林明珍、吳麗芬、李選、蔡闆闆…徐曼瑩(2012)·*當代護理學導論*·華杏。

陳拱北預防醫學基金會(1991)·*公共衛生學*（修訂版）·巨流。

陳拱北預防醫學基金會(1997)·*公共衛生學*（上冊，修訂二版）·巨流。

彭少貞(2005)·健康促進·於尹祚芊總校訂，*公共衛生護理學*（最新增訂版，2-1~2-18頁）·永大。

黃貞觀(2005)·健康與疾病·於胡月娟總校閱，*護理學導論*（6-1~6-32頁）·華格那。

劉淑娟(1995)·台灣老年婦女的健康觀念與健康行為·*國立台北護理學院學報*，*3*，1-52。

顧乃平等(2001)·*護理專業導論*（二版）·匯華。

Anderson, E. T., & McFarland, J. M. (1996). *Community as partner：Theory and practice in nursing* (2nd ed.). Lippincott.

Edelman, C. L., & Mandle, C. L. (2002). *Health promotion throughout the lifespan* (pp.5-6). Mosby.

Friedman, G. E. (1994). *Primer of Epidemiology* (4th ed.). McGraw-Hill.

MacMahon, B., & Pugh, T. F. (1970). *Epidemiologic principles and methods*. Little Brown.

Mausner, B., & Bahn, A. (1985). *Epidemiology* (2nd ed.). Saunders.

Maville, J. A., & Huerta, C. G. (2002). *Health promotion in nursing* (p.22). Thomson Learning.

Noack, H. (1987). *Concepts of health and health promotion*. In WHO Regional Office for Europe 1987.

Pender, N. J. (1987). *Health promotion in nursing practice*. Applon & Lange.

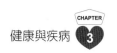

腦力激盪 *Review Activities*

( ) 1. 世界衛生組織(WHO)對健康下了一個定義為：(A)身體、心理和社會三方面皆處於一種完全安寧美好的狀態 (B)身體沒有疾病或虛弱 (C)心靈達到完好狀態 (D)吃得下、睡得好、有錢用

( ) 2. 有關健康的看法，下列敘述何者正確？(A)羅伊(Roy)認為健康是一個人達到整合與完整狀態或過程，強調自覺良好即表示健康 (B)歐倫(Orem)認為健康是一種能成功地處理所面臨的問題，達到自我照顧的狀態 (C)羅傑茲(Rogers)強調人類不斷地與病菌保持互動，當人與病菌保持距離即表示健康 (D)世界衛生組織(WHO)認為健康是生理、心理沒有疾病或虛弱狀態

( ) 3. 每年推廣老人流感疫苗接種的業務，是屬於三段五級預防中的哪一級？(A)健康促進 (B)特殊保護 (C)早期治療 (D)早期診斷

( ) 4. 有關「健康與疾病」關係的敘述，下列何者正確？(1)老化會影響個體在健康與疾病連續線上的位置 (2)健康與疾病連續線上的一端是健康極佳，另一端為死亡 (3)健康與疾病，二者之間是一種經常改變的狀態，彼此是絕對的關係 (4)健康與疾病，二者之間有非常清楚的分界。(A)(1)(2) (B)(3)(4) (C)(2)(3) (D)(1)(4)

( ) 5. 學者鄧恩(Dunn) 1961年對健康所下的定義：「個人高層次的健康是指個人潛能的完全發揮，這需要個人在他的環境中持續保持平衡與確定發展的方向。」下列敘述何者最符合此定義的特色？(A)強調積極極致的健康狀態 (B)強調個人健康應由他人來客觀判定之 (C)強調個人以各種方式達到自己的最佳狀態 (D)強調健康具有身、心、社會特定的標準

( ) 6. 陳先生被診斷出為肝癌，開始求神問卜並四處搜尋自我治療的方式，目前他是處於沙克曼(Suchman)之疾病行為哪一期？(A)感覺症狀期 (B)假設為生病的角色期 (C)尋求醫療照顧期 (D)病人角色的依賴期

( ) 7. 下列何種疾病階段的護理措施重點為「建立病人自信心，並增強自我照顧能力，以激發病人能適應生活」？(A)開始期 (B)接受期 (C)恢復期 (D)依賴期

( ) 8. 疾病的自然史通常可分為五個階段，請依常見發生順序排列：(1)臨床前期 (2)易感染期 (3)殘障或失能期 (4)臨床期 (5)死亡。(A)(1)(2)(4)(3)(5) (B)(2)(1)(3)(4)(5) (C)(1)(2)(3)(4)(5) (D)(2)(1)(4)(3)(5)

( ) 9. 以下有關三段五級預防工作何者敘述正確：(A)第一級－特殊保護期　(B)第二級－早期診斷及適當治療期　(C)第三級－復健期　(D)第四級－限制殘障期

( ) 10. B型肝炎帶原者的定期追蹤檢查，是屬於三段五級預防的哪個階段？(A)第一段－健康促進期　(B)第一段－特殊保護期　(C)第二段－早期診斷及適當治療期　(D)第二段－復健期

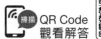

掃描 QR Code
觀看解答

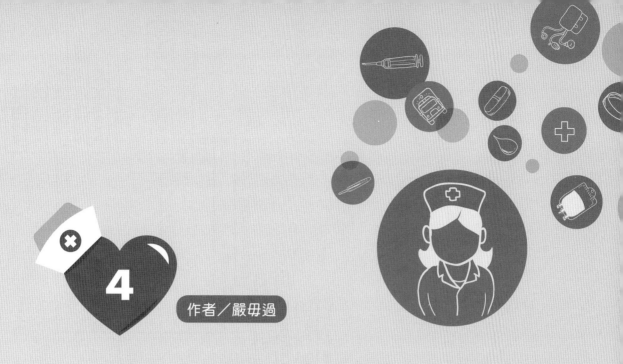

健康促進

作者／嚴毋過

名人語錄

快樂的微笑是保持生命康健的唯一藥石，它的價值千萬，卻不要花費一文錢。

———— 奈斯比特

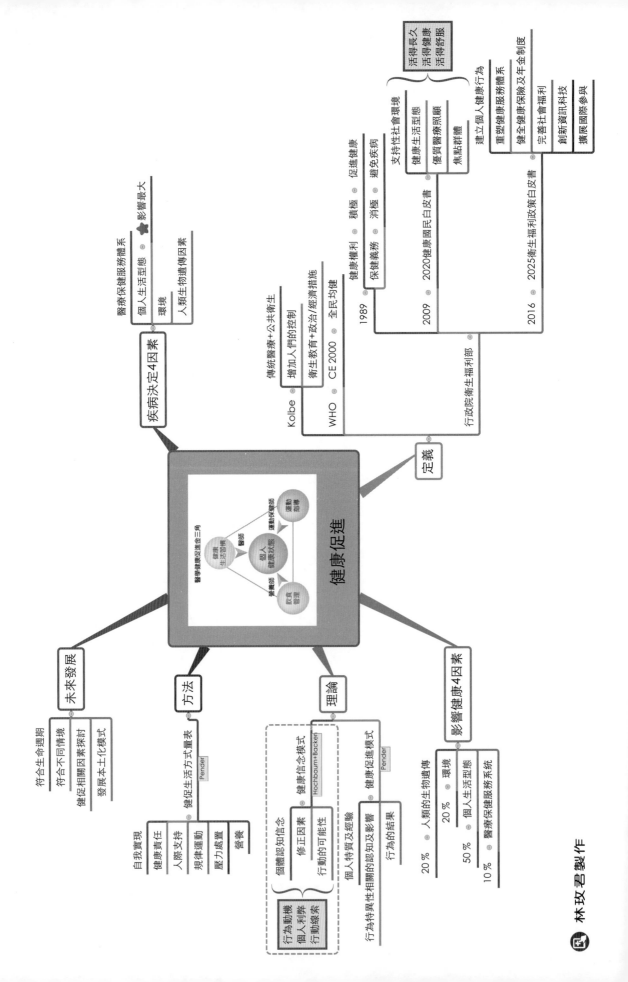

健康促進

疾病決定4因素
- 醫療保健服務體系
- 個人生活型態 ◎ ★影響最大
- 環境
- 人類生物遺傳因素

定義
- Kolbe ◎ 傳統醫療+公共衛生
- ◎ 增加人們的控制
- ◎ 衛生教育+政治/經濟措施
- WHO ◎ CE 2000 ◎ 全民均健
  - 1989
    - 健康權利 ◎ 積極 ◎ 促進健康
    - 保健義務 ◎ 消極 ◎ 避免疾病
  - 2009 ◎ 2020健康國民白皮書
    - 支持性社會環境
    - 健康生活型態
    - 優質醫療照顧
    - 焦點群體
    - { 活得長久 / 活得健康 / 活得舒服 }
- 行政院衛生福利部
  - 2016 ◎ 2025衛生福利政策白皮書
    - 建立個人健康行為
    - 重塑健康服務體系
    - 健全健康保險及年金制度
    - 完善社會福利
    - 創新資訊科技
    - 擴展國際參與

未來發展
- 符合生命週期
- 符合不同情境
- 健促相關因素探討
- 發展本土化模式

方法
- 自我實現
- 健康責任
- 人際支持
- 規律運動
- 壓力處置
- 營養
- 健促生活方式量表 Pender

理論
- 個體認知信念
- 修正因素
- 行動的可能性
- { 行為動機 / 個人利益 / 行動線索 } 健康信念模式 Hochbaum+Backer
- 個人特質及經驗
- 個人特質相關的認知及影響
- 行為的結果
- 行為特異性相關的認知及影響 健康促進模式 Pender

影響健康4因素
- 20% ◎ 人類的生物遺傳
- 20% ◎ 環境
- 50% ◎ 個人生活型態
- 10% ◎ 醫療保健服務系統

林玫君製作

前言

　　隨著社會和經濟結構的改善、人類生活型態的變遷,造成疾病型態由傳染性疾病轉為慢性病,如惡性腫瘤、腦血管疾病、心臟血管疾病、糖尿病及高血壓等,這些慢性疾病的形成與不健康的生活型態有極密切的關係。此外,醫療科技的提升使人類壽命延長,高齡化社會的來臨,醫療費用急速上漲的壓力及對全民健康保險能夠永續經營的期望,使國家衛生政策必須重視「健康促進、預防疾病」。行政院衛生福利部自 1989 年起即投入許多的人力、物力、財力,於 2001 年成立「國民健康局」,並於 2013 年配合政府組織改造更名為「國民健康署」,致力於各項國民保健計畫的進行,積極為達到「全民健康」而努力!

　　健康促進的目的在改變個人的生活型態,掌握自己的健康,生活型態的改變除了個人認知、行為的改變外,更需要有整個大環境的支持與配合,才能實踐健康促進之理念。故 1999 年行政院衛生福利部與民間組織機構結合,以「社區為夥伴」的概念來營造「健康社區」,讓民眾在當地過健康的生活,且使健康促進的做法落實在社區民眾的生活中。

4-1　健康促進的定義與發展

　　加拿大衛生福利部部長 Lalonde 於 1974 年發表新的健康領域概念中,將死亡與疾病的決定因素歸為四大類:**醫療保健服務體系、個人生活型態、環境及人類的生物遺傳因素**。認為此皆是影響人們健康的要素,**其中以生活型態影響最大**。此報告引發世界各國疾病預防和健康促進計畫的動機。歐美國家從 1980 年代即開始發展「健康促進」的社會運動,所謂「健康促進」是指人們在健康狀態還好時,為了活得久、活得有品質、活得有活力,為了避免過早得到慢性疾病,避免早夭折,就要設法尋求發展社區健康的活動和建立個人健康的生活方式或行為。世界衛生組織(WHO)認為**健康促進是使人們更能掌握健康的決定因素與增進健康的過程**。

　　Kolbe 將健康促進的意義分為三種,即所有傳統醫療與公共衛生的活動;促進人們增加控制與改善自己健康能力的過程;綜合衛生教育與相關組

織之政治、經濟的措施，以加速行為調適，進而改善或保護健康。故論及健康促進時，除了個人因素外，整個外在環境亦需加以考量。

1978 年，世界衛生組織與聯合國世界兒童基金會於哈薩克阿拉木圖(Alma Ata)召開國際基層保健醫療會議提出「公元二千年全民均健(Health for All by the Year 2000)」之目標；此外並發表下列宣言：**健康是人類最基本的權利、健康不僅是沒有疾病而已、不容有健康不平等的事情、政府與人民同負健康的責任**。

1986 年，於加拿大渥太華舉行的第一屆世界健康促進大會中，特別指出健康促進的五大行動策略包括：訂定健康的公共政策、創造有利健康的環境、強化社區行動、發展個人技能及**調整醫療服務為以人為中心的全方位整體性照護的方向**。護理人員可運用這五大行動策略，協助民眾在不同的場所中，處理不同的健康問題（圖4-1）。

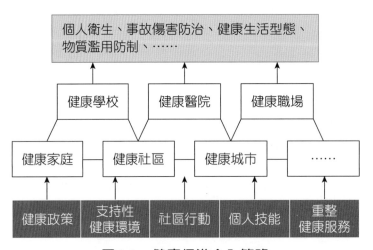

圖4-1　健康促進介入策略

資料來源：王英偉(2004)・資源應用在健康促進上的意義・*健康促進與資源應用*（12-16頁）・台灣健康促進暨衛生教育學會。

1989 年，我國行政院衛生福利部提出「**健康是權利，保健是義務**」的宣言，其中「健康是權利」係指國家要設法結合各方面的資源，讓居住在台灣地區的人們，一旦有病痛都能很容易獲得醫療機構的協助與治療，但亦不能隨便浪費醫療資源，形成過度依賴醫療體系。內文中亦提到每個人必須要對自己的健康負起責任，此即「保健是義務」，而**保健的消極意義為避免疾病，積極意義即是促進健康**。

1993 年，行政院衛生福利部為提升國民健康水準，達成世界衛生組織所揭示之公元二千年全民均健的目標，提出健康促進的具體工作目標及工作項目，包括：**菸害防制、健康體能促進、國民營養、心理衛生、藥物濫用防治、事故傷害防制、職業病防治、視力保健與口腔保健等**。

2004 年，世界衛生組織強調健康的社會決定因素(social determinants of health)是指人類的出生、成長、生活、工作和年齡老化，皆包含於健康照護系統中，並受到全球化、國家和地方政策的影響，且有貧富差距大而造成健康資源不公平分配的現象。尤其是心理衛生與人類社會的經濟發展有密切的關係。為減少不均等的現象持續擴大，世界衛生組織於 2005 年成立了健康社會決定因素委員會(The Commission on Social Determinants of Health, CSDH)，並於 2008 年提出三項建議：

1. 改善日常生活狀況。

2. 解決權力、金錢及資源分配不公平的現象。

3. 衡量和了解健康問題，並評估行動的影響力。

2009 年，行政院衛生福利部在「2020健康國民白皮書」中亦呼應了世界衛生組織所倡導的「**全民均健**」及「**健康促進**」兩大重要概念，希望藉由**支持性社會環境、健康生活型態、優質醫療照顧及焦點群體**等四個主要途徑來達成「**活得長久、活得健康、活得舒服**」（圖4-2）。2016 年，行政院衛生福利部編撰「2025衛生福利政策白皮書」，包括建立個人健康行為、重塑健康服務體系、健全健康保險及年金制度、完善社會福利支持系統與創新資訊科技與擴展國際參與等五大篇，盼達成「**共享生活幸福平等，全人全程安心健康**」的最終目標。

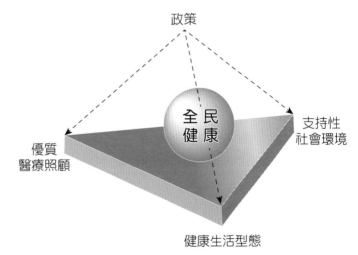

圖4-2　健康影響因子之模型

4-2 影響健康促進的因素與理論模式

一、影響健康促進的因素

　　國內外文獻已證實，部分個人因素確實會影響對健康促進行為的認知或執行的狀況。例如潘德(Pender, 1987)指出年齡、種族、教育程度、經濟狀況等因素可能會影響個人的認知，即知覺因素，進而間接影響其健康促進行為。Walker等發現老年人的生活型態會受其年齡、教育程度、性別與收入等因素的影響。王與許(1997)發現個人的年齡、社經地位、內外控人格特質、性別、罹病與否及身體有無不適等因素會影響老年人的健康促進行為。以護理人員為對象之研究發現年齡、教育程度與自覺健康狀態會影響其健康促進行為。

二、健康信念模式

　　健康信念模式(health belief model)源起於預測預防性健康行為(prevent health behaviors)之採行與否。例如民眾每年會不會定期做身體檢查？婦女會不會定期接受子宮頸抹片檢查？此模式可做為獲知個案感受疾病與如何決定到底要不要去尋求健康照護服務的一個很好用的工具。

　　健康信念模式最早是由霍克巴姆(Hochbaum)於 1970 年提出的，而後由貝克(Backen)等在 1974 年加以修定。主要包含三大部分：**個體認知信念、修正因素、行動的可能性**（圖4-3）（張，2011）。其以個人價值觀來看「健康」為正面價值，「疾病」為負面價值，但就一個健康的人而言，除非擁有最低程度的相關知識，或認為自己具有罹患某種疾病的威脅，或相信採取預防措施的功效，且執行起來不困難，才會執行這些健康行為，不然通常不易主動尋求預防性的健康照護(Rosenstock, 1974)。例如為了預防腸病毒必須加強洗手、注意個人衛生等。

　　健康信念模式較著重於**降低危險或避免疾病行為，是以行為的動機(motivation)和知覺(perception)等因素為主，並以個人目前的狀況和態度作為行為決定的因素。**以下就健康信念的組成要素說明如下：

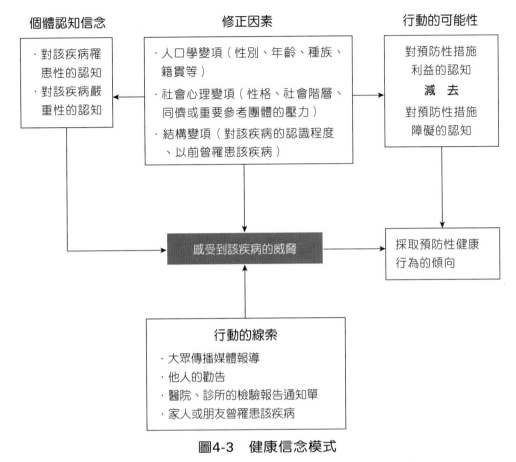

個體認知信念

· 對該疾病罹患性的認知
· 對該疾病嚴重性的認知

修正因素

· 人口學變項（性別、年齡、種族、籍貫等）
· 社會心理變項（性格、社會階層、同儕或重要參考團體的壓力）
· 結構變項（對該疾病的認識程度、以前曾罹患該疾病）

行動的可能性

對預防性措施利益的認知

減去

對預防性措施障礙的認知

感受到該疾病的威脅

採取預防性健康行為的傾向

行動的線索

· 大眾傳播媒體報導
· 他人的勸告
· 醫院、診所的檢驗報告通知單
· 家人或朋友曾罹患該疾病

圖4-3　健康信念模式

資料來源：張蓓貞(2019)‧*健康促進理論與實務*（四版）‧新文京。

1. **個人對於是否採取行動的主觀判斷：**是由個人對某種疾病「罹患性」與「嚴重性」的認知所組成。「罹患性」指個人認為得到某種疾病的可能性，或是對診斷結果相信的程度，每個人的差異很大；「嚴重性」則指某疾病對個人身心社會生活各方面可能造成的影響程度，例如「流行性感冒」在冬天一般人的罹患性增加，但 65 歲以上的老年人的嚴重性高於年輕人，可能因肺炎合併症而死亡。

2. **個人對於採取行動的「利」與「弊」：**「利」是指個人採取行動後是否能降低罹患性與嚴重性；「弊」是指在採取行動應付出的成本，如時間與金錢。通常一個人只是自覺罹患疾病的嚴重性，尚不足採取行動，必須到他確定採取行動可以有效的減少疾病罹患性與嚴重性時，才會真正的採取行動，並選擇利益高過障礙的行動方案。

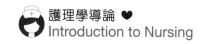

3. **行動線索**：除了自覺罹患性與嚴重性達到某個程度，且認為利大於弊時，仍需要某些線索來促使個人採取行動。這些線索如：大眾傳播報導、親友的勸告及健康檢查的通知單等，皆會促使他加速採取行動。此外，不同的人口學、社會心理和結構等因素，對個人是否採取行動的自覺有直接的作用，並間接影響健康行為的表現。

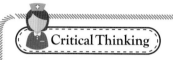

Critical Thinking ♥ 呂麗卿

健康信念模式應用

護理學校畢業後，我在醫院內科病房工作了兩年，最近剛剛轉到一所高中當校護。因為學校近年來有發生幾件學生懷孕的事件，校長要求舉辦一個「安全性行為─保險套使用」的衛生教育演講。起初，我有些擔心演講的內容及成效，因為我沒有對於青少年做衛生教育的經驗，而且從以前臨床工作經驗中也體認到，要改變一個人的健康行為並不是一件容易的事。

我想衛生教育的內容如果有理論的指引，應該更能提高衛生教育的效果，鼓勵學生健康促進的行為。因此，我採用「健康信念模式」的概念來思考衛生教育演講的內容重點。「健康信念模式」強調，一個人採取健康行動需要三個基本要素：相信自己對某疾病有易感性、相信該疾病是嚴重的、相信採取行動的益處勝過於害處。

根據健康信念模式，我很快就掌握到衛教的方向，我的衛生教育必需要能達到下面的教學目標：

1. 讓學生相信，沒有安全性行為，他們是可能會得到性病、HIV感染或懷孕的。
2. 讓學生相信，得到性病、HIV感染或懷孕的後果會是非常嚴重的，應盡量避免。
3. 讓學生相信，保險套的使用可以幫他們預防得到性病、HIV感染或懷孕。
4. 讓學生找出可能阻礙他們個人使用保險套的原因（如保險套影響感覺或不好意思跟伴侶提到使用它），並探討消除或減少這些障礙的方法。
5. 讓學生收到有提示行動線索的獎勵品（如印有「沒有套，沒有愛」訊息的鉛筆），或提醒信息（如學校通訊報紙）。
6. 讓學生有信心在所有情況下都能正確地使用保險套。

雖然我無法立即評估衛生教育是否能改變學生的安全性行為，但因為有理論的指引，我比較能掌握衛教重點，透過增進學生安全性行為及保險套使用的知識與信念，預期學生會採取行動的可能性也會增高。

三、健康促進模式

1975年，潘德(Pender)統合期望理論(Expectancy-Value Theory)與社會學習理論(Social Learning Theory)提出健康促進模式(Health Promotion Model)，其內容主要在**確認影響個人選擇和決定預防疾病行為的因素，強調高層次的健康及自我實現**。內容除解釋疾病的預防性行為外，並介紹有關積極促進健康的有效行為。此模式包含：(1)個人特質及經驗；(2)與行為特異性相關的認知及影響；(3)行為的結果。每個個體都有不同的特質及經驗，例如罹患第二型糖尿病的重症個案，除需配合藥物及飲食控制外，如能自覺而參與社區元極舞活動，不但能認識新朋友，又能克服行動障礙，在練習一段時間後，當自覺執行效能佳、血糖控制穩定、又有良好的體能時，就會持之以恆，繼續規律的跳元極舞、清淡飲食並規律服藥。

4-3 健康促進的方法與場所

在工作與日常生活中，隨時提醒自己確實執行各種已知的健康促進活動是很重要的，如定時定量的飲食與運動可減少罹患慢性病的機會；練習適時有效率的處理所面臨的工作或生活壓力，以提升心理健康的層次。在工作與生活中，創造有利個人健康的環境，養成健康的生活方式，例如多爬樓梯、多走路、少搭電梯等。對我們所照顧的病人來說，醫護人員的提醒及以身作則，是十分重要的。

一、健康促進的方法

潘德(Pender)等學者於 1996 年發展出「健康促進生活方式量表(Health-Promoting Lifestyle Profile; HPLP)」，其內容包括：規律性的運動、休閒活動、休息、適當營養、減少壓力的活動、發展社會支持系統。國內學者將其修訂為適合國人使用的六項量表，其內容分述如下：

1. **自我實現**：了解自己的優、缺點，覺得對生命充滿信心，朝正向積極的方向成長，覺得自己的工作是有意義的、充滿樂趣的，重視自己的成就，並知道生命中哪些是重要的。

2. **健康責任**：有健康飲食行為，不吃含有防腐劑或人工添加物的精製食物，看食物包裝上的營養成分、熱量及有效期限；量血壓、測血糖及血膽固醇，並和醫護專業人員討論與健康照護相關的事宜。至少每月觀察一次自己的身體有無改變或異狀，例如：乳房有無硬塊、痣有無變大等，若有異狀即刻就醫。接受預防注射及健康檢查，並參與防災演習以培養居安思危的觀念。

3. **人際支持**：能對他人表達關愛與溫暖，保持聯絡，並維持實質有用的人際關係，能和親人討論個人問題，和親密的朋友在一起相處，社交活動和諧等。

4. **規律運動**：每週適度運動至少 3 次，每次 30 分鐘，在運動時並測量自己的脈搏，達到最高心搏數的 85%（220－年齡＝該年齡最高心搏數）。多參加有人指導的運動課程，例如瑜伽、有氧舞蹈。

5. **壓力處置**：了解生活壓力的來源，有計畫的安排每日工作，對不合理的要求能適當反應，會控制自己不愉快的情緒，每天睡眠至少 6~8 小時，每天有 15~20 分鐘的時間練習深呼吸運動放鬆自己或冥想。

6. **營養**：每日固定三餐進食時間和攝取正常份量，進食五大類均衡食物，並選擇低油、低鹽、低糖及高纖維質的食物，進食時注意細嚼慢嚥，每日飲水至少2,000 c.c.。

李(1998)認為「健康促進」的介入計畫應包括：喚醒大眾的健康意識、鼓勵個人實行健康生活、民眾積極參與提升健康的社區行動、建造支持健康的社會環境、降低社會的不公平性和重新規劃健康服務的方向。醫護人員除了以身作則實施健康促進外，更要評估照顧對象之個人特質，提供較符合其所需要知道的具體意見，則較易促使病人及家屬採行健康促進行為，如此更可達事半功倍之效。

可以增加「健康促進」有效性之措施包括：改善措施所依據之理論基礎，集中在影響群體健康之主要行為，專注在高危險群，著重在影響健康行為的政策，將有加成作用或互補效果的措施加以組合。如王與許(1997)之研究顯示：社區老年人之健康促進行為可分為心理健康、睡眠、飲食進行、照顧系統利用及自我照顧行為五大範圍。

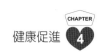

以上所述皆與行政院衛生福利部之工作項目相符，如何將這些健康促進項目實際運用到個人的工作職場或居家生活中，能做到「健康生活社區化」是極為重要的，亦是國民健康署目前積極推動的健康政策。

二、健康促進的執行場所

通常任何地點都是進行健康促進的好場所，例如在家中、公共場所、工廠、學校、社區等都是可以藉由個人或社會團體力量來達成健康目標的地點。其中醫院與學校是進行健康促進活動最容易達到成本效益的地方，因為醫院中的病人剛好有親身經驗，行為改變的效果較容易看見；而學校中的師長是學生學習模仿的對象，故在校園中，衛生保健的重點以健康促進為導向，而非醫療照顧，將校園創造為健康的社區，則長期性的成效是可預期的。

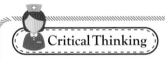

Critical Thinking

衛生福利部2001年開始推動「健康促進學校」計畫，結合校方、學生、家屬、社區，使學校成為益於學習、生活、工作的場所。然而，在日常生活中，你要如何確實執行健康促進呢？有什麼方法？

4-4 健康促進的未來發展

健康促進未來的研究，可歸納為下列幾個發展方向與重點（張，2011）：

1. **發展符合不同生命週期的健康促進**：不同生命週期的個體有其合適的健康促進內容，例如：針對兒童進行預防注射；對於青少年的性、吸菸、喝酒、藥物濫用及肥胖等問題進行了解及預防；對於成年人家庭與社會角色的壓力、職業病、飲食習慣等進行探討及衛教；針對中老年人各種慢性疾病、生活型態與生活品質等進行探討及改善。

2. **發展符合不同情境的健康促進**：探討在不同情境的個案，其健康促進的現況與需求，例如：家庭、社區、學校、工廠、職業場所、醫院、長期照護機構等之個案，其健康促進的需求與策略是否有其特殊性。

3. **探討健康促進的相關因素**：探討健康促進行為的相關因素，例如：個人特質、動機、認知、身體、心理、社會、政治經濟等因素，以做為健康促進介入計畫的依據。

4. **發展符合台灣的健康促進模式**：經由研究測試既有的各種健康促進模式，加以調整並發展成台灣適用的本土化健康促進模式。

5. **執行健康促進成本與效益的評估**：可針對不同的健康促進措施與策略，加以評估並探討其所花費的成本與預期達到的效益，以做為政策改變或制定的參考。

結　語

　　21世紀是強調預防保健的世紀，「健康促進」之概念與執行是國民健康的重點，醫護人員是保障全民健康的重要人物；「健康」是人類共同追求的目標，而影響健康的四大主因為「人類的生物遺傳因素」、「環境」、「個人生活型態」與「醫療保健服務體系」，其對健康的影響程度依序為 20%、20%、50% 與 10%，故建立健康的生活型態為維護及促進健康最主要的方法，而健康促進不僅是透過健康教育來改變認知，應更積極的整合資源及影響政策制定，形成一正向且具支持性的環境。一個合宜的健康促進是同時以「個人」、「環境」為對象，透過「教育」與「政策」並進，終能達到全民均健的目標。即使外在環境無法迅速有效的變革，身為醫護專業人員不但需以身作則執行健康促進行為，更可在自己的業務中，提醒並關心我們所照顧的對象，以促使其採行健康促進行為。

　　目前我國的全民健康保險制度要永續經營，就必須促使個人、家庭及社區皆能建構一個健康的生活型態，降低慢性病的發生，此乃最具長期經濟效益的健康投資，同時也是實現「上醫治未病」的預防勝於治療的高品質生活。

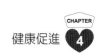

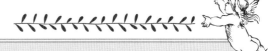

心｜靈｜小｜語　♥屈蓮

論賢婦

　　才德的婦人，誰能得著呢？他的價值遠勝過珍珠，他丈夫心裡倚靠他，必不缺少利益。他一生使丈夫有益無損，他尋找羊羢和麻，甘心用手作工，他好像商船從遠方運糧來，未到黎明他就起來，把食物分給家中的人。將當作的工分派婢女。他想得田地，就買來用手所得之利，栽種葡萄園，他以能力束腰，使膀臂有力，他覺得所經營的有利，他的燈終夜不滅。他手拿撚線竿，手把紡線車，他張手賙濟困苦人，伸手幫補窮乏人。他不因下雪為家裡的人擔心，因為全家都穿著朱紅衣服，他為自己製作繡花毯子，他的衣服是細麻和紫色布作的。他丈夫在城門口與本地的長老同坐，為眾人所認識。他作細麻布衣裳出賣，又將腰帶賣與商家。能力和威儀，是他的衣服，他想到日後的景況就喜笑，他開口就發智慧，他舌上有仁慈法則，他觀察家務，並不喫閒飯。他的兒女起來稱他有福，他的丈夫也稱讚他說，才德的女子很多，惟獨你超過一切。豔麗是虛假的，美容是虛浮的，惟敬畏耶和華的婦女，必得稱讚，願他享受操作所得的，願他的工作在城門口榮耀他。

節錄自聖經箴言書　三十一章：11-31節

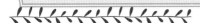

參考資料　References

于博芮(2006)·健康與疾病·於陳月枝總校閱，*護理學導論*（四版，159-192頁）·偉華。

王英偉(2004)·資源應用在健康促進上的意義·*健康促進與資源應用*（12-16頁）·台灣健康促進暨衛生教育學會。

王瑞霞、許秀月(1997)·社區老人健康促進行為及其相關因素之探討─以高雄市三民區老人為例·*護理研究，5*(4)，321-329。

行政院衛生福利部（2009，5月）·*2020健康國民白皮書*。http://www.mohw.gov.tw

行政院衛生福利部(2016)·*2025衛生福利政策白皮書*。http://www.mohw.gov.tw

李蘭、陳富莉(1998)·美國與歐洲之健康促進概念·*健康促進通訊，1*，2-5。

邱啟潤(1994)·護理人員在基層保健醫療中的角色·*護理雜誌，41*(3)，9-13。

高志文(1998)·社區健康促進·*健康促進通訊，4*，8-11。

國民健康局(2002)·*社區健康營造評價指標*。http://www.bhp.doh.gov.tw/snew/doc/社區健康營造910428.htm.

張蓓貞(2019)·*健康促進理論與實務*（四版）·新文京。

陳月枝、張媚、林明珍、吳麗芬、李選、蔡閨閨…徐曼瑩(2012)·*當代護理學導論*·華杏。

陳美燕、廖張京棣(1995)·桃園地區護理學生與護理人員執行健康促進的生活方式之初步探討·*護理研究，3*(1)，6-15。

陳美燕、洪麗玲、趙曲水宴、蕭雅竹、蔡慈儀、張淑紅…萬國華(2006)·*健康促進與人生*·啟英。

陳靜敏、董靜茹、苗迺芳、邱子易、蔡淑鳳、李丞華…高偉峰(2014)·*社區衛生護理學*（六版）·華杏。

韓文蕙、張珏(1998)·社區健康介入·*健康促進通訊，4*，1-3。

Belloc, N. B., & Breslow, L. (1972). Relationships of physical health status and health practice. *Preventive Medicine, 1*, 409.

WHO (2009). *Promoting health and development: Closing the implementation gap.* http://who.int/healthpromotion/ en/index.html

Flynn, B. C., Rider, M. S., & Bailey, W. W. (1992). Developing community leadership in healthy cities: The Indiana Model. *Nursing Outlook, 40*(3), 121-126.

Hancock, T. (1993). The evolution, impact and significance of the health cities/ health communities movement. *Journal of Public Health Policy, 14*(1), 5-18.

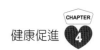

International Conference on Primary Health Care, Alma-Ata, USSR, (1978, 6-12 September). Declaration of Alma-Ata. *World Health Organization Regional Office for Europe*. http://www.who.dk/policy/almaata.htm.

Kolb, L. J. (1988). The application of health behavior research health education and health promotion. In D. S. Gochman (Ed.), *Health behavior: Emerging research perspectives*. Plenum Press.

Pender, N. J. (1987). *Health promotion in nursing practice*. Applon & Lange.

Rosentork, I. (1974). Historical original of the Health Belief Model. *Health Education Monography, 2*, 334.

WHO (1986). *Ottawa Charter for health promotion*. WHO Reginal Office Europe.

WHO (1988). *Five-year planning framework*. (WHO Healthy Cities Papers No.2). The WHO Health Cities Project office.

WHO (1992). *Twenty steps for developing a healthy cities project*. WHO Europe Reginal office.

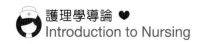
腦力激盪

Review Activities

( ) 1. 世界衛生組織(WHO)認為健康促進是：(A)使人們更能掌握健康的決定因素與增進健康的過程 (B)利用醫療行為增進健康 (C)培養健康的生活型態即可達到健康 (D)經由政府行政立法，確保每個人都能夠獲得適當的醫療資源

( ) 2. 影響人類健康的因素中，最主要的是：(A)生物遺傳因素 (B)醫療保健服務體系 (C)個人的生活型態 (D)環境因素

( ) 3. 以下何者非健康信念的組成要素：(A)個人對於是否採取行動的主觀判斷 (B)個人對於採取行動的「利」與「弊」 (C)行動線索 (D)宗教信仰的程度

( ) 4. 下列何項是維護與促進健康的最主要方法？(A)採優生學的觀點結婚生子 (B)養成健康的生活型態 (C)做好環境衛生工作 (D)增加醫療院所

( ) 5. 下列何者不是良好的健康習慣？(A)三餐飲食要精緻 (B)每日有足夠的睡眠 (C)每週至少運動3次 (D)不喝酒、不吸菸

( ) 6. 以下何者為執行健康促進的好場所：(1)學校 (2)醫院 (3)社區 (4)KTV。(A)(1)(2)(4) (B)(1)(2)(3) (C)(1)(3)(4) (D)(2)(3)(4)

( ) 7. 有關保健之敘述，下列何者正確？(1)消極意義為避免疾病 (2)消極意義為促進健康 (3)積極意義為避免疾病 (4)積極意義為促進健康。(A)(1)(2) (B)(1)(4) (C)(2)(3) (D)(3)(4)

掃描 QR Code
觀看解答

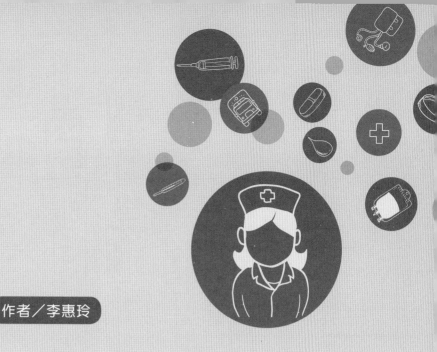

5

作者／李惠玲

護理理念

名人語錄

在我當護士的第一天，我已不在乎地面上的冠冕，只在乎我是不是全力以赴。

—— 南丁格爾

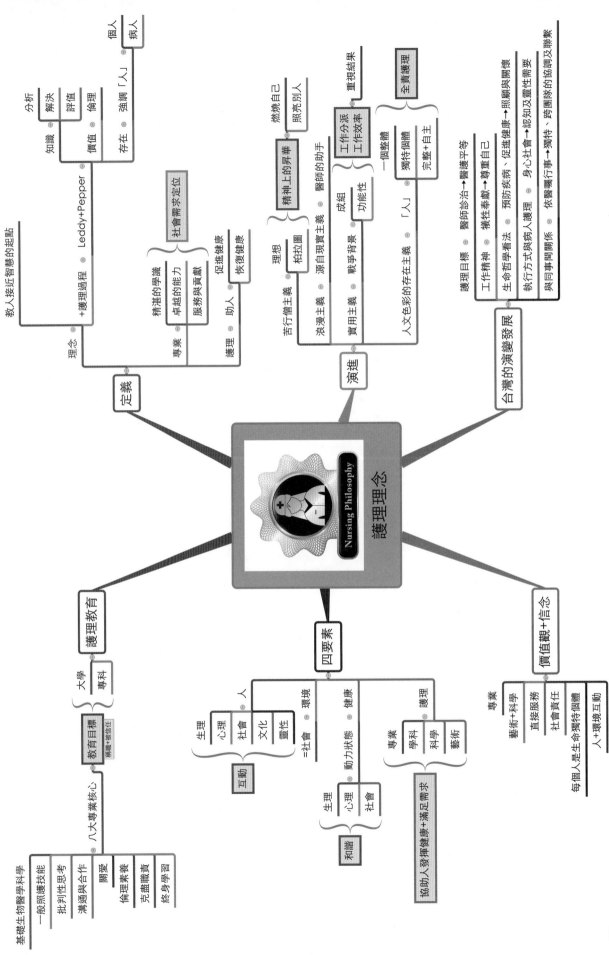

護理理念 Nursing Philosophy

定義

教人接近智慧的起點

理念
- 專業
  - 精湛的學識
  - 社會需求定位
    - 卓越的能力
    - 服務與貢獻
- 護理
  - 助人
  - 促進健康
  - 恢復健康

知識
- 分析
- 解決
- 評值

價值
- 倫理
- 存在 → 強調「人」
  - 個人
  - 病人

+護理過程　Leddy＋Pepper

演進

苦行僧主義 → 理想 → 柏拉圖
浪漫主義 → 源自現實主義
實用主義
- 戰爭背景
- 醫師的助手
- 成組
- 功能性
- 精神上的昇華 → 燃燒自己 → 照亮別人
- 工作分派 → 工作效率 → 重視結果

人文色彩的存在主義 → 「人」
- 一個整體
- 獨特個體 → 全責護理
- 完整＋自主

台灣的演變發展
- 護理目標 → 醫師診治 → 醫護平等
- 工作精神 → 犧牲奉獻 → 尊重自己
- 生命哲學看法 → 預防疾病、促進健康
- 執行方式與病人護理 → 身心社會靈性照顧與關懷
- 與同事間關係 → 認知及靈性需要
- 依醫囑行事 → 獨特 → 跨團隊的協調及聯繫

護理教育

大學、專科

八大專業核心
- 一般照護技能
- 批判性思考
- 溝通與合作
- 關愛
- 倫理素養
- 克盡職責
- 終身學習

基礎生物醫學科學

教育目標（祖國＋依信任）

四要素

人
- 生理
- 心理
- 社會
- 文化
- 靈性
= 社會（互動）

環境
- 生理
- 心理
- 社會（和諧）
- 動力狀態 → 協助人發揮健康＋滿足需求

健康

護理
- 專業
- 學科
- 科學
- 藝術

價值觀＋信念

專業
- 藝術＋科學
- 直接服務
- 社會責任
- 每個人是生命獨特個體
- 人＋環境互動

林玫君製作

前言

　　護理理念影響護理專業的發展與專業水準。理念是一種信念的內涵，代表一個人或事物的本質(nature)及價值觀(value)。一個人的行動取決於個人的想法，而個人的想法又受到個人理念的影響。護理理念是對人的本質、價值及知識的探索。護理人員對護理的信念、理想或所認同的價值，常是護理人員做判斷或決定的依據，並會不知不覺的表現在護理行為上。護理人員藉由思索自己的護理理念，會選擇出自己認為最合適的態度與行為。本章在闡述理念、護理與專業的關係，說明護理理念演進的四個階段及其背景，並闡述各階段理念之特質及對護理的影響。期使學生認識護理理念及護理專業的特質，進而有能力檢討分析自己的護理理念，作為爾後從事護理的依據。

5-1　理念、專業、護理的關係

一、理　念

　　理念(Philosophy)又稱哲學或哲理，是教人接近智慧的最佳起點。Philosophy 源起於希臘文 philo（愛）及 sophia（智慧），故理念最簡要的定義是「愛智之學」、「愛好智慧」。辭海(1989)對「理念」的解釋有兩條，一是「看法、思想；是思維活動的結果」；二是「觀念，通常指思想。有時亦指表象或客觀事物在人腦裡留下的概括形象。」西方哲學史中，理念屬於重要的範疇，指的是一種理想的、永恆的、精神性的普遍範型。理念是對真理的探索，理念會協助人們判斷真假、美醜、善惡、是非，也提供了一些原理原則，協助人們決定何種行為是有價值的，也是許多人類文明的普世概念與價值（傅，2011）。

　　理念也是一種思考的活動(thinking activity)，可以增進自己與外界世界相互關係的知識，其思考的是如何與人相處及如何對待別人。理念亦是一種信念(belief)。我覺得什麼事是對的？我該如何對待家人？每個人可能都有不同的想法。換句話說，不同的人與事，其本質及價值觀也隨之不同。

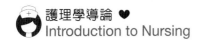
二、專　業

　　按照 Oxford 字典的解釋，**專業(profession)是指一種專門職業的素質、特性及方法**。專業是在工作上運用知識，以為判斷及行事的準則，故需要接受高深的教育及訓練。社會科學字典則指出「專業是一種具有特殊和高深專門知識與技術的職業，這種知識與技術至少部分必須從科學理論性質的課程中獲得，而不僅靠實際工作經驗演練而來」。專業亦是指從業者具有卓越的知識與能力，他們的知識和能力的應用關係著別人的生死或利害，故**專業的意義一方面是指精湛的學識、卓越的能力，另一方面是指服務與奉獻**。一個**專業必須定位在社會需求之上**，它必須透過其服務以滿足社會的需要，同時透過其專業的專精度，提供別的專業無法抗衡的服務品質，使其能靠專精度立足於社會。隨著社會的變遷，專業應有所精進，以符合社會的需求。

　　綜合學者對專業特徵的看法如下（廖，1976；胡等，2004；張，2010；阮、胡，2011）：

1. 專業有系統的理論、哲理、信念和技術作基礎，並為社會大眾所認同與尊重。

2. 專業是由一群性質相同的人集合在一起，雖在各自不同的團體或機構中工作，卻享有相同的職稱和地位(title and position)。

3. 專業知識或技術的獲得是經由大專院校的學校教育或具有權威性的研究機構中獲得，並取得國家規定的執業資格。

4. **專業是一種有計畫的教育訓練**，能有效的執行業務，更可作為追求更高教育和能力的起點。

5. 專業是需要不斷學習的，在畢業後仍應不斷做研究或參與研討會，以獲得新知，並藉以改善本身的教育及工作。

6. 專業擁有自主權，並決定其工作範圍與特性。

7. 專業不僅具有學術性及理論性，而且要以實務(practice)來達成其目標。

8. 專業必須將獲得的專業知識，有效地運用在謀求人類生活及服務社會大眾方面，並符合時代社會的需求，有其社會價值。

9. 專業是終身事業，必須以提高專業水準而努力不懈。

10. 專業人員必須組成專業性的組織團體，藉以形成及維持職業的倫理道德及工作標準。

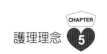

護理專業是一種專門職業，也是一種社會服務事業，其特徵如下（胡等，2004；張，2010）：

1. 經過專業知識和技術的訓練。

2. 是以人類為服務對象，促進及重建大眾健康為服務目的。

3. 是以護理學識與護理技術為專業之架構。

4. 從業人員具有專門職業及技術人員資格。依據護理人員法第1條「中華民國人民經護理人員考試及格，並依本法領有護理人員證書者，得充護理人員」；第7條「非領有護理師或護士證書者，不得使用護理師或護士名稱」。

5. 有專門之公會及學會作為從業人員的後盾。

6. 有自主能力使個案樂意接受其照護。

7. 遵守護理專業團體及政府訂定的倫理規範及法律之約束。

三、護　理

護理(nursing)係由拉丁文“nutricus”演繹而來，其原意是撫育、扶助、保護及照顧等含意。中文初譯為「看護」或「護病」；後因社會變遷，服務之範圍與對象不限於病人，故改譯為「護理」。韓德森(Henderson, 1964)認為：護理的獨特功能是在協助生病或健康的個人執行促進健康或恢復健康的活動，直到個人有足夠的能力、意願或知識為止。**護理是一經過深思熟慮而產生的行為(deliberate action)，是一助人的工作，它透過科學的知識和技術來滿足人們的健康需要，幫助個人達到最佳的健康狀態**。護理人員所提供的服務，包括：

1. 照顧和服務。

2. 提供照顧給無法自我照顧的人，如嬰兒、病人或殘障者，並幫助他使其恢復健康及自我照顧足夠之目標。

在南丁格爾(Nightingale) 1859 年印行的《護理手札》中認為「護理」是一種知識，有方法、規範，亦有一些「護理的基本法則」，如「健康法則」與「護理法則」，這些法則可用於健康的人或病人身上；其中亦強調應將護理看成是一種「藝術(art)」及使命(calling)。在「護理是一種藝術」的觀點

上，強調護理人員應運用實用的智慧，就所處之情境或改變未來的狀況及情境，設計出具創意的護理，或將此智慧應用於具有創意成果的照顧上。

從歷史的觀點綜論，「護理」可分為四方面：

1. 早期認為護理是護士在個案家中或醫院裡所提供的照顧，此照顧會因個案的臨床照顧而有所不同。目前護理的範圍則更擴及社區、學校及工廠等。

2. 護理是一項特殊的知識，這種知識包括：針對健康的人或病人提供良好護理的基本知識條件，以及有關護理法則及規範的知識。

3. 護理是特殊的藝術，也是護理人員必備的修養，因其使得護理人員具有提供他人有計畫且具建設性護理的能力。

4. 護理是一種工作、職業及專業，是以照護為導向(care-orientated)。

高(2006)在其探討有關 21 世紀台灣護理面對的挑戰一文中表示，護理專業發展與社會變遷是息息相關的，護理照顧方式與護理教育亦環環相扣，所謂真正專業的人，並非是一般基礎的就業人力，而是要符合時代潮流，能創造專業知識而且具備人本觀念的專業人才。其也語重心長的表示，醫療體系專業人員面對的職場環境與一般職業類別的從業人員有很大的不同，主要的關鍵差異是在於醫療專業人員必須嚴肅的面對人的生命健康問題，所以在其養成教育裡，首要的培育目標是培養具備對生命尊重的價值觀與高尚的職業倫理道德，以及主動關懷社會與志工服務的精神，唯有如此，才能使醫療專業從業人員更謹慎地面對別人的生命健康，也才能提供更專業、更溫馨與關懷的服務品質。劉(2007)指出，**護理將會更貼近病人與家屬的期待與需求，貼近病人需求就是專業**。

四、理念與專業

每個專業都有其特別的理論，其理念是專業發展的主要原動力，因其可以協助專業團體運用其自由度及自主力(freedom and autonomy)，認識該專業團體所具有的權利(power)，只有具有理念的專業才得以生存。具有理念之專業團體，能注意到社會價值觀與專業倫理，在具有專業的自主性及受肯定的社會地位下，當能使專業更趨成熟。護理理念也探討護理的本質、護病關係等議題(Fry, 1999)。

五、理念對護理的重要性

護理不只是職業，更是一種專業。護理既是一種專業，就有其特有的理念，以做為發展的原動力(Sperling, 2003)。護理人員的護理理念是對護理的信念，會影響護理人員自己和社會大眾對護理的看法。張(2006)指出，發展護理理念可以促進護理專業的發展，其重要性包括：

1. 提醒專業護理的信念體系。

2. 引導專業在護理教育、業務及研究上追求合乎倫理的目標。

3. 統轄護理業務之理論基礎的發展。

　　Leddy 和 Pepper (1989)認為理念包括知識、價值與存在等三部分，並與護理過程是有相關的（表5-1）。

1. 知識：護理人員在照護個案時，不論是在分析問題，或是擬定護理計畫，或是評值護理措施之有效性時，都是根據護理專業的知識與邏輯思考，再應用科學方法小心求證而得，這也是專業護理訓練的特質。

2. 價值：與價值相關的是倫理守則，每個專業都有其倫理規範，護理專業的倫理守則就是依據專業認定的價值擬定的，護理人員認同此價值，而將其落實於護理工作上。

3. 存在：**特別強調「人」**，例如護理人員如果相信「人有權維持其基本尊嚴」、「人皆有成長之潛力」，就會在執行護理時注意個案的基本權利，並鼓勵個案發展潛力以增加解決問題的能力（張，2006；陳，1994；顧，2001）。

表5-1　理念與護理過程之關聯性

理念的各部分	護理過程
知　識	基於邏輯的思考和科學的方法
價　值	以倫理守則為根據
存　在	強調護理人員及個案是發展有理論基礎的業務

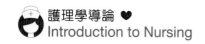

5-2　護理理念的演進

　　護理人員照護病人的理念及態度隨時代不同而有所轉變。貝維斯(Bevis, 1982)以時間為主軸，將護理專業所秉持的哲理分成四個階段：**苦行僧主義、浪漫主義、實用主義**與**具人文色彩的存在主義**。在每個階段都有其演進的背景因素和理念特質，且每個階段的理念特質對護理專業的影響甚大，也反映了當時社會的價值與態度。四階段理念之演進過程如圖5-1（張，2006；陳，1994；顧，2001；阮、胡，2011）。

一、苦行僧主義

　　苦行僧主義(Asceticism)**是由理想主義及柏拉圖式的信念衍生而來**，在南丁格爾時期之前就很盛行，在 1910~1920 年間，是人們從事護理的主要動機。此時期的護理人員，因受到基督教的影響，理想主義被解釋為每個物體都有更高、更完美的存在境界，認為**精神上的昇華才是人生最終及最重要的目標。**

　　南丁格爾時代，堅信護理人員在照護病人時，應犧牲自我的享受，24 小時不眠不休，不該想到自己的舒適、個人的需要或自我發展，要過著自我否定的生活方式，只有付出，不計代價，應該燃燒自己，照亮別人。因此當時護理人員一週工作 6.5 天，僅有半天休息。護理人員亦認為不該為自己爭取足夠的薪水、福利或改善工作環境，生活上要求簡樸，人間物質的追求是絕對被否定的。「**燃燒自己，照亮別人**」是這一時期護理人員典型的寫照。此結果使護理地位提升，護理人員的品德、學識、言行廣受眾人的尊重（張，2006；陳，1994；顧，2001）。

二、浪漫主義

　　浪漫主義(Romanticism)起源於現實主義(Realism)，興起於 18 世紀中葉至 19 世紀初期。當時歐洲深受文藝復興的影響，反對權威、傳統及古典的文藝思潮，期待能透過藝術、音樂、文學及建築等將浪漫色彩注入生活中，

並著重於感官經驗、浪漫的態度，以展現個人風采、追求美的人生。南丁格爾女士手持油燈的白衣天使形象，正反映了浪漫主義的看法（張，2006；陳，1994；顧，2001）。

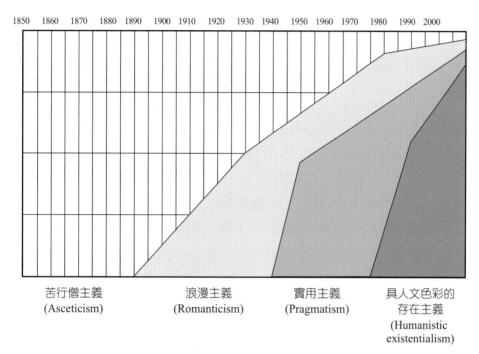

1850 1860 1870 1880 1890 1900 1910 1920 1930 1940 1950 1960 1970 1980 1990 2000

苦行僧主義
(Asceticism)

浪漫主義
(Romanticism)

實用主義
(Pragmatism)

具人文色彩的
存在主義
(Humanistic
existentialism)

圖5-1　影響護理理念演進的四個階段

資料來源：Bevis, E. O. (1982). *Curriculum building in nursing* (p.36). The C.V. Mosby.

　　這時護理人員認為依附醫師的指示做事是天經地義的，不應該有獨立性、自主性及果斷性的判斷行為，更不應該有自己的想法，並認為護理人員是**醫師的助手**。因此就有人以「**每一位成功醫師的背後，就有一位偉大的護理人員**」，代表此時期護理理念的特色。這些現象與女性的特質相似，也是導致護理專業與女性關係密切的原因之一。這種價值觀對護理課程安排的影響很大，當時課程安排完全依照醫學模式所設計，並不考慮實用效果。這種以醫師為主的想法，讓護理人員承受許多醫師期許的工作，卻忽略去思考工作的內容是否適合於照護病人，而使護理失去了專業的自我認識(professional identify)（張，2006；陳，1994；鈕，2004）。

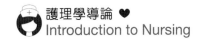
三、實用主義

實用主義(Pragmatism)來自於希臘文"pragmata"，其意思是行動、事務或企業，所強調的是相信人定勝天，相信所謂的真理是指能行得通的辦法。認為人是所有事物的衡量者，其價值判斷是以實際應用及應用後的結果為指標。換句話說，實用主義所推崇的價值觀，是關心一個行動、一個觀念、一個理論，及是否能經由實際應用而獲致相當的結果（張，2006；陳，1994；顧，2001）。

1939 年，第二次世界大戰爆發，大批傷患湧現。因為多數男性上戰場打仗，致使醫療院所男性人力減少，護理人員為求更有效率的解決醫院人力短缺與照顧大量病人的問題，而把護理推向實用主義，成為 1960~1970 年代的主流。此時由於註冊護士不足，只得辦理短期訓練課程或在職訓練，訓練非護理人員成為護理助理人員，並在註冊護士督導下從事簡單的病人照護工作（如餵食、換床單等），護理助理員(nurses' assistants, nursing aids)就在這種人力不足之狀況下應運而生（相當於現今的照顧服務員）（張，2006）。

這時期護理人員較不考慮個案的個別需要、病人的家庭、或病人是一個完整的個體。為了趕快把事情做完，護理工作是以診斷及疾病為中心，將部分護理人員組成一個團體，專門配合各科醫師的需要。病人在護理人員的眼中變成號碼的代表，護理課程設計強調的是「某某疾病的護理」，「**成組護理(team nursing)**」與「**功能性護理(functional nursing)**」應用而生。它**強調的是工作的分派、工作的效率，並以結果為重**，此亦促使臨床護理工作劃分的更為精細。

到 1950 年代中期，醫院開始注意到個案的護理需要，增加加護中心及復健病房來提供危急病人之護理照顧並協助病人恢復到最佳健康狀態，也大幅增加門診單位。對此改變，促使護理人員再度審視、省思以醫療為導向的護理結果，並把服務對象列為第一優先，逐漸為護理界帶來一種嶄新的護理理念（張，2006；陳，1994；顧，2001）。

四、具人文色彩的存在主義

　　人文主義源於傳統的希臘與拉丁文化，其基本信仰是相信人類的獨一性，及經由自己的努力可達到完美的境界。存在主義是第一次世界大戰時由丹麥哲學家索倫‧齊果克(Soren Kierkegaard)所提倡，第二次世界大戰後風行於美洲大陸。存在主義屬於一種整體性的哲學(holistic philosophy)，**強調人是一個整體、是一獨特的個體，具完整性與自主性**，科學雖能研究人的各個部分，但卻無法解釋或了解完整的個人。存在主義並認為**每個人都有思想、有意志力**，相信每個人的存在方式（生活的目標與內容）都能自行判斷及決定。且當人類在追求客觀的同時，不可避免掉人的主觀性，因此每個人所存在的時、空、地點均有其獨特的意義，這種意義不是別人所能決定的（張，2006；陳，1994；顧，2001）。

　　因為以往醫療常以生物醫學、身體導向、科學態度等為主，而具人文色彩的存在主義(Humanistic existentialism)重視每個人的獨特性和自我價值，並強調每個人均有思想、有選擇的能力，只有能承擔責任、面對現實，即使身陷病痛與絕望中，仍可藉由肯定自我價值、欣賞自己而實現人生的意義，很自然地與護理理念呼應。因此具人文色彩的存在主義在 1960 年代後開始對護理界產生影響力，1980 年代逐漸成為護理理念的主流，此後「人」變成所有護理活動的中心。護理開始**強調人的完整性及自主性，尊重病人的權益**，並考量病人的生理、心理、社會及心靈等層面的需要，**讓病人選擇適合自己的照護及治療方式，護理人員則運用獨立思考判斷的能力**，針對不同病人給予個別性的護理指導及措施，並**提供住院期間、出院後居家照護諮詢、返診及再入院的繼續服務**，真正擔負起照護病人的代言人(patients' advocate)，**全責護理(primary nursing)**即是在這種情況下產生。至此，護理病人的重點從疾病護理轉向重視病人個人生命意義的實現，也促使護理界更致力於護理專業知識與理念的研發，進而使護理人員能跳脫醫囑，運用自己的智慧、獨立思考，以服務每一個獨特的病人（張，2006；陳，1994；顧，2001）。

　　護理理念演進四階段之相關比較如圖5-2所示（張，2006；陳，1994；顧，2001；阮、胡，2011）。

苦行僧主義	浪漫主義	實用主義	具人文色彩的存在主義
由理想主義及柏拉圖式的信念衍生，受基督教影響	由現實主義發展而來，受文藝復興影響	源於第二次世界大戰，因應戰爭實際需求之增加	源於希臘與拉丁文化，在第二次世界大戰後風行於美洲大陸

理念特質

追求精神上的昇華，強調犧牲奉獻及自我否定的生活方式	崇尚自由、追求美學，強調服從權威，及依賴醫師和培育他的母校，聽命權威	· 關心行動、策略或概念經實際運用的結果，是否有效是一切的指標 · 不再完全依賴醫師，相信護理亦應負有責任	· 強調人是一獨特的個體，具完整性與自主性 · 尊重病人的權益

對護理影響

· 強調付出，不計報酬，抱獨身主義 · 違反人性追求幸福的本質	過度依賴醫師，缺乏獨立性及對專業的認同感	· 發展成組護理與功能性護理，強調工作效率 · 不以醫師或機構為主要考量，把病人列為第一優先	· 發展全責護理，以病人為中心 · 發揮護理獨特功能

圖5-2　護理理念演進四階段

5-3　我國護理理念的發展

　　中國醫學發展史最早可追溯自神農氏嚐百草，當時醫護不分家，醫者同時也需要照顧病人，因此在醫藥史書上找不到有關護理專業的記載。我國近代護理主要是在 19 世紀中葉隨著西醫傳入，加上早期護理師資及研究人才均送到國外培養，教科書亦多以外文教科書為範本，因此深受西方護理理念的影響（陳，1994）。但因國內外風俗民情不同，如產婦產後坐月子的習俗，而使外國的護理理念並非完全適用於台灣本土，國內不少學者有鑑於此，而致力於發展本土化的護理理念，其研究成果相當卓見。

　　Chen(1988)提出道家的護理模式。蔡等(1989)針對台灣地區在 1954~1984 年間，護理先進及護理教育家所發表的文章，分析護理價值觀之變遷。李等(2006)指出，台灣的護理專業因受西方文化發展之影響很深，且台灣護理學會自1922年加入國際護理協會(ICN)，推動國際護理學術交流極為頻繁，以致

台灣護理教育與行政制度之制定、執業標準與教育內容多與國際先進國家相仿。這些研究結果皆顯現，台灣 40 多年的護理價值觀變遷趨勢與歐美之護理理念有許多相似之處，只是時間上較歐美來的晚些（阮、胡，2011；施，2010；張，2006；陳，1994）。

早期

VS

近期

早期		近期
護理人員是以協助醫師診治為主	護理目標的演變	強調以病人為中心，提倡醫護平等、彼此屬於合作的關係，致力於護理品質與管理效益共存
認為護理人員應有犧牲奉獻、任勞任怨的精神，並具備同情心、體貼、慈愛、親切、熱忱、恭敬、小心謹慎的工作態度	護理人員工作精神的演變	護理人員更尊重自己的權益，主動宣傳自己專業的自覺，才能安於工作崗位
強調預防疾病、促進健康、減少痛苦，並使其早日恢復健康	對生命哲學看法的演變	強調生命是有極限的，護理應展現照顧與關懷(caring)，而非只是治療(curing)，協助人們適應內外在環境，並強調安寧療護，以協助及慰問瀕死患者及家屬面對人生之終點
強調以病人為中心的護理，並兼顧病人的個別性與完整性，同時考慮病人身、心、社會等各層面的需要	護理業務的執行方式與病人護理的演變	更強調病人的認知與靈性需要，重視護理指導功能及病人出院後的自我照顧能力，努力於將實證護理與護理人員能力進階制度結合，並致力於推廣社區衛生護理執業模式，建構「全人、全程、全家、全隊及全社區的關懷理念」
強調醫護關係，凡事依醫囑行事，而後逐漸注意到護理的獨特功能	護理人員與同事間關係的演變	護理人員除具多元性及多重性角色（如醫院管理者），更重視與其他醫療團隊成員的協調與聯繫，並認為與其他醫療團隊成員地位平等

圖5-3　我國護理理念的發展演變

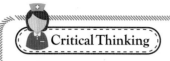

Critical Thinking

♥ 呂麗卿

護理照護模式

　　隨著社會及醫療環境改變，護理服務模式也不斷的演進，但是，沒有一個對的或是錯的護理模式，各有其優缺點。護理模式的選擇是要看當時的環境、照顧人力及要提供的照顧服務來決定。

　　我在一個有 40 床的內科病房工作，記得幾年前的一個過年後，我們單位有兩位護理人員離職，很久都應徵不到新人，導致病房人力嚴重不足。護理長為了解決人力問題，先聘請了兩位護理系二技的學生來上假日的班。雖然兩位學妹都有護理師執照，但是因為上班的時間一週只能安排 2 天，對病人狀況的了解有限，考慮到病人安全及工作效率，學妹上班的時候都是做 function 的工作，一位學妹負責給所有的藥物，另一位學妹則負責所有的鼻胃管、尿管護理和傷口換藥。他們只要把分配的工作做好，不需要對病人有全部的了解。

　　後來，我們單位終於來了兩位剛畢業的護理人員，醫院也從別的單位派兩位照顧服務員來支援。雖然增加了人力，但是因為他們都是新人，沒什麼工作經驗，護理長就安排我們作 team nursing。他將資深護理師、新進護理人員、照顧服務員分成兩個 team，資深護理師就是那個 team 的組長，負責整組病人的所有照護。因此，組長要先了解整組病人所需要的照護活動，然後再按照組員的能力分派工作，例如照顧服務員負責病人的基本照顧（翻身、洗澡、灌食、倒小便），新進護理人員負責測量生命徵象、發藥等。組長還要不斷的跟組員溝通協調及督導，以確保病人得到該有的照護服務。

　　一年後，兩位新進的護理人員都熟悉及適應病房的工作，這時我們的護理照護模式又回到了以前的全責護理模式。無論我們上什麼班別，護理長都會安排我們照顧同一組病人，提供規劃他們從入院到出院的所有一切需要的護理照護。我們是病人的主護護理人員，對於病人的狀況需要更全面深入了解，以能提供符合他們個別性需要的照顧。

5-4　護理的價值觀與信念

　　每個人都有一套自己的價值觀(value)。這些價值觀可能來自於對自己父母或老師行為與態度之觀察，以及與社會環境互動或受到文化及宗教之影響，將其融入於個人的生活中。個人價值觀亦常反映在個人的經驗與智力方面。護理人員的價值觀則影響其從事護理工作之實務及與病人及醫療團隊成員之互動。顧(2001)整理西方社會的社會、個人及專業價值，提供護理人員找尋個人、專業及社會價值之參考，見表5-3。

　　信念(beliefs)是經由判斷後被接受的理念。信念可能包含價值。舉例來說，一般人認為護理人員照顧病人時應該讓病人有自我決定的機會，這就顯示了護理人員與病人間互動關係的存在方式，這種類型有時被稱為價值判斷。顧(2001)從護理人員的角度，描述護理信念如下：

1. 護理是一種專業。
2. **護理是一門藝術也是一門科學。**
3. 護理是健康照護。
4. 護理是一種對個人、家庭、團體及社會的直接服務。
5. 護理是一種助人的專業。
6. 護理要對社會負責。
7. 從護理人員所負的責任可以說明什麼是護理。
8. 護理人員相信人是身體、心理、社會、文化及精神的複合體。
9. 護理人員相信健康是個人的責任。
10. 護理人員相信每個人是一個有生命、獨特及完整的個體。
11. 人是繼續不斷與其周圍環境互動，在互動過程中以維持個體的平衡。
12. 每個人都有權利接受最好的醫療照顧。
13. 從事護理實務工作必須有其理論基礎。
14. 護理目標是促進「人」的適應力、促進並維持及恢復健康、提升生活品質與死亡尊嚴。

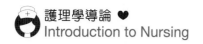

表5-3　社會、個人及專業價值

社會價值	個人價值	專業價值
人性生活	家庭的結合	提供照護
個人權利	自我價值	誠實
個人的自主	別人的價值	對人的尊敬
自由	獨立	隱私權
民主	宗教	知情同意
公平機會	誠實	自我決定／病人的自主權
權利	公平	維護病人的福祉
健康	愛	對行為能負責解說
財富	幽默感	有能力
年輕	安全	參與研究
有活力	寧靜	促進健康
有智力	經濟上的安全感	維持健康
幻想	物質	恢復健康
教育	金錢	減輕疼痛
科技	個人私有財產	
順從	別人的財產	
友誼	休閒時間	
勇敢	工作	
憐憫	旅行	
家庭	植物	
	動物	
	身體的活動	
	智力的活動	
	藝術的活動	
	整潔	

資料來源：Kogier, B., Erb, G., & Bufalino, P. (1989). *Introduction to nursing*. Addison-Wesley.

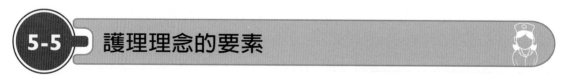

5-5　護理理念的要素

　　護理理念的四個要素是：人、環境、健康與護理。Leddy 和 Pepper (1989)界定護理理念是「專業護理人員在智力及情意上的努力結果」，它包括：(1)了解人與環境之間的主要關係；(2)研究護理作為一門科學學科；(3)價

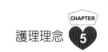

值觀的統合；(4)將人、環境、健康與護理過程，連貫成一套人的信念系統。下列分別描述此四要素：

一、人

人(human being)是一個開放的系統，持續不斷的與周圍環境互動。每個人在各個生長發育過程中均有不同的需求。人有能力去了解、思考、選擇、學習、判斷及調適。

1. 紐曼系統模式(Neuman Systems Model)認為「人／個案」是由生理、心理、社會、文化發展與靈性等五種互動的成分組成；人是開放系統，可與環境互動，並主動去適應環境。

2. 歐倫自我照顧缺失理論(Orem's Self-care Deficit Theory)認為，「人」是具有基本能力之生物體，由生理、心理、發展及社會層面組成；在成長過程中，各項成長因素均會影響其自我照顧需求。

3. 羅伊護理適應模式(Roy's Adaptation Model)提及，人是生理、心理及社會的複合體，個人的適應是建立在與他人之互動過程中。

二、環　境

環境(environment)亦可引伸為社會(society)。社會係由個人、家庭、團體及社區等組成，人在內在與外在環境中，持續不斷的進行互動及能量交換。環境受人類的影響，而人也受環境所左右。

1. 紐曼系統模式認為，環境是界定在個案周圍之內在與外在因素；個案可以影響環境的因素，或受環境因素之影響。

2. 歐倫自我照顧缺失理論中認為，人與環境形成一種統合性系統，人會利用各種技巧控制環境以迎合個人的需要。

3. 羅伊護理適應模式中指出，環境指圍繞在個體或群體周圍，以及影響個體或群體發展與行為表現之內在刺激、狀況、情境或影響因素，而人不斷的與變遷之環境互動。

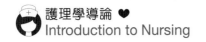
三、健　康

　　健康(health)是一種動力狀態。人與環境互動會影響其生理、心理及社會等三方面之健康狀態。每個人均有維持生命、健康及幸福之能力。以往健康常被指為「沒有身體疾病或痛」的狀態，或形容為「心理和靈性的健全完整」。

1. 聯合國世界衛生組織(WHO)對健康的定義為「**是一種生理、心理和社會層面的完全安寧美好狀態，而且不僅是沒有疾病或虛弱現象**」。世界衛生組織強調健康是一個人包括身、心、社會的良好狀態，不單只是沒有疾病或缺陷。假如健康是一種完整或健全的狀態，則人類的生長、發展必然與人的結構、功能發生關係。人的生長和發展會隨著時間而改變，在某一特定時間，一個人會表現出他個體發展階段所具有的特殊結構與功能。健康是一種生活方式，同時與個人過去生活經驗及與社會文化之脈動息息相關(Pender, 1987)。

2. 紐曼系統模式認為**健康是一種連續性的狀態，也是個案最佳的穩定狀態**。個人一生中的健康狀態在正常的範圍內變動，這種改變取決於個案的基本結構及環境中壓力源的因應情況而定。

3. 歐倫自我照顧缺失理論認為健康是一個完整狀態，或是一個人的統整；強調身體、心理、人與人之間及社會層面的健康，一個人若是沒有能力照顧自己，就是自我照顧能力缺失。

4. 羅伊護理適應模式認為健康是一種適應，健康是一個人能夠達到統合及完整的狀態，強調健康是自己的責任。

四、護　理

　　護理(nursing)是一種專業(profession)、一種學科(discipline)、一種科學(science)，亦是一種藝術(arts)。護理主要的服務對象是人，所以護理是一門以人的健康為主要價值觀的科學，兼具藝術的學科。其主要目的在協助個人、家庭、團體及社會充分發揮健康，滿足其需求，並得到最好的照顧(Conner, 1994)。

1. 南丁格爾(Nightingale, 1820~1910)認為護理是一種使病人置身於最自然而良好狀態下的活動，並**強調護理是藝術與科學的結合**。

2. **韓德森**(Henderson, 1897~1996)**則指出護理人員的獨特功能**在協助健康或患病的人，實行有利於健康、健康的恢復或安詳的死亡等活動。就護理人員而言，要確保個案之健康，就應確認個體在某一階段的發展情形，並致力於維持個體構造及功能之完整性。

3. **歐倫**(Orem, 1914~2007)**自我照顧缺失理論**中提及，護理是一特別**考量人們自我照顧需求的助人服務**。護理人員在協助自我照顧有缺失的人，盡可能使他們做到自我照顧。歐倫認為護理系統可分為三個部分，即完全代償性護理、部分代償性護理、支援教育性護理。

4. **紐曼**(Neuman, 1924)系統模式認為護理是準確的評估環境壓力之影響後，以保持護理對象的穩定與最佳狀態。護理人員經由三個層次的預防護理活動，以協助個案達到或維持其安寧狀態。

5. **羅伊**(Roy, 1939~)**的護理適應模式**中，其護理目標主要在促進病人適應生理功能、自我概念、角色功能及相互依賴等四種模式。

5-6 護理理念與教育目標

一、各學制的護理理念

1985年護理界曾邀集各護理學校教師，討論各級護理教育學制的護理理念，分述如下（顧，2001）：

(一) 大學護理

護理是一種藝術及科學的專業。我們相信專業性護理是能運用專業知識及護理過程，本著護理倫理與道德，協助個人、家庭、團體及社區恢復、維持與增進身體、心理、社會三方面的健康；同時能與健康小組中其他成員協調合作，發揮其獨立性與非獨立性功能；並需配合各種社會變遷，隨時探討專業的角色與功能，加以修正與發展，以促使全民獲得最佳的健康照顧。在護理小組中，專業護理人員具有領導能力，能運用研究的概念與結果，主動發現與解決問題，以提升護理品質。

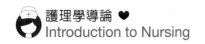
（二）專科護理

護理是一助人的專業，護理人員運用其護理技能與知識，協助病人或健康者實行促進健康或恢復健康的活動，護理人員能協助病人實施醫療計畫，並且能夠勝任護理小組組員職責。

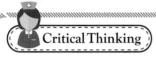

Critical Thinking

　　2016年，台灣增設學士後護理學系，招收有意投入護理職場者，僅需修習護理專業及實習課程，有人質疑2~3年的修業年限有辦法將護理學好嗎？但學士後護理學系的設立或許可舒緩已迫在眉睫的護理人力短缺問題。你的想法是？

二、教育目標

　　台灣護理教育層次多且複雜，在歷經護理學校改制、提升後，當前我國護理養成教育體系可分為兩大層次：一是包括二技、四技與大學四年制的護理學系；另一則是五專的護理科。依據「護理人員法」規定，不論是護理學系或專科的畢業生，均可報考護理師執照，未來投入臨床服務，工作內涵也相同。故各校在規劃各級護理教育目標上，都期許培育的護理畢業生，在投入臨床服務後，不論在專業技能、專業倫理與服務態度上，都要能符合社會期待與信賴。

　　台灣護理學系（科）評鑑規劃小組研擬護理畢業生所應具備的基本專業核心素養，並作為各院校護理學系（科）教育目標之參考，也成為培育我國基礎護理人員的專業能力與專業態度之目標。就護理系（科）學生而言，應具備八項「**專業核心素養**」包括：**批判性思考能力**(critical thinking and reasoning)、**一般臨床護理技能**(general clinical skills)、**基礎生物醫學科學**(basic biomedical science)、**溝通與合作**(communication and team work capability)、**關愛**(caring)、**倫理素養**(ethics)、**克盡職責性**(accountability)、**終身學習**(lifelong learning)。唯有落實上述護理教育的核心理念，護理學系（科）才能培育「稱職」，而能被病人或民眾與其家屬所「信任」的護理人員。

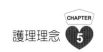
　　護理教育藉由經過設計的學習環境、嚴謹的課程設計及具體的學習評值，達成教育目標。學生應能：

1. 具備專業理念，能遵守護理倫理與道德的規範。

2. 具備專業知識與技能，能發揮專業的功能，將理論與實務密切配合。

3. 深入了解個體具有獨特性，為生理、心理、社會、靈性與發展等各層面的綜合體，並將此概念應用於護理專業上，**關懷生命**。

4. 能運用護理及相關理論的概念，透過護理過程來發現及解決個人、家庭、團體、社區的問題，並提供適當的照顧。

5. 能應用溝通理論與建立良好人際關係的技巧，增強**與團隊溝通合作的能力**。

6. 對自我了解(self-awareness)與組織承諾(professional commitment)有深入認識，並願意將護理視為終身事業(lifelong career)。

7. 具有批判性思維、能獨立判斷，並具備解決問題的能力。

8. 運用教學理論與方法，發揮護理教學的功能。

9. 具有生涯規劃、自我成長與終身學習的能力。

10. **具備獨立自主及創新的思考能力**。

11. 應用研究結果來提高護理品質。

12. 加入護理專業團體，主動參與護理專業團體之各項活動，以促進專業的發展。

13. 能與專業護理人員討論護理現況與趨勢。

結　語

　　護理理念與個人護理的價值觀、信念、專業的態度，及做事的表現是息息相關的。了解護理理念更能深入探索真理，包括對人的本質、價值及知識的探索，可作為價值判斷的依據，並協助護理人員調適人與環境之關係。護理人員應了解，當社會文化演變及時代背景改變時，均會影響護理理念，而對護理界影響較大的四個信念：苦行僧主義、浪漫主義、實用主義與具人文色彩的存在主義，至今仍影響著護理界。護理理念是護理人員基於所受的教育及個人生活歷練所逐漸形成的，學生及護理從業人員若能思考護理的本質、護理的價值體系、護理專業的科學基礎，將有助於形成護理理念。

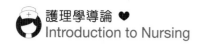

心靈小語　♥屈蓮

家庭教育的重要性

在忙碌的日子裡，快速的生活腳步，常使人的心因忙而盲，忘了個人的基本價值和應有的責任。每天的電視中充滿了許多年輕人一失足成千古恨的新聞，令人感到非常惋惜。深究每個事件的背後都或多或少牽涉到原生家庭的影響。筆者在翻譯英國南丁格爾博物館中所珍藏百年前的南丁格爾傳時，對於家庭教育造就南丁格爾女士之成就留有深入之印象，以下分享一段原著的翻譯：

「在南丁格爾以後的世代，人們常對他所表現的專業精神和科學態度留下深刻的印象。在當時世代中，南丁格爾的表現不僅超過了那一個世代的女性，甚至也超過了男性，其卓越實根植於家庭教育。

南丁格爾的啟蒙老師為其父親，他本身是一位深具教養並受過良好教育的紳士，對於當時社會抱持超一般的想法與眼光。他也用同樣的方法與標準來教育他的兩個女兒，南丁格爾除了修習音樂、英語文法、作文、語言外，還被要求修習拉丁文、希臘文、數學及歷史。年僅 16 歲她們已與父親一同朗讀荷馬古詩。即便父親要求嚴格，但南丁格爾毫無怨言，反而是勤勞的學習，有時她會在早晨四點便起床預備一天的功課。

1840 年，在父親寄給姊姊的信中便提到南丁格爾正認真地研讀數學，就像她過去研究其他事物一樣地專心與投入，父親對她們的嚴格家庭教育為南丁格爾日後的貢獻奠下深厚的基礎。例如在拉丁文上之訓練，對南丁格爾後來工作便產生了實用價值。

在南丁格爾所保存的一些父親的手稿中，包含了對當時的英國與其他國家的政治情勢分析摘要資料，這顯示父親對其女兒的訓練是何等廣闊，而南丁格爾自己的筆記內容中也顯示在其十幾歲的少女歲月中，她已熟讀並熟悉拉丁文與希臘文及其相關文化。她會分析，她也會翻譯，她也研讀羅馬、德國、義大利及土耳其歷史，她也同時透過記錄來分析人類之心理。除了研讀外，她父親更鼓勵女兒將研讀心得作成筆記與養成寫作的習慣，這種訓練模式其實是大學論文訓練方法之一，它除了注重在知識的吸收外，更強化了思想的訓練，這是南丁格爾先生給予其女兒一生中最大的影響，而使得南丁格爾擁有與一般人不同的一生。」

家庭是上帝給予每個人最佳的禮物，及最貼心照顧人類需求的地方，但是當這項禮物與最安全的地方被破壞以後，人類的社會便面對層出不窮的問題，這也是一種脫序的現象，當政府與社會花了大把預算在維持治安，許多父母拼命地在奮鬥與努力發展時，若能多留心家庭的重要與功能，對下一代的造福何止千萬。人若賺了全世界，但賠上自己的性命，有何益處呢？

參考資料　References

李選、黃正宜(2006)．國際護理專業之近代發展趨勢．*護理雜誌，53*(3)，21-26。

阮玉梅、胡月娟(2011)．護理理念．於蘇麗智等合著，*最新護理學導論*（六版，139-158頁）．華杏。

施富金(2010)．護理理念．於盧美秀總校閱，*護理學導論*（二版，121-174頁）．新文京。

胡秀媛等(2004)．*護理專業問題研討*．新文京。

高靖秋(2006)．21世紀台灣護理面對的挑戰．*榮總護理，23*(2)，205-211。

張芙美(2014)．*新編護理專業問題研討*（十版）．匯華。

張媚(2006)．護理理念．於陳月枝等著，*護理學導論*（四版，33-49頁）．偉華。

許麗齡(2001)．護理行為之原動力－護理理念．*護理雜誌，48*(5)，69-73。

陳月枝(1994)．護理理念．於陳心耕等著，*護理學導論*（22-29頁）．空中大學。

陳月枝、張媚、林明珍、吳麗芬、李選、蔡閨閨…徐曼瑩(2012)．*當代護理學導論*．華杏。

陳淑齡(2006)．護理理念．於沈宴姿等著，*護理學導論*（二版，119-144頁）．永大。

傅佩榮(2011)．*一本就通：西方哲學史*．聯經。

曾雯琦、蔣欣欣(1992)．論我國護理專業之現況．*護理雜誌，39*(1)，139-147。

鈕則誠(1992)．護理學、科學與哲學－護理哲學新詮．*國立台北護專學報，9*，125-142。

鈕則誠(1994)．護理學哲學：護理學的科學哲學探討．*國立台北護專學報，11*，51-66。

鈕則誠(2004)·*護理生命教育－關懷取向*·揚智。

廖榮利(1976)·助人專業的專業精神·*護理雜誌，23*(2)，49-55。

劉宜芳(2007)·溫暖專業－護理專業形象的過去與現在·*志為護理－慈濟護理雜誌，6*(5)，28-33。

蔡寶鳳、江東亮、餘玉眉(1989)·台灣地區護理價值觀的變遷·*公共衛生，16*(2)，138-148。

魏琦芳(2005)·護理哲理·於楊慕慈總校閱，*實用護理學導論（三版）*·華格那。

羅美芳、蕭淑貞(1998)·南丁格爾對中國現代護理專業發展之影響·*楓城研發報導，8*，30-32。

蘇家嫻(2004)·兒童醫院護理理念與宗旨，*中國醫訊，10*，8-9。

顧乃平(2001)·護理哲理·於顧乃平等著，*護理專業導論（二版）*（1-87頁）·匯華。

Bevis, E. O. (1982). *Curriculum building in nursing*. Mosby.

Chen, Y. C. (1988). *A taoist model for human caring: The lived experiences and caring needs of mothers with children suffering from cancer in Taiwan*. Ph.D. Dissertation, University of Colorado, U.S.A.

Conner, B. T. (1994). Merging nursing philosophy with CQI. *Nursing Management, 25*(3), 69-70.

Fry, S.T. (1999). The philosophy of nursing. *Scholary Inquiry for Nursing Practice: An International Journal, 13*, (1), 5-15.

Henderson, V. (1964). The nature of nursing. *American Journal of Nursing, 64*(8), 62-68.

Kogier, B., Erb, G., & Bufalino, P. (1989). *Introduction to nursing*. Addison-Wesley.

Leddy, S., & Pepper, J. M. (1989). *Conceptual bases of professional nursing* (2nd ed.). Lippincott.

Pender, N. J. (1987). *Health promotion in nursing practice* (2nd ed.). Appleton & Large.

Scott , P. A. (2002). Practical nursing philosophy: The universal ethical code. *Journal of Medical Ethics, 28*(2), 132.

Smalley, J. (2005). What's your nursing philosophy? *Nursing Management, 36*(12), 59.

Sperling, H. (2003). My personal nursing philosophy. *The Florida Nurse, 51*(1), 8.

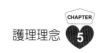

腦力激盪

Review Activities

( ) 1. 護理是專業，下列哪一項不是專業的特點？(A)專業就是職業，因為兩者的工作內容相同　(B)專業的任務必須配合時代需要　(C)專業有正式的訓練制度　(D)專業善於應用理論知識，有解決問題的能力

( ) 2. 某病房護理師工作目標在滿足病人自我照護需求，協助生病的病人重獲正常的健康狀態。這屬那位護理理論家所提出？(A)紐曼(Neuman)　(B)羅伊(Roy)　(C)歐倫(Orem)　(D)羅傑茲(Rogers)

( ) 3. 以目前台灣護理專業的發展，是屬於何種形式的護理？(A)浪漫主義　(B)苦行僧主義　(C)具人文色彩的存在主義　(D)實用主義

( ) 4. 強調護理人員應秉持「燃燒自己、照亮別人」的護理理念是：(A)苦行僧主義　(B)浪漫主義　(C)實用主義　(D)存在主義

( ) 5. 醫院中成立傷口護理小組專職傷口照顧，此理念是受護理理念演進的哪個階段所影響？(A)苦行僧主義　(B)浪漫主義　(C)實用主義　(D)具人文色彩的存在主義

( ) 6. 哪位學者的護理理論認為「護理考量人們自我照顧的能力，應盡量協助個案自我照顧」？(A)韓德森　(B)歐倫　(C)羅伊　(D)紐曼

( ) 7. 哪位學者的護理理論認為「護理是準確的評估環境壓力之影響後，以保持護理對象的穩定與最佳狀態」？(A)韓德遜　(B)歐倫　(C)羅伊　(D)紐曼

( ) 8. 護理照護模式中，「以病人為中心，照顧的計畫、執行和評值都有連續性；且護理人員有其獨立自主的判斷力，會選擇適合病人的護理措施」。上述護理模式是：(A)功能性護理　(B)全責護理　(C)成組護理　(D)常規護理

( ) 9. 有關護理專業特性之敘述，下列何者錯誤？(A)運用護理過程解決病人的健康問題是屬於「相互依賴功能」　(B)「人、環境、健康、護理」是護理專業的核心構面　(C)重視人為「身、心、靈、社會」的複合體　(D)護理所強調的理念是 "care"，而不是 "cure"

( ) 10. 護理理念的範疇涵蓋哪四種要素？(A)人、疾病、護理、環境　(B)疾病、健康、護理、環境　(C)病人、疾病、健康、護理　(D)人、環境、健康、護理

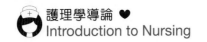
( ) 11. 有關全責護理之敘述，下列何者錯誤？(A)整體性、連續性護理照護　(B)護理師能發揮獨立功能　(C)提供住院期間、出院後居家照護諮詢、返診及再入院的繼續服務　(D)處理病人事務決定權仍為護理長或小組長

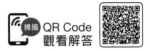
掃描 QR Code
觀看解答

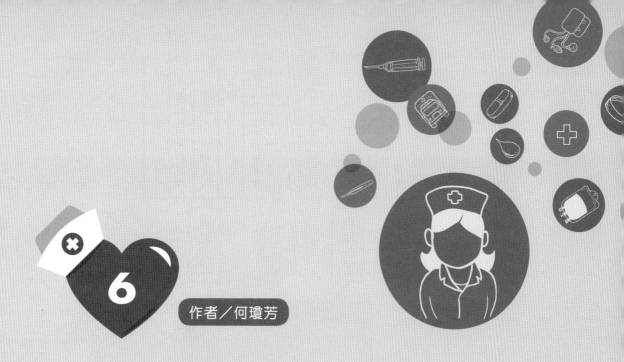

6 護理歷史

作者／何瓊芳

名人語錄

一個人早死並不可悲，可悲的是一個人活著卻不做有意義的事情，醫療改革是我人生最後的一場戰爭，是我的生命，只要我一息尚存，就會堅定的走下去。

—— 南丁格爾

台灣護理專業發展

護理教育
- 高職
- 專科
- 大學
- 研究所
  - 碩士
  - 博士

護理實務
- 看護婦養成所 ● 1827
- 各縣市公會 ● 1987
- 居家護理 ● 1988
- 護理機構設置標準 ● 1993
- 安寧居家療護 ● 1996

臨床專業能力進階
- 一般病人照護 ● N1 — 讀書報告
- +重症病人照護 ● N2 — 案例分析
- +團體護理指導 ● N3
- +新進人員及護生教學 — 個案報告
- +單位問題專案處理
- +護理行政業務 ● N4 — 護理專案
- +護理研究調查設計

護理行政
- 台灣護理學會
  - 1960→1961→2002
  - 2013停辦 ┐
    - 專科 ● 護理師
    - 高職 ● 護士 ┘ 1961
  - 國家考試
  - 1991 ● 護理人員法
  - 1992 ● 基層護理人員臨床專業能力進階制度
  - 1994→2006 ● 護理倫理規範

林玫君製作

自有人類以來就有護理，照顧家人、撫育嬰孩是人類天性，甚至遠古人類在與大自然抗爭過程中，可能發現樹皮、沙土等燒烤後可減輕疼痛，因此產生熱敷療法。古代護理受宗教的影響很大，多由宗教團體提供護理服務。隨著文明進步發展，護理亦不斷發展，護理基礎是建立於關懷及尊重人之健康需求而產生，目的在促進個體身、心、社會之最大健康。由早期的護理黑暗時代到現今護理已慢慢走上獨立專業發展階段，藉由了解過去前人所遺留下之歷史資產，有助於個人規劃及發展未來護理工作生涯時能更加踏實。本章分別針對中國及西洋護理發展史逐一介紹。

 中國古代的醫學與護理

　　醫護同源，古代中國醫護史家眾多，如扁鵲、張仲景、華佗等，本節將其生平事蹟及著作論述如表6-1。

表6-1　古代中國醫護史家之論述

醫護史家	論　　述
戰國名醫扁鵲 （西元前407~310年）	1. 被稱為「醫學始祖」，是史書中第一個有正式傳記的古代名醫 2. 開創中醫「切脈、望色、聽聲、辨形」觀察病情的診斷法，且善於運用針灸、按摩、熨貼、砭石、手術和湯藥等多種方法 3. 被公認為中醫脈學的祖師爺
東漢名醫張仲景 （西元150~219年）	1. 著《傷寒論》和《金匱要略》，系統分析傷寒原因、症狀、發展階段及治療法，奠定了理、法、方、藥的理論基礎，尤其對病人的服藥護理論述十分具體，如服桂枝湯方後，要「啜稀粥一升餘，以助藥力」，同時需臥床蓋被，使病人微汗為宜 2. 後人尊稱為「醫中之聖」、「方中之祖」
後漢名醫華佗 （西元145~208年）	1. 以發明酒服麻沸散的麻醉術著名，後世稱為「外科始祖」 2. 創編模仿虎、鹿、猿、熊、鳥五種動物姿態的「五禽戲」，使全身肌肉和關節都能得到舒展，開創了中國及世界保健體操的先例
皇甫謐 （西元215~282年）	1. 著有《針灸甲乙經》，共十卷，128篇，是我國現存最早的一部理論與實務並重的中醫書典 2. 被稱做「中醫針灸學之祖」

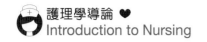

表6-1　古代中國醫護史家之論述（續）

醫護史家	論　　　述
唐代醫學家孫思邈（西元581~682年）	1. 著有《備急千金藥方》及《千金翼方》二書 2. 首創蔥管導尿法導出尿液，是世界上最早的導尿方式
明代醫學家李時珍（西元1518~1593年）	所著《本草綱目》，至今仍是中西醫結合護理重要文獻

 6-2 西洋早期醫學與護理發展史

一、紀元前後期

遠古時代，人們認為疾病都是由一些超自然的因素所引起，萬物皆有靈，好靈會帶來喜悅，惡靈則會引起疾病或死亡。當生病時，通常尋求巫醫做法使惡靈離開身體，運用瀉劑、嘔吐劑、冷熱物質等治療疾病，並由家人提供照顧，此種關懷之本質一直持續至今。

古代猶太人認為災難或疾病都是上帝的處罰，當生病時，他們依賴信仰來重建健康，為了預防疾病傳播，他們焚燒病人受感染衣物，並清掃住家環境。在聖經、塔木德經（猶太教的法典）或其他古代經文中都提到照顧病人的事蹟，如在紀元前，印度及巴比倫尼亞(Babylonia)都設置有病人照顧中心(Rosdahl & Kowalski, 2007)。

古代埃及文明也記載到護理之過程，包括給與破傷風患者餵食及換藥過程。西元前 500 年前，希臘文明認為疾病是由惡魔或妖精所引起，因此，聖殿成為休養及重建健康最適當場所，其中甚至設置有溫泉水療、礦泉池、健身房、治療及諮詢室等，而女祭司即為當時的照顧者角色。西元前 460 年，希臘醫學家**希波克拉提斯(Hippocrates)**提出反對疾病超自然說法，運用身體評估、觀察及記錄個案變化作為照顧病人之基礎，提出以病人為中心之照護，為最早提出有系統及完整照護的人，因此也被號稱為**醫學之父(the Father of Medicine)**。

德國的護理受宗教影響相當深遠，尤其對於貧病、鰥寡及孩童之照護方面，當時羅馬大祭司委由執事或女執事協助教堂訪視患病婦女。第一位女執事 Phoebe，在大約西元 60 年時即從事護理工作，她也是已知的第一位家庭訪視護士。羅馬婦女聖法比奧拉(Saint Fabiola)在西元 390 年時，建造世界上第一家醫院。聖瑪思樂(Saint Marcella)則把自己漂亮的家改建為修道院，並在此教授護理技巧，被視為是史上第一位護理教育家。聖保拉(Santa Paula)則建立一間旅店及醫院，照顧要往耶路撒冷(Jerusalem)朝聖的修行者，被認為是教導「護理是一種藝術哲理而非僅是服務」的第一人。聖海倫娜(Saint Helena)是羅馬康士坦丁大帝(Emperor Constantine)的母親，她則建立了第一間政府設置的老人照顧機構。

當文明越來越進步時，教堂或神殿成為醫療照護的中心，人們認為疾病是因為自己做錯事或上帝不高興所引起的，牧師也就成了當時醫師的角色，而護理人員則協助牧師執行僕役般的工作。當基督教開始發展時，護理也開始有正式且明確的角色，在愛和關懷的引領下，第一個訪視病人的機構是女執事組織，之後修女或修士也開始以宗教悲天憫人、施恩的人道主義精神照護貧苦個案或患者，當時多是由一些貴族婦女或虔誠之女執事抱著為主犧牲奉獻之精神參與照顧工作，但她們均未受過專業照護訓練，因此應用科學專業技術之能力是有限的。總而言之，15 世紀以前的護理只能以一種勞務的方式存在，處於家庭護理、經驗護理階段，雖然並沒有護理之名詞存在，但已經漸漸形成一種組織。

二、中世紀(Middle Age, 500~1500 A.D.)

由西羅馬帝國滅亡開始直到東羅馬帝國滅亡之間的一千年為歐洲的中世紀，此時期的護理主要受到宗教及軍隊之影響。因基督教教義影響，認為裸露身體是不潔之行為而影響個人衛生習慣，加上環境衛生條件差，因此天花、傷寒、黃熱病等傳染病大流行。在西元 540 年時，黑死病估計造成1億人以上傷亡，800 年之後又造成約 6 千萬人口傷亡。當時病人多在家中由家人照顧，或主要由舊羅馬教會修道院提供護理服務，照顧貧苦個案，故此期又稱為修道院派護理，**第一個護理團體是聖奧古斯丁姊妹會(Augustinian Sisters)**。

在中世紀後半期時，基督教與回教爆發聖戰爭奪聖地耶路撒冷，宗教戰爭長達200 年之久(1096~1291A.D.)。長期戰爭造成死傷無數，也因為十字軍東征加速傳染病傳播，因而創立許多軍事醫院或教會醫院，促使軍護社團紛紛設立。當時北歐許多女修道院紛紛關閉，耶路撒冷只剩下聖約翰醫院的一支軍事修道院組織－聖約翰騎士團(Knights Hospitaller)，提供多數的護理照顧，因為同時要捍衛醫院，並要照顧病人，因此男性也開始投入護理工作，使護理服務開始具有組織化，並產生階級制度。

三、文藝復興時期(Renaissance, 1500~1700 A.D.)

Renaissance 源自於法文，有再生、重生的意思。此時期科學及藝術興盛，由義大利興起之文藝復興運動傳至歐洲，護理技巧也開始發展，尤其在公共衛生上更有許多進步。1633 年時，**聖文森保羅(St. Vincent de Paul)在巴黎成立慈善姊妹會(Sisters of Charity)**，訪視居家病人，並聘請樂加斯小姐(Mademoiselle Le Gras)為督導，由女教徒照顧貧民、病人、孤兒及臨終者，使護理開始走上獨立執業的新里程，也是**公共衛生護理家庭訪視之開始**。但文藝復興末期後，宗教逐漸退出護理工作，使護理開始進入黑暗期。

四、護理黑暗期(A Dark Period for Nursing, 1700~1860 A.D.)

16世紀宗教改革前，醫院主要由羅馬天主教所建立。1517 年，德國主教馬丁路德(Martin Luther, 1483~1546 A.D.)自組路德新教，宗教革命持續 30 年的結果使新舊教派互相殘殺，修道院被毀、修女團解散，原由女執事、教友及基督教婦女等宗教組織所提供的護理服務也就越來越少，但護理需求仍存在，促使許多新醫院紛紛建立，使護理由宗教時代轉為獨立執業時代。但隨即因環境衛生不良，反而成為疾病或流行病來源。

在失去宗教組識的支持後，護理頓時失去社會認同及地位，加上當時護理工作因工作時間長（12~48小時）、薪資少及地位低，主要工作包括拖地、洗衣等家務，且執業者均未受過專業訓練，因此多數婦女均不願投身護理工作，而由一些社會階層較低之無業遊民、妓女或罪犯所取代。當時護理聲譽相當差，護理工作被視為一種非技術性的工作，使護理進入300年的黑暗時代，這段時期大約由 17 世紀末一直持續到 19 世紀中期。

　　美國第一個公立護理機構是在 1803 年由耶米特斯堡(Emmitsburg)慈善姊妹會所建立，提供居家及機構護理。第二個則為 1823 年在巴爾的摩(Baltimore)所成立之醫院護理。新教護理團體最早是在 1845 年成立，並開始由費城護理協會(Nurse Society of Philadelphia)訪視貧苦病人。

　　1820 年時，全美國已有紐約醫院(New York Hospital)、賓夕法尼亞醫院(Pennsylvania Hospital)及麻薩諸塞醫院(Massachusetts Hospital) (Nelson, 1997)。

五、現代護理萌芽（19世紀後～）

　　泰德爾‧弗利德納(Theodor Fliedner, 1800~1864)是德國杜塞爾多夫市(Düsseldorf)附近的凱撒斯畏斯鎮(Kaiserswerth)的路德教派牧師，為改善監獄醫院照護品質，開始培訓護理人才。1822 年時，他在凱撒斯畏斯設立一收容所，專門收容剛釋放的女囚犯及一些貧苦病人。1836 年因病人越來越多，弗利德納開辦了一所小醫院，並成立凱撒斯畏斯護理學校(Kaiserswerth School for Nursing)，為史上第一所有制度的護理學校，並組織女執事會，也聘請第一位女執事格特魯德‧瑞哈特(Gertrude Reichardt)參與護理工作。1850 年及1851 年時，南丁格爾也曾到此學習，此後即下定決心獻身護理事業。1864 年，弗利德納牧師去世，共計開設女執事院所 32 所，培訓護理人才近 1,600 人，弗利德納夫人繼承其遺志，繼續訓練護理人才，並著有《護士教育記錄》一書，成為最早的護理教科書。

　　英國第一批正式訓練護士是在 1840 年由倫敦新教慈善姊妹會的伊莉莎白菲拉爾(Elizabeth Fry, 1740~1845)所訓練。他於 1840 年訪問凱撒斯畏斯，返回倫敦後，立即建立了護理機構訓練婦女照顧家中病人，參加機構的婦女稱為基督教慈善女教士(protestant sisters of charity)，後來再改稱為護士(nursing sisters)。之後在 1845 年，英國教會也開始指派一些未受訓練婦女照顧貧病者。1848 年時，英國教聖約翰堂(St John's House)附屬的姊妹會也開始訓練護士，訓練期間為期 2 年。

　　1892 年，美國在紐約布魯克林(Brooklyn)成立第一所訓練臨床護士的學校，即巴拉學校(Ballard School)，訓練期間 3 個月，主要重點為訓練婦女在家中提供慢性病、失能及孩童的居家護理。1907 年，湯普森臨床護理學校(Thompson Practical Nursing School)及1918年波士頓(Boston)的家事護理協會

服務學校(Household Nursing Association School of Attendant Nursing)開辦，這些課程都以居家護理為訓練重點。在 1990~1991 年間，在美國即有 1,125 個訓練課程開設。1896 年時，美國護士協會聯盟(Nurse's Association Alumm)成立，組織護理專業團體以發展專業護理品質。此外於 1907 年，瑪莉‧亞德雷德‧諾汀(Mary Adelaide Nutting)和依莎貝‧羅布(Isabel Robb)在哥倫比亞大學師範學院建立第一個護理科系課程，諾汀也因此成為第一位護理系教師。之後明尼蘇達大學開辦護理系，讓護理人員學歷提升至大學層級。19 世紀後其他重要護理發展如表 6-2。

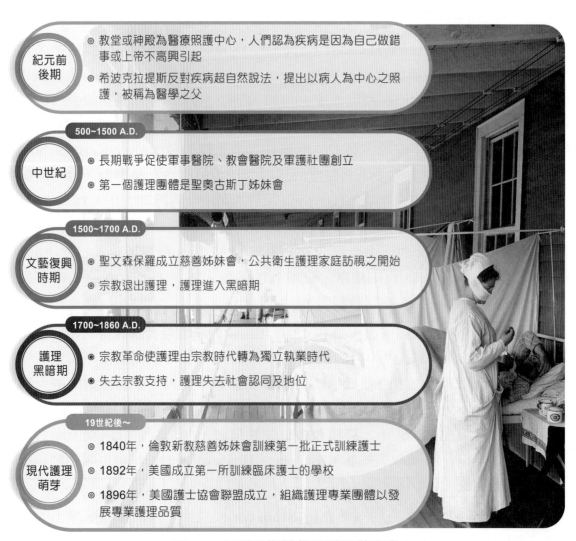

紀元前後期
- 教堂或神殿為醫療照護中心，人們認為疾病是因為自己做錯事或上帝不高興引起
- 希波克拉提斯反對疾病超自然說法，提出以病人為中心之照護，被稱為醫學之父

500~1500 A.D.
中世紀
- 長期戰爭促使軍事醫院、教會醫院及軍護社團創立
- 第一個護理團體是聖奧古斯丁姊妹會

1500~1700 A.D.
文藝復興時期
- 聖文森保羅成立慈善姊妹會，公共衛生護理家庭訪視之開始
- 宗教退出護理，護理進入黑暗期

1700~1860 A.D.
護理黑暗期
- 宗教革命使護理由宗教時代轉為獨立執業時代
- 失去宗教支持，護理失去社會認同及地位

19世紀後~
現代護理萌芽
- 1840年，倫敦新教慈善姊妹會訓練第一批正式訓練護士
- 1892年，美國成立第一所訓練臨床護士的學校
- 1896年，美國護士協會聯盟成立，組織護理專業團體以發展專業護理品質

圖6-1　西洋早期醫學與護理發展史

表6-2　19世紀後其他重要護理發展

護理發展	年 代	事 件
醫院護理	1873年	林達‧麗琪(Linda Richard)為已知的美國第一位受訓護士
	1879年	瑪麗‧伊麗莎‧馬可尼(Mary Eliza Mathoney)為第一位非籍的美國受訓護士
	1925年	瑪麗‧布芮金利茲(Mary Breckinridge)建立邊境護理服務，提供偏遠山區婦產服務(frontier nursing service)
社區護理	1813年	查理斯頓婦女慈善協會(Ladies' Benevolent Society of Charleston, South Carolina)建立美國第一個地段訪視護士協會(Visiting Nurse's Association; VNA)
	1893年	莉蓮‧伍德(Lillian Wald)和瑪麗‧布魯斯特(Mary Brewster)在紐約成立亨利街避護所(Henry Street Settlement; HSS)，由居家護士對貧病者提供24小時全天性訪視照顧，建立美國訪視護理模式，提出公共衛生護理學(Public Health Nursing)名稱，被後人敬稱為美國現代公共衛生護理鼻祖
	1946年	紐約蒙特飛爾醫院(Montefiore Hospital)成立第一家以醫院服務型態為主的居家護理機構，提供病人出院後繼續照顧
	1986年	美國護理學會(American Nurses Association)開始建立居家護理服務之標準
	1989年	紐約訪視護士協會(Visiting Nurse Service of New York, VNSNY)開始推行居家訪視安寧計畫，對於末期病人強調促進舒適及支持，以滿足身心社會需求
	1993年	成立居家及安寧照護世界組織(World Organization for Care in the Home & Hospice)

六、佛羅倫斯‧南丁格爾與現代護理

　　19 世紀後，醫院因為過度擁擠、環境髒亂，加上護理人員多未經專業訓練，醫院反而成了傳染疾患之溫床，經由佛蘿倫絲‧南丁格爾(Florence Nightingale, 1820~1910)的努力，使護理專業重新受到重視。

　　南丁格爾是英國人，出生於義大利中部名城佛羅倫斯，因出身於貴族之家，受過良好的高等教育，懂德、法、義等國語言，通曉歷史、哲學、

數學，擅長音樂與繪畫，家人都非常喜歡旅遊。年輕時由於常協助父親的一位醫師朋友照顧病人，逐漸對護理產生興趣，但當時從事護理工作者，往往都是因為找不到其他工作而投身護理的一些教育程度、社經地位低者(Mackintosh, 1997)。1837 年時，在愛伯利(Embley)花園內，她聽到上帝對她的召喚，要她去做她該做的工作，但當時她並不知道未來要做什麼。直到1850 年，她前往義大利、埃及、德國旅行，途中並訪視在凱撒斯畏斯醫院的弗利德納牧師時，她開始更堅定從事護理關懷之志願。1851 年，當時已 31歲的她不顧家人阻撓，於凱撒斯畏斯女執事學校開始接受 3 個月的護理專業訓練，接著她開始訪視倫敦、愛丁堡、都柏林及巴黎的醫院。在 1853 年 8月至 1854 年 10 月，她在巴黎擔任護理督導工作。1854~1856 年，英、俄、土耳其等國在克里米亞交戰(Crimean War)，當時英軍對於傷口的護理標準極差，南丁格爾於是率領 38 名護士奔赴戰地斯庫台利軍營醫院(Scutari Barrack Hospital)，並拿出自己的 3 萬英磅為醫院添置藥物和醫療設備，改善士兵生活環境和營養，經過她半年努力後，使死亡率由原來的 50% 降至 2.2%。1856 年戰爭結束後這位**提燈女士(lady with the lamp)**再度回到英國，這種成效改變了英國朝野對護士之評價，更提升了婦女之地位。

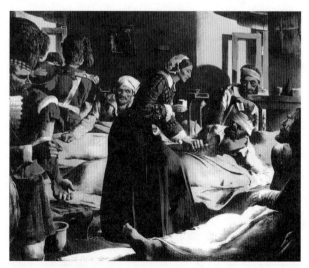

圖6-2　南丁格爾改善醫療環境，降低士兵死亡率，奠定護理照護重要性

1859 年她發表「護理雜記(Notes on Nursing)」一書，強調良好的建設、衛生與管理可使病人獲得更好的護理品質。1860 年，她運用英國政府獎勵她的基金，在倫敦創辦南丁格爾護士訓練學校(Nightingale Training for

Nursing)，使護理教育步入專業科學領域，訓練期間一年，除了課室訓練外還包括實務實習，使護理教育步入專業科學領域。1863 年，英國的疾病命名與分類混淆不清，南丁格爾更制定了醫療統計標準模式，被英國各醫院相繼採用。1871 年，她總結醫院管理經驗，編撰醫院雜記(Notes on Lying in Hospitals)和 100 多篇論文，因此西方近代護理也稱**此時期為南丁格爾時代的護理**。南丁格爾視護理為一種專業，早期時，她覺得護理只是宗教奉獻及生活的一種型式，是上帝召喚她去奉獻愛、寬厚、仁慈、耐心，但是專業訓練更重要，她對護理的貢獻包括：

1. 認為營養是護理照護重要部分。

2. 創立職能及娛樂治療。

3. 確認個案個人需求，而護理的角色是滿足這些需求。

4. 建立醫院管理規範。

5. 建立社會對女性職業的尊重。

6. 建立護理教育制度。

7. 確認健康及疾病是護理的二個因素。

8. 認為護理和醫療是分開且不同的二個專業。

9. 強調護理人員持續教育之需求。

　　南丁格爾被稱為「現代護理工作的創始人」，在她之前，護理被視為是卑賤的奴僕所做的工作，因為她的努力，使社會大眾開始重視護理專業，並改變以往社會對護士形象欠佳之印象及提升婦女地位。現代護理教育及普法戰爭的傷兵救護和國際紅十字的建立，都得力於南丁格爾的協助。為了紀念她的成就，1912 年，國際護理協會(International Council of Nurses; ICN)倡議她的生日 5 月12 日定為國際護士節（現為護師節），以緬懷這位偉大的護理鼻祖。

Critical Thinking
來自南丁格爾的聲音

影片觀賞

6-3　中國護理專業暨護理教育發展史

一、中國近代護理（1808~1909 年）

　　中國近代護理學是隨西方醫學和宗教傳入而開始，在此之前，傳統醫學中的護理與醫藥合為一體，沒有獨立的護理專業和護理人員。1884 年 3 月，畢業於南丁格爾學校的伊莉莎白‧麥吉金尼(Elizabeth McKechnie)來到上海婦幼醫院工作，是來華的第一位外籍護士。當時消毒設備並不普及，她以火爐加熱製作蒸餾水，並將棉花過濾煮沸多次後，儲放於乾淨的瓶內，供醫師腹部手術用，後來因病人數日漸增多，護理人員數不足，她開始籌備訓練中國護士。並在 1887 年在上海婦幼醫院開辦護士訓練班，這是中國近代護理的開始，因此**麥吉金尼被後人尊稱為「中國近代護理先驅」**。

　　1888 年，美國護士恩娜‧約翰遜(Ella Johnsin)於福州一所醫院開辦護訓班，用正規方式訓練中國護士，當時無論是教師、教材、護理技術操作規範、培訓方法等都承襲於西方護理觀點，形成歐美式的中國護理。

　　1900 年後，西方教會基於宗教信仰和慈善觀點，紛紛設立許多醫院，教會雖然派遣專業護士來中國，但數量上仍無法滿足醫院發展的需要，因此許多教會醫院開始創辦護理學校，大量培訓中國護士。此階段所發展的學校主要有：1900 年，上海同仁醫院護校成立；1906 年，北京協和護士訓練學校成立，但當時只招收男生；1909 年，上海紅十字會醫院護校成立；1911 年，福州為恭紀念醫院開辦護士學校等。其中 1908 年，美國雅禮協會(Yale-China Association)派**蓋儀真女士**(Nina Diadamia. Gage)在湖南長沙創辦湘雅醫院護士學校，並任校長，成為**中國創辦護士教育的第一位外國護理專家**，亦為「中國護士會」首任會長，對中國護士會考、學校課程計畫等貢獻卓著。1909 年，北京協和醫院護理科成立，更培育出許多護理優秀領導人才。

　　1907 年，美籍護士信寶珠女士(Cora E. Simpson)來華，在福州基督教協和醫院(William Memorial Hospital)從事護理指導工作，是美國基督教衛理公會婦女部派出的第一個資格完備的護士。她因有感於中國本身並無專業之護理組織，為組織護理專業團體以訓練和培養中國護士、統一全國護理教育標準，以提升服務品質，得知教會主辦的「中國博醫會(Chinese Medical

Missionary Association)」（中國醫學會的前身）主持人高士藍(Cousland)醫師，十分重視護理工作，於是致函請求其支持於中國組織護理專業團體。1908 年時，辛浦森因此在博醫會所發行之「醫學雜誌」上刊登公開信，倡導成立護士學會，得到各地護士熱烈迴響。1909 年 8 月 19 日，7 名外籍護士和 2 名外籍醫師於江西牯嶺聚會，成立「中國中部看護聯合會」，即「中華護士會」前身，當時在蕪湖工作的哈特(Hart)女士任會長，副會長為奧格登(Ogden)，亨德森(Henderson)為書記，**高士藍也因此被冠稱為「中華護士會之父」**。目的在制定、統一護理學校課程、組織全國護士會考、辦理護士學校註冊、頒發護士專業證書等，以提高護理專業品質。

二、中國護理事業草創期（1910~1919 年）

鐘茂芳是中國第一位留學外國接受護理教育者，1909 年於英國倫敦格氏醫院(Guy's Hospital)的護士學校畢業回中國後，在天津北洋女醫院從事護士訓練及管理工作，並將護理手冊(A Handbook of Nursing)翻譯成中文，出版了《牛津護理手冊(Oxford Handbook of Nursing)》，成為當時西方護理學傳入中國較早的理論書籍之一，亦是中國護士學校當時的專用教材。

1912 年，「中國中部看護聯合會」定名為「中華護士會」，並成立「護士教育委員會」，全國護校均需註冊，並制定一系列護士教育的規定，使中國近代護理開始邁向系統化及理論化。1914 年 6 月「中華護士會」在上海召開第一次全國護士代表大會，會中討論「訓練中國護士方法」及「中國專業護士與其機會」，那時理事長仍由外國人擔任，而鐘茂芳是第一位被選為學會副理事長的中國護士。當時她提議將Nurse翻譯成「看護」並不恰當，宜譯為「護士」，因「護」是保護、照顧之專業意涵，「士」是指知識分子或學者。鐘茂芳認為從事護理工作者需要具備科學知識和學識，故應稱謂「士」。故護士是指受過專業教育，經批准註冊的專業技術人員，具有較高的職業意識，將 Nurse 譯為「護士」既融合東西方含意，也準確的表達護理專業的素養與品質，更賦予護士尊重生命，護理生命的神聖職責。大會也規定正式護士必須是立案護校畢業且經會考及格者，從此中國出現了正式護理學術團體。

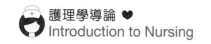
1915 年，「中華護士會」舉辦首次全國護士專業會考。

1918 年，「中華護士會」在福州召開第四屆會員代表大會，決定以外籍女護士陪同中國女護士共同護理男病人，打破中國傳統「男女授受不親」的禮教束縛，在中國近代護理學史上可稱為一革命性突破。

早期因教會醫院發展，護理人員明顯不足而開始訓練中國護理人員。1915 年時，教會醫院附屬的護士學校就有 36 所，中國最早的專業護理人員就是由此培養而來。此期也翻譯許多西方書籍作為護理教科書，包括《護病教科書》、《護病須知》（1915 年）、《接產須知》、《護士推拿法》（1916 年）、《護病學》、《牛津護理學手冊》、《醫生到來之前》、《見習護士手冊》（1918 年）、《護理飲食學》、《護病新論》、《看護要義》（1920 年）等，對於護理專業教育理念之傳播具重要貢獻。

三、中國護理事業發展期（1920~1937 年）

1920 年，「中華護士會」所創辦的「中國護士季報」創刊號發行，是中國第一本綜合性護理刊物，旨在促進各護理學校及專業之交流。由 1920~1948 年，每年 1 卷 4 期，除抗戰期外，共出版 25 卷，於 1949 年停刊，1953 年在台復刊，1962 年更名為「護理雜誌」。

1921 年，北京協和醫院聯合燕京、金陵、東吳、嶺南大學創辦高等護理教育，除辦理護理師資、護理行政管理、公共衛生護理以及各專科護理的短訓班，並定期培養公共衛生護士，但於 1952 年後停辦。

1922 年，「中華護士會」加入「國際護理協會(International Council of Nurses; ICN)」，奠定了國際上護理地位。

1924 年，歐文和施密斯女士在寧波開辦中國最早的男女生混合護士學校，我國護士伍哲英接任「中華護士會」理事長。

1925 年，「中華護士會」第一次派代表出席在芬蘭召開的國際護士會會員國代表大會。

1927 年，當時已有 125 所註冊護士學校，因時局不穩，外籍護士紛紛回國，轉由中國護士辦理。1928 年，中國護士伍哲英接任「中華護士會」會長，才結束長達 20 多年由外國護士管理的時代，當時會員已有 1,409 人。外籍護士將西方醫院管理、護理教育引入中國，她們提倡南丁格爾人道主義和

自我犧牲精神，又具深厚的宗教色彩，使得歐美式的護理教育成為中國近代護理的特色之一。

1928 年，**格蘭博士(Dr. Grant)於北京開辦第一衛生事務所，為中國第一所公共衛生機構**，除辦理公共衛生事務外，並提供醫學或護理學生公共衛生實習場所。

1932 年 9 月，中央醫院在南京創立中國第一所「國立中央高級護士職業學校」，修業3年，同年「中華護士會」改稱為「中華護士學會」。

1934 年，教育部與衛生署共同成立「護士教育委員會」，為中國第一個護理教育管理機構，開始整合國內護理教育標準、課程大綱等，並要求護理學校均需向教育部註冊。

1935 年，廣東省建立第一所西醫醫院，並以短期訓練班形式培訓護理人員。

1936 年，衛生部開始整合護士註冊相關事宜，護士需經過會考及格取得護士證書後才得以登記執業。

四、抗日戰爭及國共對抗期（1937~1949 年）

1937 年七七盧溝橋事變，掀起8年對日抗戰，「中華護士學會」在重慶更名為「中國護士學會」，但仍繼續朝專業發展邁進。1945~1949 年為國共對抗期，除由早期學徒教育制度之外，因戰爭緣故，需投入更多的護理救護人力，軍護教育也逐漸成形。當時，「中國紅十字會」救護總隊積極投入戰地救護工作，招募許多醫療救護人員至前線服務。1937 年並在長沙開辦「戰時衛生人員訓練所」，招收有志青年，施予短期救護訓練以協助戰地救護。1943 年 7 月，周美玉女士有感於軍護照顧之專業，必須培育軍護人才，建立良好軍階護理制度，於是在貴陽成立軍護學校「戰時衛生人員訓練所」護理科，施與 4 年半之專業訓練，畢業後分發至軍中服務，以提供更專業之軍隊護理服務。1946 年，該校遷至上海與「軍醫學校」合併，並於次年成立「國防醫學院」。1958 年時，政府更將當時官階為上校的周美玉晉升為少將，成為中國第一位女性將軍。在周將軍的努力下，國防醫學院的護理教育也由職業教育、大學教育，提升至護理研究所，**周美玉將軍也因此贏得「軍護之母」的美譽**。

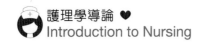
五、中國現代護理發展（1949 年～迄今）

　　1949 年，國民政府退居台灣，兩岸護理各自發展，本單元就兩地分隔後之護理發展分述如下。

（一）中國護理專業發展

　　中國護理專業發展經歷發展期、文化大革命期及重建期三個階段。

1. **發展期**（1949 年 10 月至 1966 年 5 月）

　　護理工作規劃、整頓及發展階段。

- 1950 年 8 月，召開第一屆全國厚生工作會議，提出發展護理專業的規劃，使護理教育正式納入正規教育系統中。
- 1954 年 5 月，「中國護士學會」創辦「護理雜誌」。
- 1958 年，推行「保護性醫療制度」，創造並推廣無痛注射法，創立「三級護理」、「查對制度」，使護理工作逐步邁入規範化，讓護理人員在臨床工作中有依循規範。
- 1961 年 4 月，北京第二醫學院成立護理系，使護理教育提升至學士程度。

2. **文化大革命期**（1966 年至 1976 年 10 月）

　　文化大革命 10 年期間，護理事業遭受挫折，護校停辦，人才培養斷層、學會中止、教師解散，多數護士雖仍堅守崗位，但醫院組織混亂使服務品質低落。

3. **重建期**（1976 年 10 月以後）

　　文化大革命後，為重建護理專業發展，中國國家衛生部於 1979 年先後頒發「加強護理工作的意見」和「關於加強護理教育工作的意見」，以強化對護理專業的管理。

- 1982 年，衛生部醫政司成立城市護理處，各醫院也紛紛重組護理部以加強建立護理規範及護理標準。
- 1985 年，批准北京醫科大學等 11 所大學設置護理科，使護理教育體系邁入更高階科學教育。
- 1989 年，國務院批准衛生部頒發的「衛生技術人員職稱及晉升條例」，使護理人員專業更受到重視。

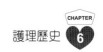

- 1993 年，施行「中華人民共合國護士管理辦法」，護理人員執業前必須先通過執業考試取得執業證書。

(二) 台灣護理專業發展

1. 護理教育

- 1947 年，「台灣省立台北高級醫事職業學校」成立，次年，與「台灣省立台北高級護士職業學校」合併，1953 年時改稱「台灣省立台北高級護理助產職業學校」。
- 1954 年，「台灣省立護理專科學校」成立，為國內第一所高中畢業報考的三年制護專，使護理教育晉升為專科層級。
- 1956 年，「國立台灣大學」護理學系成立，台灣護理教育開始授與學士學位，1984 年成立護理碩士班，其後並於 1997 年成立國內第一所護理博士班。
- 1958 年秋天，張鵬圖醫師首開私人興學之風氣，創辦婦嬰助產職業學校，為國內第一所私立醫護職校，而美和護專也於 1966 年 7 月經教育部核准立案，同時參加南區五專聯合招生，為本省第一所私立護理專科學校。
- 1963 年，台灣省立台北護理助產職業學校改制為五專，為台灣五年制護理助產專科教育的開始。
- 1979 年，國防醫學院開辦國內第一所護理研究所碩士班。
- 1989 年，各所大學開辦在職護理人員進修班。

2. 護理實務

- 1897 年，台北病院內設「看護婦養成所」，為台灣公立護士教育的開始。
- 1922 年，台北病院正式設立「助產婦講習所」。
- 1927 年，彰化基督教醫院開辦護理訓練班。
- 1941 年，台灣總督府成立「台灣保健協會」招考第一批保健婦，並至日本東京接受公共衛生保健訓練。
- 1987 年 8 月，行政院衛生署（現衛生福利部）為增加病床使用率，擴展護理人員角色，於馬偕紀念醫院開辦第一期居家護理訓練。衛生署並以實驗計畫方式委託「台北市護理師護士公會」，推展以社區為基

礎獨立型態的「居家護理服務」，由護理人員至病人家中提供技術性護理。

- 1988 年 11 月，中央信託局同意以實驗計畫方式，開始試辦居家護理納入公務人員保險之試辦計畫，將居家護理納入公保給付範圍，使居家護理的支付標準有了參考依據。

- 1993 年，護理人員法實施，醫療機構得雇用有證照之護理人員。「護理機構設置標準」亦公布施行，護理人員可依法申請開設護理機構，並開辦「護理機構護理負責人訓練」；同年 8 月 28 日，「中華民國長期照護協會」（現台灣長期照護專業協會）亦成立，發展並整合長期照護資源，並於次年起開始接受衛生署委託培訓居家護理人員。

- 1996 年 7 月 1 日起，行政院衛生署在台大等十家醫院實施「安寧居家療護納入全民健康保險試辦計畫」。

3. **護理行政**

- 1902 年（明治 35 年）5 月 16 日，台北病院制定「產婆養成規定」。

- 1923 年，公布「看護婦規則」、「台灣產婆考試規則」。

- 1960 年，中國護士學會部分理事隨國民政府遷台，同年在台北登記為「中華民國護士學會」，1961 年改為「中華民國護理學會」，於 2002 年再更名為「台灣護理學會(Taiwan Nurses Association)」，以發展護理專業，促進學術研究、提高護理教育水準、增進全民健康及提升學會國際地位為宗旨。

- 1961 年，內政部明訂「護理師」需具護專以上之學歷，考選部增列「護理師」考試項目。1987 年，考試院頒布醫事人員檢覈辦法，規範護士及護理師檢覈資格，建立護理專業分級制度，但該檢覈辦法已於 2006 年 8 月 24 日廢止。

- 1986 年，「中華民國護理師護士公會全國聯合會(The National Union of Nurses Associations, R.O.C.)」正式成立，以聯合全國護理師、護士，增進護理知能，共謀護理事業發展，力行社會服務，維護護理人員權益，提升護理人員地位為宗旨。

- 1991 年 5 月 17 日，護理人員法由總統公布施行，明訂護理人員是指護理師及護士，護理人員得設立護理機構，授與護理人員開業權，不僅保障了護理人員的合法權益，更激發了護理人員的凝聚力。

- 護理倫理規範是護理人員的行為準則，最早是由中華民國護理師護士公會全國聯合會於 1994 年所提出，使護理人員在執業時知道什麼可以做、應當做、必須做，而什麼不可以做、不應當做、不能做的指引，並於 2006 年 3 月 11 日提報內政部准予備查。
- 1992 年時，台灣護理學會為保障病人權益，提升護理素質，故開始推展「基層護理人員臨床專業能力進階制度」，將基層護理人員區隔分成四級，其能力區分如表 6-3。
- 為充實護理人員專業素養，提升民眾照護品質，衛生福利部自 1999 年起即努力推動專科護理師制度，並於 2011、2012、2013、2015、2023 年修正「專科護理師分科及甄審辦法」（附錄四），除拓展護理專業的工作範圍外，也提供護理人員更多元化的升遷管道。
- 2009 年 10 月 15 日修正「專門職業及技術人員高等暨普通考試醫事人員考試規則」部分條文，護士考試辦理至 2012 年 12 月 31 日止，自 2013 年起停辦護士考試。

結　語

　　歷史是一面明鏡，具備完整的護理史觀，可以讓護理人員認識護理專業潛沉的尊嚴與價值，傳承護理的生命力與行動力。社會不斷變遷，生活價值也不斷轉變，尋根護理史所傳承之意義，才能在時代的轉輪中更深耕護理專業精神，以提高護理專業形象及地位。

表6-3　基層護理人員臨床專業能力進階制度

職　　級	能力區分
N、N1	一般性病人護理
N2	重症病人護理
N2、N3	團體護理指導、新進人員或護生指導
N3、N4	單位護理問題專案處理
N4	護理行政業務、協助護理研究調查之設計

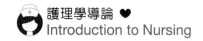
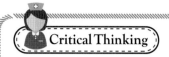
Critical Thinking

❤ 呂麗卿

　　我一直都很熱愛護理，因為在工作中，我們所面對的是一個活生生的個體與家庭，我們能和個案及他們的家人一起喜悅的迎接生命來到這個世界，也能協助確保當生命離開這世界時是安詳、有尊嚴的。這是護理工作賦予我們的特權，同時也意味著護理人員肩負著巨大的責任，必須在人們最脆弱的時候提供關愛和照顧。

　　為了能提供個案最佳的護理照顧，我提醒自己要不斷地學習，隨時保有最新的專業知識與技能。還記得當我二技護理系畢業時，班上許多同學都高聲的說：「護理唸了7年，終於可以不要再唸書了」。然而，進入職場後才知道，終身學習是護理工作一個很重要的特點，也是護理人員會被要求去完成的責任。從事護理工作 5 年來，常常需要參與醫院內或外舉辦的在職繼續教育課程，雖然都是要利用自己下班的時間去上課，有時的確會覺得很累、很辛苦，但是這樣的時間投資卻是必需的，因為我不僅能掌握新的知識和技能，也提升了自己在工作上的能力與自信心。

　　此外，在工作忙碌之餘，我還利用時間寫報告，積極參加護理人員臨床專業能力進階。在工作約滿 3 年時，我就通過了 N1 的讀書報告和 N2 的案例分析審查，去年剛剛寫完一個個案報告，完成 N3 的進階。現在我正和護理長討論要進行一個病房的專案改善計畫，繼續朝 N4 的階段邁進。未來也計畫考慮朝臨床／專科護理師方向努力。通過護理人員臨床專業能力進階是一種自我肯定，不僅提升了自己的臨床專業能力與素養，也讓自己的護理職業生涯有更上層樓的機會。

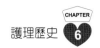

參考資料　📖　*References*

李效梅、黃國儀(2005)・護理發展史・於沈宴姿、陳敏麗總校閱，*護理學導論*（二版，4-1~4-60頁）・永大。

陳月枝、張媚、林明珍、吳麗芬、李選、蔡闈闈…徐曼瑩(2012)・*當代護理學導論*・華杏。

劉仲冬(2006)・我國的護理發展史・*護理雜誌，53*(3)，5-20。

劉燕萍(2003)・中華護士學會加入與脫離國際護士會的經過・*中國護理歷史*。http://www.huliw.com/ad/lyp/19.htm

劉燕萍(2003)・台灣護理專業的變遷・*中國護理歷史*。http://www. huliw.com/ad/lyp/19.htm

劉燕萍(2003)・外籍護士對中國近代護理的作用與影響・*中國護理歷史*。http://www. huliw.com/ad/lyp/19.htm

劉燕萍(2003)・我國最早成立的護士組織—中國看護組織聯合會・*中國護理歷史*。http://www.huliw.com/ad/lyp/19.htm

劉燕萍(2003)・我國護理發展中的一次變革・*中國護理歷史*。http://www.huliw.com/ad/lyp/19.htm

劉燕萍(2003)・南丁格爾小傳（上）（下）・*中國護理歷史*。http://www.huliw.com/ad/lyp/19.htm

劉燕萍(2003)・麥克奇尼：第一位來華的美國護士・*中國護理歷史*。http://www.huliw.com/ad/lyp/19.htm

劉燕萍(2003)・護理源說・*中國護理歷史*。http://www.huliw.com/ ad/lyp/19.htm

劉燕萍、霍杰(2003)・中國古代的護理思想和實踐・*中國護理歷史*。http://www.huliw.com/ad/lyp/19.htm

霍杰、劉燕萍(2003)・西方護理是怎樣傳入中國的・*中國護理歷史*。http://www.huliw.com/ad/lyp/19.htm

戴玉慈(2004)・護理簡史・於陳月枝總校閱，*護理學導論*（三版，49-78頁）・匯華。

Agrafiotis, P. C. (2002). Introduction to nursing. In Christensen, & B. L. Kockrow, E. (eds.), *Fundamentals of nursing* (pp.2-15). Mosby.

Kozrer, B., & Erb, G., & Olivieri, R. (2000). Introduction to nursing: Concepts, process and practice, In Kozrer, B., & Erb, G., Olivieri, R., (eds.), *Fundamentals of nursing* (pp.1-20). Benjamin.

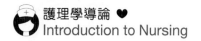
Nelson, S. (1997). Pastoral care and moral government: Early nineteenth century nursing and solutions to the Irish question. *Journal of Advanced Nursing, 26*(1), 6-14.

McGuire, S. L. (2002). Historial perspectives on community health nursing. In S. Clemen-Stone, S. L. McGuire, D. G. Eigsti (Eds.), *Comprehensive community health nursing* (pp. 2-29). Mosby.

Rosdahl, C. B., & Kowalski, M.(2007).The originsof nursing. In Rosdahl, C. B., & Kowalski, M. (eds.), *Textbook of basic nursing* (pp.1-8). Lippincott.

Tayler, C., Lillis, C., & Lemone, P. (1990). The nurse: Foundations for nursing practice. In Tayler, C., Lillis, C., & Lemone, P. (eds.), *Fundamentals of nursing: The art and science of nursing care* (pp.3-17). Lippincott.

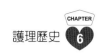

腦力激盪 *Review Activities*

(　) 1. 醫學之父是以下哪一位？(A)希波克拉提斯　(B)哈特　(C)奧格登　(D)亨德森

(　) 2. 國際護師節是每年的幾月幾日？(A)3月8日　(B)5月12日　(C)8月13日　(D)9月28日

(　) 3. 有記錄的第一位家庭訪視護士是？(A)法比奧拉(Saint Fabiola)　(B)聖保拉(Santa Paula)　(C)聖海倫娜(Saint Helena)　(D)菲比(Phoebe)

(　) 4. 護理人員對本身的工作負責，能參與執行重症病人的照護，至少須具備下列何種能力進階層級？(A) N1　(B) N2　(C) N3　(D) N4

(　) 5. 男性由何時也開始投入護理工作？(A)中世紀　(B)文藝復興時期　(C)黑暗時期　(D)南丁格爾時期

掃描 QR Code 觀看解答

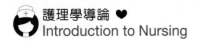

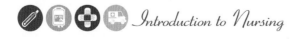

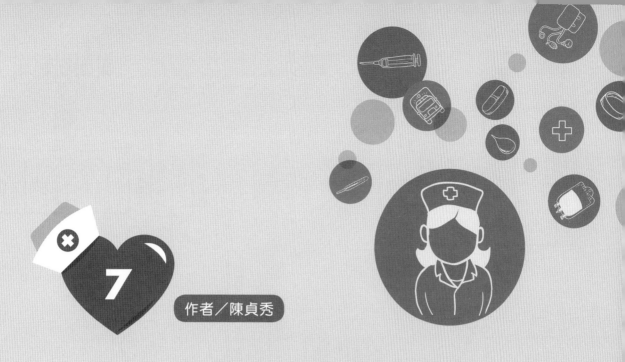

作者／陳貞秀

護理專業與社會變遷

名人語錄

無論刮風下雨、不管身體勞累，每天夜晚時，她（南丁格爾）總是手提油燈，巡視數里長的病房，給予無數病人心理上的慰藉。

（資料來源：馬鳳岐(2002)．*傳光－南丁格爾的精神與志業*．華杏。）

—————— 美國詩人郎斐洛(Henry Wadsworth Longfellow)以詩篇

「手持燈籠的女士」"The Lady with a Lamp" 讚許

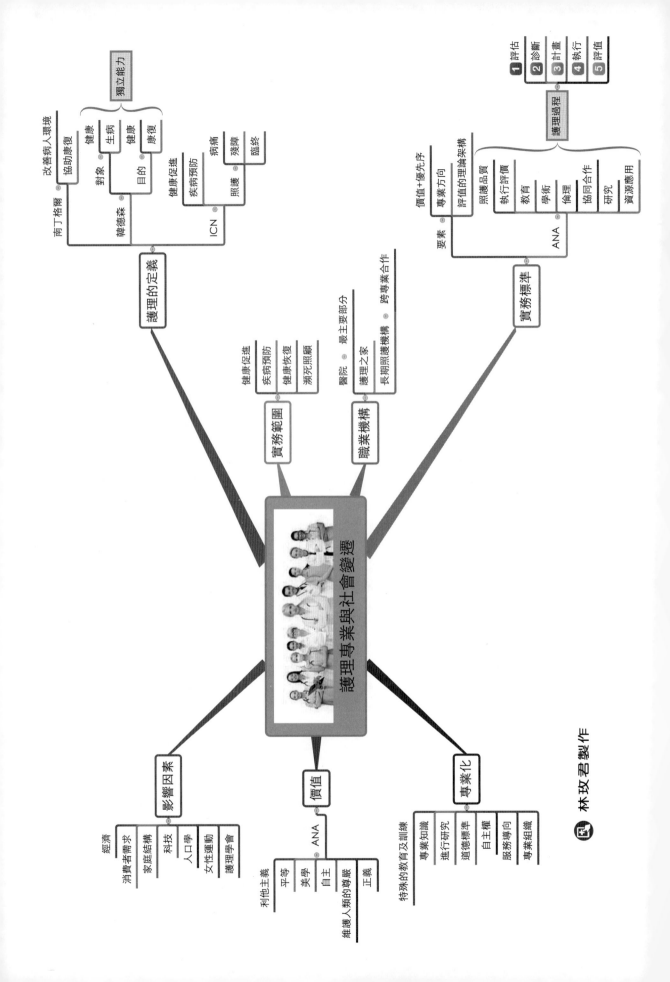

護理專業與社會變遷

護理的定義

南丁格爾
- 改善病人環境
- 協助康復

獨立能力

韓德森
- 對象：健康、生病
- 目的：健康、康復

ICN
- 健康促進
- 疾病預防
- 照護：病痛、殘障、臨終

實務範圍
- 健康促進
- 疾病預防
- 健康恢復
- 瀕死照顧

職業機構
- 醫院 ◎ 最主要部分
- 護理之家
- 長期照護機構 ◎ 跨專業合作

實務標準

要素
- 價值+優先序
- 專業方向
- 評值的理論架構

ANA
- 照護品質
- 執行評價
- 教育
- 學術
- 倫理
- 協同合作
- 研究
- 資源應用

護理過程
1 評估
2 診斷
3 計畫
4 執行
5 評值

影響因素
- 經濟
- 消費者需求
- 家庭結構
- 科技
- 人口學
- 女性運動
- 護理學會

價值
利他主義
- 平等
- 美學
- 自主 ── ANA
- 維護人類的尊嚴
- 正義

專業化
特殊的教育及訓練
- 專業知識
- 進行研究
- 道德標準
- 自主權
- 服務導向
- 專業組織

◎ 林玟君製作

何謂「護理(nursing)」？護理的角色及功能為何？護理是一項專業嗎？何謂「專業」？護理專業實務的標準為何？

對於一個護理學生而言，在學習護理的過程中，需具備相當的護理專業知識、技能、態度與能力；護理人員專業獨立能力的增進，有賴於專業知識、動機與工作環境；在多變的社會文化中，都可能影響護理的定義、護理特殊的角色與功能。

因此，在本章我們將討論近代護理的定義，並了解護理專業化過程的改變，進一步了解護理功能與角色。經由這些討論後，審視目前護理專業現況，以及如何於護理教育準備中對未來護理展望建立一專業遠景。

7-1 現代護理實務

一、護理的定義

何謂「**護理(nursing)**」？雖然經歷許多的年代，然而對於護理的定義，隨著時代的改變而有所不同。就常見的字意解釋，護士(nurse)是指「**一位受過訓練以照顧病人的人，通常是指婦女**(the New Lexicon Webster's Dictionary of the English Language)。」然而現今，許多的男性也從事於護理的工作，並提供預防及健康促進的照護。

早在 100 多年前，**南丁格爾**(Florence Nightingale)**女士**就曾定義「**護理是改善病人的環境，協助其康復的行動**(Nightingale, 1860)。」南丁格爾女士認為清潔、良好的通風及安靜的環境對復原極為重要。經由她的努力及推動，使得護理人員不再是未受訓的家管，而是必須接受教導及訓練以照護病人，並維護其福祉之人員，也因著她的犧牲貢獻，使得護理的地位得以提升，因此南丁格爾女士被公認為「護理的鼻祖」（詳見第 6 章）。

近代護理界中，**韓德森**(Virginia Henderson)**女士**於 1960 年在書中寫到「**護士的獨特功能是幫助健康或生病的人，經由那些活動的表現達到健康或康復的目的（或是安詳的逝去），即當病人有足夠的體力、意願或知識下，**

盡可能幫助病人獲得獨立的能力(Henderson, 1966)。」如同南丁格爾女士，韓德森女士描述護理與病人及其環境息息相關；但不同的是，韓德森女士認為護士不僅照護健康及生病的人，當病人的疾病無法康復時，護士也應提供病人**持續性的關懷及協助**，除了照顧病人外，護士也具有**教育及宣導的角色**。

另外，專業的護理組織，如 1980 年，**美國護士學會**(American Nurses Association; ANA)認為「**護理是人們對現存的或潛在的健康問題反應的診斷及處置。**」而**護理**的實務是「**在健康及生病的過程中，以直接、目標為導向提供服務，並視個人、家庭、社區的需要進行調整**(ANA, 1973)。」1984 年，加拿大護理學會(Canadian Nurses Association; CAN)出版的加拿大護理專業標準亦提出，護理實務是一種動態(dynamic)、關懷(caring)與協助(helping)的關係，經由此關係，護理人員可以協助個案達到或維持健康的樂觀狀態(CAN, 1987)。2003 年，國際護理協會(International Council of Nurses; ICN)進行護理定義的修正，認為「**護理是針對處於所有情境中有疾病或健康的各年齡層的個人、家庭、團體和社區，給予自主性和協同性的照護。護理涵蓋健康促進、疾病預防，以及病痛、殘障和臨終病人的照護。護理的關鍵角色在於倡導健康、促進環境安全、參與衛生政策擬定，以及病人和健康制度的管理、護理教育和研究**（ICN, 2003；高譯）。」

於 20 世紀後半期，許多護理理論家發展自己的護理理論性定義，他們描述「什麼是護理」及「護士、護理、個案及預期目標的相互關係」，在這些定義中，常見的內容包括：

- 護理是**關懷照護**。
- 護理是一種**藝術**。
- 護理是一種**科學**。
- 護理是以**個案為中心**。
- 護理是**整體性**。
- 護理是**可調整的**。

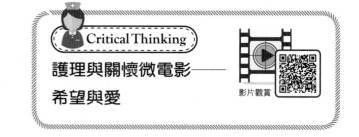

- 護理是涵蓋健康的促進、健康的維護及健康的重建。
- 護理是一種**幫助的專業**。
- 護理是一種**疾病預防**，以及**病痛、殘障和臨終病人的照護**。

總而言之，上述有關護理的定義中，不僅說明護理的本質，也含蓋著護理的工作範疇及內容。

二、護理實務的範圍

目前,護理人員照護的對象不僅是健康及生病的人,也提供家屬及社區的照顧。**護理實務包括健康的促進、疾病的預防、健康的回復及瀕死的照顧。**

(一) 健康的促進

經由**態度及行為的改變促進個人的生活品質,並激發其潛能**。健康促進的**對象應包括健康及生病的病人**,因此護理人員可經由個別的及社區的活動,進行健康生活型態的推動,如改善飲食狀況及維持理想的體位、避免藥物及酒精濫用、禁菸、預防居家及職場的意外傷害。

(二) 疾病的預防

目的是經由**疾病的預防**,進而得以**維持理想的健康狀況**,預防疾病的護理措施包括防疫注射(immunization)、早產兒及嬰兒的照護、性傳染病的預防等。

(三) 健康的回復

主要是**針對生病的人**,工作內容開始於**疾病的早期偵測至疾病的康復期**,相關的護理活動包括直接提供病人的照護、進行護理的診斷及評估、與其他專業同仁共同協商與研擬病人的照顧計畫、教導病人復健的活動、協助病人回復原有的功能狀況等。

(四) 瀕死的照顧

撫慰及照護瀕死病人,護理措施包括協助病人盡可能達到舒適的狀況及幫助病人面對死亡,其照護的場所遍及到居家、醫院及護理之家等。

三、護理的執業機構

過去,護理人員執業機構(practice setting)主要在於急性照護醫院,而今,因應健康照護系統改變的結果,護理執業機構擴充,不僅只限於醫院,還包括至個案家中、社區機構、巡迴門診及護理之家等。

護理人員在各種的執業機構，需具備不同護理的自主性(autonomy)及護理的職責(responsibility)。護理人員的**服務項目**可能包括直接提供關懷照顧、衛教及支持，護理的角色則包括病人的宣導、諮詢、協助修正、決定社區及醫院相關保健政策方向、領導、管理與研究等。

在現階段的健康照護體系中除了傳統的醫療機構外，漸漸地重視**以社區為基礎的護理執業機構**(community-based practice)，並發展傳統與非傳統的護理照護技能。

(一) 醫　院

護理實務中以「**醫院護理**」為最主要的部分（醫院護理又可以分為急性、長期或復健照護部門）。如急性照護機構的護理人員，主要從事重症、多重與複雜的疾病之個案照顧，除身體病痛外，並照護其心理、社會與靈性問題，這些個案在急性單位中，**住院時間短暫，護理實務主要採取高專業性、特殊性與複雜性的護理**。如重症加護病房的護理人員，必須具備高科技設備的使用知識，才能實地執行及操作，以確保病人的照護品質。

(二) 護理之家

目前由於**老年人口比例與慢性病人之個案數的增加**，隨著個案逐漸喪失某些生理與生活功能，成為目前「**長期照護**」與機構需求增加的主因，這些機構包括：慢性病醫院、精神科醫院、護理之家與居家護理機構等。

(三) 長期照護機構

台灣自 1995 年全民健康保險制度實施以來，努力達到**住院天數的縮短、醫療照護品質的提升，以及醫療成本的降低**，個案在**醫療照護環境下由醫院出院回家，視需求接受持續性的照護**。所以在醫院工作的護理專業人員必須了解相關社區的資源及具備居家及社區照護之護理知識與技能，並與醫療團隊中，其他專業人員，如出院準備個案管理員、醫師、社工員（師）與居家照護護理人員協同合作(collaboration)。

不論是何種護理實務機構，其照護服務品質是護理人員必須面臨的挑戰。經由護理研究不僅可探討目前個案照護品質的情形，並了解服務品質與成本效益間的損益關係，及考量機構之實際存在的價值。

臨床護理實務的標準

　　為了確保個案接受到高品質的服務，各機構都應盡快發展及建立護理實務標準，並且以科學性研究與運用護理人員專業，確實了解所提供的護理服務是否滿足病人的需要，並精確測量此照護是否符合標準。臨床護理實務標準的目的在於敘述護理人員應擔負的責任(responsibilities)，這些**標準的基本要素**包括(ANA, 1991)：

1.　必須反映護理專業的價值及優先順序。

2.　可以提供**專業護理實務的方向**。

3.　可以提供**護理實務評值的理論架構**。

4.　可明確定立護理專業**對大眾的義務與責任及擔負個案治療成果的責任**。

　　美國護理學會(ANA)認為**護理執業標準應包括：照護品質(quality of care)、執行評價(performance appraisal)、教育(education)、學術(collegiality)、倫理(ethics)、協同合作(collaboration)、研究(research)與資源運用(resource utilization)**等項目。而要達成護理臨床照護的標準，是必須經由**護理過程**中的**護理評估(nursing assessment)、護理診斷(nursing diagnosis)、護理計畫(nursing care planning)、護理執行(nursing implementation)與護理評值(nursing evaluation)**等照護標準的過程達成。

　　加拿大護理學會(Canadian Nurses Association; CAN)認為護理實務標準：

1.　必須以**概念模式(conceptual model)**為執行的基礎。

2.　必須使用**有效的護理過程**。

3.　必須協助個案與護理人員**維繫互動的關係**。

4.　要求護理人員應**有專業的責任感**。

　　雖然不同國家對護理專業標準有不同的認定，但這些標準的共通性，包含護理具**多樣化的責任(responsibilities)**，如**安全、教育、健康促進、護理處置與治療、自我照顧與持續性的照護計畫等**(ANA, 1998)。護理標準化不僅可作為提升護理品質及滿足病人需求的依據，護理的照護標準也對日漸升高的法律訴訟，提供適當佐證資料，作為確保護理工作的保障，是護理標準中相當重要的一環。

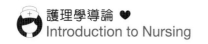

7-3 護理的專業化

　　護理被視為是一項專業，係指需要**充分的教育訓練或需要特殊學識、技術及準備的職業**。專業化(professionalization)是指成為專業的過程。專業的特性包括：接受特殊完整的教育訓練、具備專業知識、進行研究及調查、具有倫理的規章、自主性、以服務為導向及具備專業性機構。

1. **特殊的教育及訓練**：是一項重要的專業要素，現今，護理專業的訓練課程主要集中於專科及大學的教育，許多護理教育家相信大學護理課程應包括文學、生理及社會科學、與護理的專業訓練。目前在台灣，教授護理課程的學制包括護理專科學校、大學、研究所碩士班及博士班。美國護理學會及加拿大護理學會認為護理專業人員應具備學士程度的學歷。

2. **專業知識**：護理是一項專業，具有明確的專業知識，眾多的護理概念架構有助於發展護理專業基礎，以及提供護理實務、教育及研究的方向。

3. **進行研究**：在美國，相關護理研究早在 1940 年代即開始；1950 年代因預算的增加及專業的支持而建立護理研究中心，早期大多數的研究是針對護理教育的探討；1960 年代則是視現行護理實務進行有關專業知識本質的研究討論；自從 1970 年代，護理研究開始專注實務相關的議題。近年來，台灣因著重醫療照護品質的提升，已開始投注許多的相關醫護之研究預算及經費。

4. **道德的標準**：傳統上，護理極重視個人的價值及尊嚴，倫理的規範視社會的變遷及價值觀的改變而異，護理已發展自身的倫理規範，以監督其成員的專業行為。

5. **自主權**：護理自主權主要包括自我修正及主動建立照護的標準。對護理專業人員而言，自主權意謂著工作的獨立，所賦予護理人員的自主權，使其得以發揮專業的角色。

6. **以服務為導向**：護理是有別於其他以營利為主的商業性服務，許多專家認為護理是一種利他主義（對他人無私的關懷）的專業，護理傳統上，雖然是一項服務他人的工作，然也必須遵守特定規則、政策或倫理的規範。

7. **專業的組織**：如美國的美國護理學會、加拿大的加拿大護理學會及台灣的台灣護理學會，主要針對護理從業人員訂定護理實務、辦理各科專業訓

練、探討護理業務等問題，其範疇涵蓋社會性、政治性、經濟性之議題。
因此，護理人員必須遵守其專業機構的規範（詳見第 8 章）。

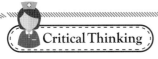

Critical Thinking

　　男性護理人員常被誤認為「醫師」，而女性護理人員則被慣稱為「小姐」，甚至
有病人直接喊「喂」，相當不尊重。2010年台灣護理界發起「護理師正名運動」，期
望藉此讓大眾尊重護理師為專業人員。但有民眾認為護理界反應過度，稱呼並不影響
專業，你的想法是？

7-4 護理的重要價值

　　在護理的相關教育性課程中，已開始發展、界定、內化護理專業性價
值，美國護理學會(ANA)認為護理價值包括：

1. **護理是一種利他主義(Altruism)：關懷他人的福祉**，如專注於病人的照
   護，對無法自我照護的病人提供協助及關懷與健康相關之社會的動態及議
   題。

2. **護理是平等(Equality)：每個人都擁有相同的權利、地位**，如無論身分及
   地位如何，單視病人的需要提供護理照顧。

3. **護理是一項美學(Esthetics)：提供令人滿意之人、事及物**，如創造令自己
   及他人愉悅之工作環境。

4. **護理是一種自主(Freedom)：具有選擇的能力**，如尊重病人拒絕治療的權
   利，鼓勵開放性討論有關專業上之爭議性議題。

5. **護理是維護人類的尊嚴(Human Dignity)：人類與生俱來的價值及獨特
   性**，如保障個人的隱私權，保守個案及工作人員的秘密，不論背景為何，
   皆予以尊重。

6. **護理是一種正義(Justice)：正義是指對人公平、正當及適切的處置**，以維
   護個案應有的權益。

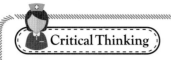

Critical Thinking

❤ 呂麗卿

護理專業責任

　　我在外科病房工作當護理師約 6 年了，有一天我協助一位病人去上廁所，病人因為剛作完髖關節置換手術的第 3 天，顯得非常虛弱，而且無法站穩。根據我的專業經驗判斷，這個病人若出院有非常高的可能性會在家裡跌倒。於是，我向病人的主治醫師告知我的觀察，並建議讓病人再多住院一、兩天，等他體力恢復好一點再出院，但是醫師還是決定讓病人出院回家去。

　　雖然我覺得醫師的決定有點草率，但能允許病人出院的是醫師又不是護理師，我還能做什麼呢？我又想到，如果出院的決定可能會危害到病人安全，身為專業護理人員的我還能夠讓它發生而置之不理嗎？保護病人是護理專業的責任，我想我應當要運用專業知識與技能，更積極當病人的代言人。

　　我鼓起勇氣去跟醫師說：「王醫師，我可以私下和你說話嗎？」然後找一個地方，坐下來私下和王醫師談談。我簡要的敘述問題和可能的選項：「依照病人早上情況看來，他今天回家是很不安全的，我們可以先安排居家安全評估，及 24 小時的照顧者，或者再讓他多住幾天。如果這個病人是你的母親，你會怎麼做呢？」最後，王醫師讓這個病人又多住 3 天院，直到他體力恢復才出院。

　　在我的護理職業生涯中，我盡力去幫助每一位我照顧的病人，就好像他們都是自己所愛的人一樣。我用心發揮專業精神，要讓任何人，在任何情況下，都能感受到我是熟練、有能力且值得信賴的護理師。我相信不論社會如何變遷，護理的本質是永遠不變的，替病人謀福利永遠是護理專業的責任與使命。

影響現今護理實務的因素

現今及未來之護理實務，可能受許多因素而產生變化，這些因素可能衝擊整個健康照護體系。

一、經　濟

在美國，由於政府及私人保險給付增加，相對的，服務的要求也提高，如急診照護、精神健康諮詢及預防性身體檢查等健康照護系統，常是以前無法負擔的項目，使用情形也逐漸增加。

在過去 20 多年間，健康照護的費用也相繼提升了，於 1982 年，美國的老人醫療保險已依個案的醫療診斷，重新修定對於醫院及醫師的保險給付，此分類系統即為目前眾所周知的相關診斷關係群(diagnostic-related groups)。

在台灣，自 1995 年全民健康保險制度的施行，雖然將全國人民納入醫療保險制度中，保障全民就醫的權利，但也使得醫療資源利用情形節節上升。不論國內外，龐大醫療費用的支出已成為政府沉重的負擔，為因應醫療費用高漲的現今，減少不必要醫療資源的浪費，達到住院天數的縮短和醫療成本的降低，使目前醫院較以往照護更多急性病人，而以往需住院治療的病人，目前可採居家治療模式，這些變化對護理而言是種挑戰。目前，健康照護模式已從著重於住院治療轉變為門診照護模式，病人在住院前可接受檢查、在門診的同日可接受手術治療、可居家接受手術後復健、健康維護、減重課程及社區健康教育課程。因此，越來越多的護理人員從事社區照護，如居家護理、安寧療護及社區門診，這些轉變不僅改變了護理人員就業的場所，也改變相關護理教育、護理研究及護理實務。

二、消費者的需求

整體來說，現今由於廣大媒體的影響，增加民眾對健康及疾病的認知。對所有民眾而言，健康不再是富人的特權，而是每個人應有的權利，經由媒體不斷呼籲及強調，使民眾開始重視自身的健康及責任，包括戒菸、運動、減重、定期身體檢查、乳房自我檢查、子宮頸抹片檢查等。

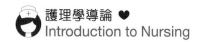
三、家庭結構

　　家庭結構會影響護理照護的需要及準備，目前越來越多的家庭屬於核心家庭或甚至為單親家庭。在許多單親家庭中，父母親必須獨自撫養孩子，而許多雙親家庭中，父母雙方皆需外出工作，因此無法照護親人。當家中有幼兒、老年人或病人時，可能需要托嬰中心、日間照護中心等的協助，以減少人力不足的窘迫及困擾。

四、科　技

　　隨著時間的日新月異，護理人員不僅需要了解不斷開發的新藥、新進儀器設備，也需知道病人對接受這些治療的感受及需要，因此，必須提升護理的教育，以提供有效及安全的護理實務。

五、人口學

　　人口學(demography)是一項針對人口的研究，包括年齡及居住分布的統計、死亡率及致病率，從人口資料可評估民眾對護理照護的需要，如老年人口的增加，因而需增加老人護理的需要；都市人口的增加，因人口密集及相關汙染問題的增加，因應而生的是大多數的醫療機構多設立於市區。再者，病人之致病及致死率的探討可指出造成致病及致死之主要危險因素。因此經由生活習慣的改變可進而預防疾病的發生，護理人員的角色則需評估危險因子及協助病人建立健康的生活習慣。

六、女性運動

　　婦女運動也喚起民眾對人權的注意，無論任何地方，人們的權利都應平等，特別是教育、政治、經濟及社會。因為大多數的護理人員為女性，此運動已改變護理人員對經濟及教育需要的認知，因此，許多護理人員專業性的地位是同等於男性醫療專業性的地位，及擁有照顧病人的自主性的需要。

七、護理學會

　　美國的美國護理學會，加拿大的加拿大護理學會，及台灣的台灣護理學會，除了訂定護理人員之實務、辦理各科專業訓練、探討護理業務等問題，並具有規劃及引領未來護理的新思潮與願景的重要功能（詳見第 8 章）。

結 語

　　成為一位護理人員，在專業護理的過程中，必須發展專業的知識、技術、態度與能力，然而在多變的社會文化中，隨著經濟、家庭結構、科技、人口學等的變化，女性運動的推動及護理學會的主導與努力，都可能衝擊整個健康照護體系，影響護理的定義、護理的角色與護理的實務。因此除了護理專業的發展，護理實務標準的建立可確保個案接受到高品質、高滿意度的服務，以使照護的對象達到健康的促進、疾病的預防、健康的回復及瀕死的護理的最終目的。

心|靈|小|語　❤屈 蓮

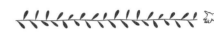

人貴自省

　　每年到了 6 月，學校都會舉行畢業典禮，這一天是非常忙碌的日子，除了典禮的進行外，畢業生趕辦離校手續，校園許多行政單位自然也同時地忙碌起來。

　　今年的畢業典禮與往常相同，但有一件小插曲令我印象深刻，約在當日下午2點，兩位穿著畢業服一高一矮的男同學氣嘘嘘地衝入我的辦公室，一進辦公室口中就嚷著「主任，這太不公平了，哪有罰這麼重的」，高大的同學口中抱怨著，我請他們先坐下，慢慢地陳述事情，原來那位身材較矮的男同學，自入學的第一年向學校圖書館借了一本電腦書，不料書弄丟了，未歸還圖書館，所以從一年級開始便不斷地被催書，並告知需賠償三倍之書款，該同學一拖再拖，並向校長陳情三倍書款太貴了，不公平，豈知一學期一學期地過去，到了畢業日，他還未賠錢，自然就無法辦理離校手續。在聽完他們的陳述後，我語重心長地問他們幾個問題：這件事是誰引起的？為何由一年級的事拖延至三年級？三倍的書款是否真的太高？自己弄丟了公共書籍，是否影響其他人之借閱權？賠了錢就可彌補丟書所造成的損失嗎？由於當事人是那位身材較矮小的男同學，我便請那位身材較高大的男同學離開，我希望能單獨談話，以便了解為何他自己的事情需由另一位男同學代為陳述？以及他自己心中真正的想法！？

　　我更進一步地問他，別的同學弄丟書，都願意依規定賠書款，為何他不願意？如果經過一番所謂的「爭取」過程，他本人享受到降低賠款金額，這種情況是否合宜與公平？我慢慢地提出這些問題，同時也請他仔細地思考，最後他是心平氣和地離開辦公室，我很慶幸在畢業當天能與這位同學有一番及時談話。人貴自省，人若能多自我反省，嘗試由不同角度看事情，人方可走出自己心中的井與塔。

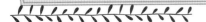

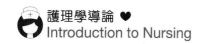

參考資料　References

李慧鶯、李選(2002)·護理專業承諾與生涯發展文獻探討·*慈濟護理雜誌，1*(2)，7-11。

高紀惠譯(2002)·國際護理協會定義·*台灣護理學會通訊雙月刊，82*，1。

許秀月(2005)·護理專業·於胡月娟總校閱·*護理學導論*（11-1~11-22頁）·華格那。

陳月枝、張媚、林明珍、吳麗芬、李選、蔡閔閔…徐曼瑩(2012)·*當代護理學導論*·華杏。

靳曾珍麗、尹裕君(2006)·護理專業與護理專業團體·於陳月枝總校閱，*護理學導論*（四版，405-448頁）·華杏。

蕭仔伶(2010)·護理專業·於盧美秀總校閱，*護理學導論*（二版，55-92頁）·新文京。

Kozier, B. J., Berman, A. J., & Erb, G. (1999). *Fundamentals of nursing: Concepts, pocesses and practice*. (6th ed.). Prentice Hall.

Roper, N. (1994). Definition of nursing: 1. *British Journal of Nursing, 3*(7), 355-357.

Roper, N. (1994). Definition of nursing: 2. *British Journal of Nursing, 3*(9), 460-462.

Sorensen, K. C., Luckmann, J., Bolander, V. B., & Bolander, V. R. (1994). *Sorensen and Luckmann's asic nursing: A psychophysiologic approach*. (3rd ed.). W.B. Saunders.

腦力激盪

(　) 1. 以下哪位學者曾定義「護理是改善病人的環境，協助其康復的行動」？(A)韓德森　(B)歐倫　(C)南丁格爾　(D)紐曼

(　) 2. 有關護理的定義下列何者正確？(1)關懷照護 (2)幫助的專業 (3)犧牲小我，完成大我 (4)以個案為中心。(A)(1)(2)(3)　(B)(1)(2)(4)　(C)(1)(3)(4)　(D)(2)(3)(4)

(　) 3. 以下何者非護理實務的範圍：(A)健康的促進　(B)疾病的預防　(C)瀕死的照護　(D)醫療成本的計算

(　) 4. 美國護理學會(ANA)認為護理執業標準應包括：(1)照護品質、執行評價 (2)教育與學術 (3)倫理 (4)護理診斷。(A)(1)(2)(3)　(B)(2)(3)(4)　(C)(1)(3)(4)　(D)(1)(2)(4)

(　) 5. 以下何種機構可以達到縮短住院天數、提高醫療照護品質，並降低醫療成本？(A)長期照護機構　(B)加護病房　(C)安寧病房　(D)普通病房

(　) 6. 何謂專業化(professionalization)？(A)成為專業的過程　(B)預防疾病的發生　(C)依據醫囑執行護理計畫　(D)以利我主義為依歸

(　) 7. 以下何者非護理的重要價值？(A)利他主義　(B)美學　(C)維護人類的尊嚴　(D)燃燒自己，照亮別人

(　) 8. 影響現今護理實務的因素包括？(1)消費者的需求 (2)傳播媒體 (3)女性運動 (4)家庭結構。(A)(1)(2)(3)　(B)(2)(3)(4)　(C)(1)(3)(4)　(D)(1)(2)(4)

 掃描 QR Code 觀看解答

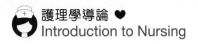
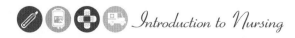

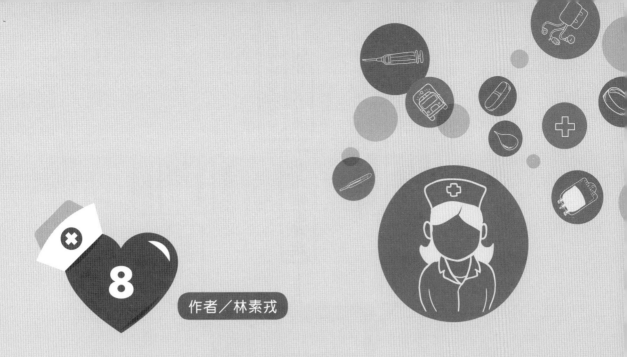

8

作者／林素戎

護理專業團體

名人語錄

人生就像蠟燭，生而為人，就該盡本分的燃燒自己，豈可稍有懈怠呢？

—— 南丁格爾

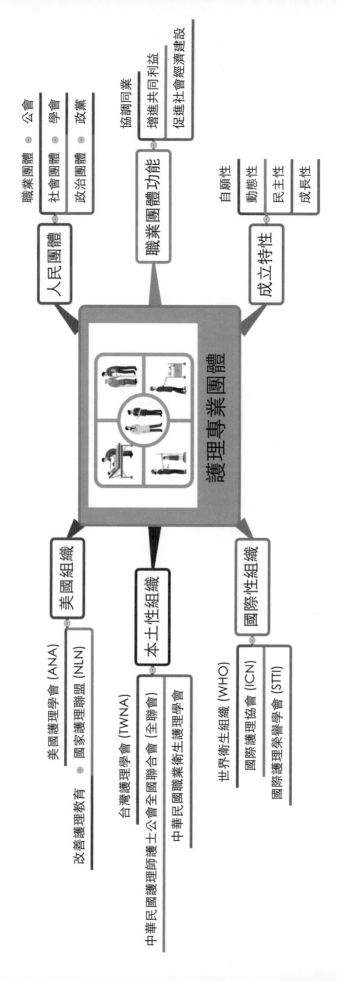

護理專業團體

人民團體
- 職業團體：公會 ①
- 社會團體：學會 ②
- 政治團體：政黨 ③

職業團體功能
- 協調同業
- 增進共同利益
- 促進社會經濟建設

成立特性
- 自願性
- 動態性
- 民主性
- 成長性

美國組織
- 改善護理教育
- 美國護理學會 (ANA) ①
- 國家護理聯盟 (NLN) ②

本土性組織
- 台灣護理學會 (TWNA)
- 中華民國護理師護士公會全國聯合會 (全聯會)
- 中華民國職業衛生護理學會

國際性組織
- 世界衛生組織 (WHO)
- 國際護理協會 (ICN)
- 國際護理榮譽學會 (STTI)

林玟君製作

前言

專業要能進步必須靠團體的動力，集合眾人的智慧，匯集眾人的力量，朝向團體共同的目標而努力，所以，組織護理專業團體是相當重要的，成立護理專業團體可加強護理人員的向心力，結合具有專業能力的實務者，共同為提高護理專業水準及地位而貢獻心力，提供個案高品質的護理照護，以發揮最佳的社會功能與創造社會利益。

護理專業團體能發揮的功能繁多，如護理業務糾紛之調處，2002 年 11 月 29 日新北市北城婦幼醫院一件醫療疏失造成 1 死 6 傷慘劇，震驚社會，更震撼全國的執業護理人員；於 2009 年 7 月羅東博愛醫院亦有疑似護理人員打錯針，導致病人重度昏迷之醫療糾紛事件，中華民國護理師護士公會全國聯合會即給予關切協助輔導，並與法律顧問協商，提供實質的協助處理，全國聯合會本著「勇於認錯、全面檢討、防範未然；真心關懷、理性聲援、實質協助」的處理原則關心事件進展。

每一個護理專業團體之成立皆有其特殊不同的宗旨及任務，本章將說明人民團體的定義、職業團體的功能和護理專業團體的特性，並且對於國際、美國及台灣的護理專業團體做概略的敘述。

8-1 人民團體

人民團體係民眾基於興趣、職業、信仰、地緣或血緣之所同，依「人民團體法」組織成立之團體。其組織之目的，在求團結各行各業各階層之民眾，共同貢獻智慧與力量，以服務人群，進而有效運用人力及物力，協助政府宣導政令，促進社會安和樂利，達成建設國家之目標（內政部人民團體全球資訊網，無日期）。人民團體法於 1942 年 2 月 10 日國民政府制定公布至今，期間修訂條文多次。人民團體之主管機關在中央及省為內政部；在直轄市為直轄市政府；在縣（市）則為縣（市）政府，但其目的事業應受各該事業主管機關之指導、監督（全國法規資料庫，2011）。例如護理專業團體則同時需由該事業主管機關－行政院衛生福利部（縣市衛生局）指導及監督。

依人民團體法第 4 條之規定，人民團體可分為三種（全國法規資料庫，2011）：

1. **職業團體**：係以協調同業關係，增進共同利益，促進社會經濟建設為目的，由同一行業之單位，團體或同一職業之從業人員組成之團體。如商業同業公會、自由職業團體等。職業團體有強制入會及退會之規定，如**護理人員法即規定護理人員非加入所在地護理人員公會，不得執業**。

2. **社會團體**：係以推展文化、學術、醫療、衛生、宗教、慈善、體育、聯誼、社會服務或其他以公益為目的，由個人或團體組成之團體。如學術文化團體、醫療衛生團體、宗教團體、國際性團體、慈善團體、婦女團體、宗親會、同鄉會、同學校友會、民眾服務社等。社會團體為志趣相投的人自由結合的，故無強制入會或退會之規定。

3. **政治團體**：係以共同民主政治理念，協助形成國民政治意志，促進國民政治參與為目的，由中華民國國民組成之團體。如中國國民黨、民主進步黨等。政治團體之主管機關為內政部民政司，民眾可依規定向內政部民政司申請。

8-2 職業團體的功能

職業團體主要在於達到：(1)協調同業關係；(2)增進共同利益；和(3)促進社會經濟建設之目的。茲就護理職業團體可發揮的功能分述如下：

1. **協調同業關係**：致力於制定護理執業標準，發揚護理倫理，提高護理服務品質，促進護理事業之發展，減少同業間的紛爭，發揮協調者(coordinator)／磋商者(negotiator)的功能，公正調解業務糾紛，並與其他團體聯繫及合作。

2. **增進共同利益**：維護及增進會員之權益，如工時、人力配置等，推行有關護理之制度與法令，協助及輔導會員執行專業護理角色，建立良好的執業環境，舉辦各種研習會，提供繼續教育終生學習的機會，並促進會員親睦、互助及福利等事項，發揮保護者(protector)和協助者(helper)的功能。

3. **促進社會經濟建設**：為促進全民健康協助政府推行衛生保健政策及社會福利事項，受理政府及社會各界委辦或諮詢之有關事項，積極參與社會活動，拓展本會與國內外醫事團體間之合作及聯誼，發揮企業家(entrepreneur)的功能，促進社會經濟建設之發展。每年固定舉辦大型的學

術活動，如**台灣護理學會爭取到 2005 年ICN第 23 屆國際護理師大會的主辦權**，有來自世界各地數千位的護理人員到台灣來參與盛會，此乃有助於經濟繁榮之發展。

8-3 護理專業團體的特性

　　成立護理專業團體的目標有三：(1)推動護理專業發展，以提升護理專業地位；(2)增進護理人員對護理專業的興趣與事業發展；和(3)促進民眾健康。因此，護理專業團體應發揮其功能，以達成所擔負的社會責任。其組成必須具有以下特性（曾、尹，2004；Keepnews & Marullo, 1996）：

1. **團體的組成為自願性質**：專業團體的組成乃是自願性質，為有共同的目標之一群人所組成，所以，專業團體的業務推展與執行，不論是被推選或指派的，皆無酬庸，一切出於自願貢獻心力，為推動護理專業團體之發展而努力。

2. **團體是一個動態的組織**：護理專業團體必須了解國際間大環境的變化，注意社會的脈動，評估社會的需要，民眾的需求，研擬符合社會需要的系列活動，使護理專業團體能不斷發揮其影響力及提升專業地位。

3. **團體是一個民主的組織**：組織內的選舉及事務執行絕對採取公平、公開和公正之做法，依循組織章程之規定辦理，組織成員間之溝通方式為雙向溝通，政策之制定與推動應考慮成員的需求，並取得成員充分的了解和積極的參與。

4. **團體可促進會員的成長**：會員經由團體的鼓勵、支持和資源的供給，培養對事物精確的判斷能力，正確的選擇所須之資訊，於團體中不斷的學習和成長，有助於專業團體的永續發展，進而增進社會之福祉。

8-4 國際專業團體

　　屬於國際性的護理相關專業團體以「世界衛生組織」、「國際護理協會」及「國際護理榮譽學會」最具影響力，茲將其簡述如下。

一、世界衛生組織

世界衛生組織(World Health Organization; WHO)是一個專門為促進健康的聯合國組織，成立於 1948 年 4 月 7 日。為紀念該組織的誕生，訂定每年的 4 月 7 日為「世界衛生日(World Health Day; WHD)」。世界衛生組織每年都舉行世界衛生日的活動，且每年都會提出一個全球共同關心的健康議題作為新的活動主題，以提高全世界對該議題的關注，促進全人類的健康。**2011 年世界衛生日的主題是「控制抗菌素耐藥性：今日不採取行動，明日就無藥可用**(Antimicrobial resistance: no action today no cure tomorrow)」，世界衛生組織呼籲各國政府應採取必要措施，以制止高度耐藥微生物的出現。而 2016、2017 年主題則分別為「打敗糖尿病」和「讓我們聊聊憂鬱症」。

世界衛生組織現有 194 個會員國，總部設於瑞士日內瓦(Geneva)，會員有三種身分：正式會員、副會員和觀察員。其組織包含世界衛生大會(The World Heath Assembly; WHA)、執行委員會(The Executive Board)、祕書處(The Secretariat)及區域委員會和區辦事處(Regional Committees and Regional Offices)，為配合世界各地區的特殊需要，於世界六大洲分設區辦事處，我國屬於西太平洋區，但目前並不是WHO的會員國。詳細的各地區辦事處如表 8-1 (WHO, 2017)。

表8-1　世界衛生組織各地辦事處

地　　區	國　　家	都　　市
非洲(Africa)	剛果(Congo)	布拉薩(Brazzaville)
歐洲(Europe)	丹麥(Denmark)	哥本哈根(Copenhagen)
東南亞(South-East Asia)	印度(India)	新德里(New Delhi)
美洲(Americas)	美國(USA)	華盛頓(Washington D.C.)
東地中海(Eastern Mediterranean)	埃及(Egypt)	卡羅(Cairo)
西太平洋(Western Pacific)	菲律賓(Philippines)	馬尼拉(Manila)

(一) 宗　旨

世界衛生組織的宗旨在於**促進全人類達到最高的健康水準**。21 世紀聯合國世界衛生組織的目標為「人人享有衛生醫療保健」，包含項目有：

1. 減少醫療保健狀況的不平等現象。

2. 滿足人人基本的保健需求。

3. 改變不良生活習慣以創造健康。

4. 保健工作的革新。

(二) 任　務

1. 推廣各種傳染病及地方流行病的防疫措施。

2. 改善婦幼衛生，並增進其福利。

3. 協助各國改善居住衛生品質，供應清潔用水。

4. 促進心理衛生工作。

5. 根據各國政府要求，提供諮詢與技術或經濟援助以加強各國衛生品質。

6. 協助各國發展醫療人員的培訓教育。

7. 於世界衛生工作執行中發揮指導與協調的功能。

8. 制定國際檢疫法規，藥品、疫苗和其他生物製劑的國際標準。

9. 設置衛生情報及科學研究中心，隨時將最新的衛生健康資訊通知全球。

二、國際護理協會

　　國際護理協會(International Council of Nurses; ICN)在國際護理專業發展上有重要的影響力，為全部護理會員國的代言人。ICN 成立於 1899 年，會址設於瑞士之日內瓦是一個獨立且無黨派之非政府組織，由各國護理學／協會組成，現有 130 個多會員國，1,600 餘萬會員(ICN, 2017)。台灣護理學會於 1922 年成為會員國之一，余玉眉教授曾於 1997 年當選為 ICN 理事會理事，於 2001 年當選為 ICN 的副理事長。監察委員尹祚芊當選為 ICN 2005~2008 年理事會理事，2009 年當選為 ICN 第二副理事長。每年台灣護理學會都會為會員繳交會費給 ICN，所以，只要是台灣護理學會的會員即同時享有 ICN 的一切權利。國際護理協會每兩年召開一次國家代表會(Council of National Representatives; CNR)，每 4 年召開一次國際護士大會(Quadrennial Congress)。ICN 會議及文件所使用之正式語言(working language)為英語、法語及西班牙語。出版雜誌為 International Nursing Review 季刊和 Socio-Economic Welfare News (SEW News)。

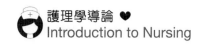
　　ICN 理事會由 15 位理事組成（含 1 位理事長、3 位副理事長、12 位理事），全球區分為非洲、中東、北歐、南歐、北美、中南美及亞太地區共7個代表地區，每區視會員人數決定理事人數，最多不得超過 3 人。

（一）宗　旨

　　國際護理協會成立宗旨乃代表全球 1,600 萬位護理人員，為提升護理專業，影響及制定全球護理、衛生及社會政策及凝聚全球護理人員的力量，並監督執行成效（台灣護理學會，2017）。因此，ICN 的目標有三：

1. 凝聚全球護理專業。
2. 提升全球護理人員素質及專業成長。
3. 影響全球衛生政策。

　　並且 ICN 訂定其五項核心價值，引領全球護理專業發展：

1. 前瞻性領導統御。
2. 包容性。
3. 可塑造性。
4. 伙伴關係。
5. 成就導向。

（二）任　務

1. 維持與其他國際性組織良好的關係，於國際性的層級上扮演護理人員的代言人。
2. 為全世界護理人員提供互相溝通管道，以分享彼此的觀念及促進互助合作。
3. 協助會員國之護理人員，安全的執行護理業務，提供個案高品質的護理照護，以提升護理專業水準及地位。
4. 重視各會員國護理人員的工作權益和福祉，及在護理工作中所扮演的角色之適當和專業度。
5. 關注全人類的健康問題與特殊照護問題，並與其他國際組織，如 WHO、國際紅十字會等，共同合作改善問題，以造福人類健康。

6. 重視各會員國護理專業團體的功能發揮，及其與國際護理協會之溝通合作關係（張，2000；李，2001；林、黃、李，2001）。

三、國際護理榮譽學會

　　國際護理榮譽學會(Sigma Theta Tau International, Honor Society of Nursing; STTI)是一個具有專業學術發展領導地位的國際性護理專業學術團體，於 1922 年由 6 位學生發起首創於美國印地安那大學(Sigma Theta Tau International, Honor Society of Nursing, 2002)，會址設於美國伊利諾州的印第安那波里(Indianapolis)。會名 Sigma Theta Tau 的字義源於希臘字的「Storga（愛）、Tharos（勇氣）、Tima（榮譽）」。至今總會已有 431 分會，分布於 86 個國家，活動會員約 125,000 人，為全球第二大之護理組織，會員係邀請護理學術上有特殊成就，具有專業領導潛能，並於護理工作上有卓越表現或貢獻，且具有護理學士以上學位者參加，共同為提升護理專業水準及地位而努力，現會員有61%以上擁有碩士或博士之學位。STTI 於 1985 年發展為國際性的護理專業學術團體，除美國本土外，並有國際分會散布在加拿大、荷蘭、巴西、澳洲、巴基斯坦、南韓、中華民國及香港。我國於 1988 年成立「國際護理榮譽學會中華民國分會(Lambda Beta Chapter-At-Large, Sigma Theta Tau International, Honor Society of Nursing; R.O.C.)」。國際護理榮譽學會每年獎助護理研究之經費超過 65 萬美元，出版的期刊有 The Journal of Nursing Scholarship, Reflections on Nursing Leadership 及 Worldviews on Evidence-Based Nursing。

(一) 宗　旨

　　促進國際護理學術交流、提升護理教育水準及增強護理專業信念。

(二) 任　務

1. 推展學術交流。
2. 加強與國際護理界之聯繫。
3. 舉辦各項研討會。
4. 提供護理專業資訊。

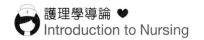
(三) 目 標

國際護理榮譽學會計畫 2005 年的目標有七(Sigma Theta Tau International, Honor Society of Nursing, 2002)：

1. **會員的發展(Membership Development)**：鼓勵會員擴展其專業領域。
2. **分會的發展(Chapter Development)**：建立強大的分會和促進領導階層的合作關係。
3. **總體的結合(Global Linkages)**：促進組織及會員總體的結合發展。
4. **領導(Leadership Agenda)**：培養護理人員於不同且複雜的健康相關環境能展現領導能力。
5. **鼓勵研究(Research Support)**：經由學術研究提升護理專業的科學基礎。
6. **學術的發展(Scholarship Development)**：刺激會員於護理專業生涯中不斷的鑽研學習。
7. **健全財務(Financial Health)**：穩固及利用多種財源或資源，以確保組織的未來生存。

8-5 台灣護理專業團體

於台灣護理專業團體相當多，在此僅就「台灣護理學會」、「中華民國護理師護士公會全國聯合會」、「中華民國職業衛生護理學會」、「台灣長期照護專業協會」做簡述，其餘還有許多護理專科的團體，因篇幅有限，無法完全介紹。

一、台灣護理學會

台灣護理學會(Taiwan Nurses Association; TWNA)於 1914 年成立於上海，1932 年向政府正式登記，1960 年於台北登記為「中華民國護士學會」，1961 年改為「中華民國護理學會」，2002 年再更名為「台灣護理學會」（台灣護理學會，2010）。台灣護理學會設理監事會推行及發展會務，理事會下共設 18 個委員會，其中有 14 個專業護理委員會（包括護理教育、護理行政、護理研究、社區衛生護理、內外科護理、急診加護護理、手術全期護理、婦幼護理、腫瘤護理、精神衛生護理、中醫護理、災難護理、長期照護、進階護理等委員會），和 4 個會員服務委員會（包括會員、財務、編

輯、國際事務等委員會），每年召開會員代表大會一次，每 3 年改選一次理監事。

　　隨著護理人員學識與專業素養的提升，學會也帶動了護理界更蓬勃的學術研究風氣，出版的期刊有「護理雜誌」、The Journal of Nursing Research（原名為「護理研究」，自 2001 年 6 月改以英文版雙月刊發行），其中「護理研究(The Journal of Nursing Research)」分別於 1997 年度榮獲「行政院國家科學委員會獎助國內學術研究優良期刊」甲等期刊獎、1998 年、2002 年、2003 年及 2004 年度榮獲優等期刊獎，並於 2008 年發行電子期刊，此不僅帶給護理界同仁極大的鼓勵與肯定，亦對讀者提供更即時、多元、個人化的數位資訊服務，未來更朝向期刊被收錄於 SCI 或 SSCI 的方向而努力（台灣護理學會，2010）。

(一) 宗　旨

　　台灣護理學會的宗旨是**發展護理專業、促進護理學術研究、提高護理教育水準、增進全民健康及提升本會國際地位。**

(二) 任　務

1. 提升護理人員之專業知能與專業精神。
2. 界定護理專業相關名詞。
3. 訂定各科護理標準。
4. 推動護理倫理教育，發揚護理倫理精神。
5. 辦理護理人員繼續教育之認證。
6. 推動專科護理師之認定制度。
7. 推動護理學術之研究與發展。
8. 促進會員間之學術交流與合作。
9. 探討護理教育與護理業務之問題，提供改進意見，供教育及衛生行政當局參考。
10. 加強與國內外護理及相關組織間之聯繫、交流與合作。
11. 配合政府政策，拓展護理業務，增進全民健康，提高生活品質。
12. 出版各種學術性刊物、書籍及視聽教材。
13. 達成有助於本會宗旨之其他事宜。

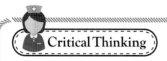

❤ 呂麗卿

Critical Thinking

　　每一個護理師在他護理生涯過程中，都會有機會跟護理專業團體有所交集。我第一個接觸的團體是「台灣護理學會」，記得還在護理學校念書時，在學校老師的建議下加入台灣護理學會成為會員，除了可以免費或以優惠價參加學會舉辦的各項研討會，還可以免費獲得學會出版的護理雜誌期刊，讓我在求學期間隨時可以補充學校課業以外的護理新知。

　　護理學校畢業後，我進到醫院從事臨床工作，這時我跟「中華民國護理師護士工會全國聯合會」有了接觸，因為依照護理人員法規定，護理人員必須加入服務所在地的護理師護士工會才可以執業，所以當時醫院要我去當地的護理師護士工會辦理入會，然後再到衛生局申請執業登記，此後，就是要每年繳交護理師護士工會會費及遵守每 6 年更新執業執照的規定。

　　另外，由於任職的醫院非常鼓勵護理人員繼續進修，因此我申請了護理研究所碩士班，一邊工作、一邊讀書，雖然日子過得很忙碌但也很充實。在求學期間，我又跟台灣護理學會有了再次接觸，因為學校要求每位研究生都需要有參加國際研討會的經驗。國際研討會的報名費通常都是非常昂貴的，往往在台幣一萬元以上。我報名了「國際護理協會(ICN)」在歐洲舉辦的國際研討會，因為是台灣護理學會的會員的緣故，所以可以會員身分參加，因此省下了不少的報名費用。還有，研究所的最後一年，很幸運的申請到台灣護理學會的獎學金，這讓我在沒有經濟壓力下，能夠順利的進行研究及完成畢業論文。

二、中華民國護理師護士公會全國聯合會

　　中華民國護理師護士公會全國聯合會(The National Union of Nurses' Association; R.O.C.)於 1986 年由台北市、台灣省、高雄市等三個護士公會發起成立（中華民國護理師護士公會全國聯合會，無日期），於 1988 年獲內政部准予籌組，1989 年 3 月 3 日召開成立大會，選舉第一屆理監事，同年 4 月 10 日內政部核准正式成立中華民國護理師護士公會全國聯合會。該會設有理監事會推行及發展會務，理事會下共設7個委員會（包括會員福祉、護政醫療法制、公共關係、護理事業輔導、護理研究發展、國際事務、財務等委員會）。目前台灣（包括台、澎、金、馬），共有24個護士公會。依據護理人員法之規定，護理人員均需加入服務所在地之護士公會，故可同時成為中華民國護理師護士公會全國聯合會的會員。

(一) 宗　旨

中華民國護理師護士公會全國聯合會的宗旨是**聯合全國護理人員，增進護理知能，共謀護理事業發展，力行社會服務，維護護理人員權益，提升護理人員地位**。

(二) 任　務

1. 參與建立護理執業人員應有的教育標準。
2. 參與建立護理執業人員執業資格考試標準。
3. 建立護理執業標準。
4. 建立護理執業的倫理標準。
5. 參與制定護理執業者的健康與福利措施。
6. 促進與國際護理或其他醫事團體之聯繫合作事項。
7. 參與健康政策的制定及護理相關的立法。
8. 做為護理之聲，使社會大眾了解護理人員的角色與功能。
9. 整合護理界資源，提升護理專業團體的影響力。
10. 塑造護理的共同願景，擬訂具體策略。
11. 維護及增進護理人員共同權益之事項。
12. 輔導與革新護理業務之事項。
13. 調處護理業務糾紛之事項。
14. 其他依法令規定應辦理之事項。

三、中華民國職業衛生護理學會

中華民國職業衛生護理聯誼會於 1989 年 8 月成立，並於同年 12 月更名為中華民國職業衛生護理學會(Taiwan Occupational Health Nursing Association)，1990 年 11 月申請立案，1991 年 4 月正式成立。

(一) 宗　旨

中華民國職業衛生護理學會的宗旨為提高職業衛生護理服務水準，發揮團隊精神，協助政府推行衛生保健，預防職業傷病發生，以促進全體勞工健康，並謀求會員親睦及福利（中華民國職業衛生護理學會，無日期）。

（二）任 務

1. 掌握會員動態，做好會員聯絡、調查、登記。

2. 團結會員互助合作精神，增進情誼，協助就業共謀福利。

3. 積極舉辦學術及研究活動，提高會員專業素質，以促進業務發展及改進。

4. 配合政府機關推行相關政令之宣導，以促進全民健康及幸福。

5. 辦理有關維護職業衛生護理業務與權益之事項。

四、台灣長期照護專業協會

於 1992 年由 45 位具有共識專門為提高長期照護之服務品質而努力之護理人員發起，正式於 1993 年 8 月 28 日成立中華民國長期照護專業協會，於 2006 年 4 月 8 日改名為台灣長期照護專業協會(Taiwan of Long- Term Care Professional Association)。希望藉協會結合各專業領域人員的攜手合作，提供個案跨專業團隊之關懷照護，共同為促進台灣長期照護體系之健全發展而努力（台灣長期照護專業協會，無日期）。

（一）宗 旨

台灣長期照護專業協會的宗旨是提升長期照護專業人員的技能，增進長期照護個案及其家人之服務品質，維護長期照護專業人員之權益，及促進長期照護專業之發展。協會的理念是享有長期照護服務是人權而非特權，且提供「個別化」、「人性化」與「社區化」的照護是長期照護服務之基本精神。

（二）任 務

1. 倡導長期照護相關政策與法規。

2. 研發長期照護服務品質標準。

3. 培訓長期照護專業人員。

4. 宣導有關長期照護之資訊。

5. 促進國際長期照護經驗交流。

6. 維護長期照護專業人員權益。

7. 提供會員支持及自我成長的環境。

8. 建立家屬互助支持網絡及代言。

9. 其他符合本會宗旨之相關事項。

8-6　美國護理專業團體

　　在此說明兩個於美國極具影響力的護理專業團體：「美國護理學會」和「國家護理聯盟」。

一、美國護理學會

　　美國護理學會(American Nurses Association; ANA)是由全美 50 州的註冊護士(Registered Nurses; R.N.)聯盟所組成，於 1911 年正式成立的護理專業團體。出版的護理專業雜誌有American Journal of Nursing，Journal of Professional Nursing，Nursing Outlook，Nursing Research，和International Nursing Index等。

(一) 宗　旨

　　美國護理學會的宗旨是盡力提高護理專業標準，使全民獲得高品質的健康照護，支持及建立對護理人員工作環境合理的法規制度，並增進護理人員的福祉(American Nurses Association, 2011)。

(二) 任　務

1. 提供護理人員工作所需的相關資訊，如 The American Nurse。

2. 面對政府、國際組織、相關衛生機構和社會大眾時，做為護理人員的代言人。

3. 發展護理業務和護理教育標準，以提升護理專業水準。

4. 建立護理業務的倫理規範。

5. 鼓勵護理專業學術研究，並將新知運用於臨床實務。

6. 保護護理人員工作的權利和職業安全。

7. 與護理人員相關的立法、政府計畫和國家衛生政策，提供最佳的及合理的建議。

8. 加強護理人員的專業知識及擴展工作領域。

9. 提供護理人員繼續教育的機會，不斷的接受與學習護理新知。

10. 增進護理人員的經濟和全部福祉。

11. 分析及預測影響護理業務有關的因素，並及早提出因應措施(American Nurses Association, 2011; Betts, 1996)。

二、國家護理聯盟

國家護理聯盟(National League for Nursing; NLN)是一個非營利的聯盟團體，於 1952 年由美國國內七個組織及委員會合併而成。會員可分為個別會員和機構代表會員兩種，其成員多元化，包括健康小組成員、對護理業務有興趣的護理人員及非護理人員。出版的雜誌有 Nursing and Health Care。

(一) 宗　旨

國家護理聯盟的宗旨是確保將護理資源最完善且公平的分配，並積極努力改善護理教育，以提升護理服務品質。

(二) 任　務

1. **護理教育(Nursing Education)**：設定護理教育標準，以促進優質及創新護理教育。

2. **護理教育者的發展(Faculty Development)**：促進護理教育者的專業成長和品質的繼續提升，以培育更優質的護理專業人員。

3. **護理教育之研究(Research in Nursing Education)**：鼓勵實證教學(evidence-based teaching practices)的研究，以提升學生學習成效。

4. **資料收集(Data Collection)**：定期做護理人力的研究統計，收集臨床護理人力供給和護理教育者人力之資料，以了解護理市場供需。

5. **評估與評值(Assessment and Evaluation)**：定期評估與評值護理教育成果及臨床實務能力，以期能提供高品質的照護。

6. **公共政策(Public Policy)**：倡導公共政策開設有利於提升護理學術和終身學習之課程。

結　語

　　護理專業團體有助於護理人員專業知能的精進,以提高護理專業照護品質,進而提升專業地位發揮其影響力。護理專業團體的成長茁壯有賴護理人員的共同參與,貢獻才能、財力與精力,發揮專業團體最大的功能,護理人員應了解國際、美國及台灣重要的護理專業團體,實際共同參與發展專業團體更美好的未來。

參考資料  *References*

中華民國職業衛生護理學會(無日期)．*宗旨-方針-任務*。http://taohn. myweb.hinet.net

中華民國護理師護士公會全國聯合會(無日期)．*本會簡介*。http://www.nu rse.org.tw

尹祚芊(2008)．專業團體．於陳月枝等著,*護理專業問題研討*(五版)．華杏。

內政部人民團體全球資訊網(無日期)．*關於我們*。http://cois.moi.gov.tw/moiweb/web/frmHome.aspx

台灣長期照護專業協會(無日期)．*關於協會*。http://www.ltcpa.org.tw/main/index.php?func=introduce

台灣護理學會(2010)．*學會簡介*。http://www. twna.org.tw/frontend/un10_ open/welcome.asp#

台灣護理學會(2017)．*國際護理協會簡介*。https://www.twna.org.tw/frontend/un07_international/ webPages_1/webPages_1.htm

全國法規資料庫(2011,6月15日)．*人民團體法*。http://law.moj.gov.tw/LawClass/LawAll. aspx?PCode=D0050091

李選(2001)．國際護理協會立場聲明專欄報導．*護理雜誌*,48(3),5。

林壽惠、黃璉華、李選(2001)．2001年國際護理協會國家代表會議暨第22屆國際護士大會報告．*護理雜誌*,48(6),5-20。

國際護理榮譽學會中華民國分會(無日期)．*學會介紹*。http://www.vghtpe .gov.tw/~stti/oe_uaat2zoaaa3c__.htm

張淑容(2000)．國際護理協會對各國會員之服務內容簡介．*護理雜誌*,47(3),6。

靳曾珍麗、尹裕君(2006)．護理專業與護理專業團體．於陳月枝總校閱,*護理學導論*(四版,405-448頁)．偉華。

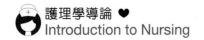
American Nurses Association (2011). *Who we are*. http://nursi ngworld.org/ FunctionalMenuCategories/AboutANA/ WhoWeAre.aspx

Betts, V. T. (1996). Nursing's agenda for health care reform: Policy, politics, and power through professional leadership. *Nursing Administration Quarterly, 20*(3), 1-8.

Ellis, J. R., & Hartley, C. L. (1995). *Nursing in Today's World* (5th ed.). J. B. Lippincott.

ICN (2017). *Who we are*. http://www.icn.ch/who-we-are/who-we-are/

Keepnews, D., & Marullo, G. (1996). Policy imperatives for nursing in an era of health care restructuring. *Nursing Administration Quarterly, 20*(3), 19-31.

National League for Nursing (2011). *Mission/Goals/Core/Values*. http://www.nln.org/ aboutnln/ourmission.htm

Sigma Theta Tau International, Honor Society of Nursing (2014). *About Us*. http://www. nursingsociety.org/aboutus/ Pages/AboutUs.aspx

World Health Organization (2017). *About WHO*. http://www.who.int/ about/en/

腦力激盪

Review Activities

( ) 1. 台灣護理學會成立之宗旨，下列何者有誤？(A)維護護理人員權益　(B)發展護理專業　(C)促進護理學術研究　(D)提高護理教育水準

( ) 2. 下列描述哪一項不屬於台灣護理學會的工作任務？(A)護理業務糾紛之調處事項　(B)推動各種護理學術之研究與發展　(C)探討護理教育與護理業務之改進意見　(D)加強國內外護理相關組織間之聯繫交流與合作

( ) 3. 目前台灣護理人員所加入的專業團體中，下列何者為國際護理協會的會員？(A)中華民國護理師護士公會全國聯合會　(B)台灣護理學會　(C)台灣省護理師護士公會　(D)台北市護理師護士公會

( ) 4. 有關護理專業團體的敘述以下何者為非？(A)國際護理協會(ICN)為一非政府組織，會址設於日內瓦　(B)中華民國護理師護士公會全國聯合會的功能在維護護理人員權益，提升護理人員的地位　(C)國際護理榮譽學會為美國護理領袖組成的組織，會址在瑞士　(D)台灣護理學會的宗旨在發展護理專業，促進護理學術研究，提高護理教育水準，增進全民健康及提升本會國際地位

( ) 5. 台北市護理師護士公會是：(A)職業團體　(B)政治團體　(C)社會團體　(D)以上皆非

( ) 6. 人民團體可分為以下哪三種？(1)職業團體 (2)私人團體 (3)社會團體 (4)政治團體。(A)(1)(3)(4)　(B)(1)(2)(3)　(C)(2)(3)(4)　(D)(1)(2)(4)

( ) 7. 以下何者為職業團體的功能？(1)協調同業關係 (2)增進共同利益 (3)促進社會經濟建設 (4)推廣個人業績。(A)(1)(2)(4)　(B)(1)(3)(4)　(C)(2)(3)(4)　(D)(1)(2)(3)

( ) 8. 以下何者非護理專業團體的特性？(A)推動護理專業發展　(B)促進民眾健康(C)增加民眾對護理專業的了解　(D)增進護理人員對護理專業的興趣

( ) 9. 「民眾基於興趣、職業、信仰、地緣或血緣之所同，依「人民團體法」組織成立之團體」係指：(A)人民團體　(B)職業團體　(C)社會團體　(D)政治團體

( ) 10. 下列何者非中華民國護理師護士公會全國聯合會的宗旨？(A)聯合全國護理人員，增進護理知能　(B)推動各種護理學術之研究與發展　(C)維護護理人員權益，提升護理人員地位　(D)共謀護理事業發展，力行社會服務

掃描 QR Code
觀看解答

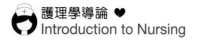
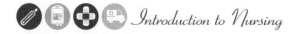

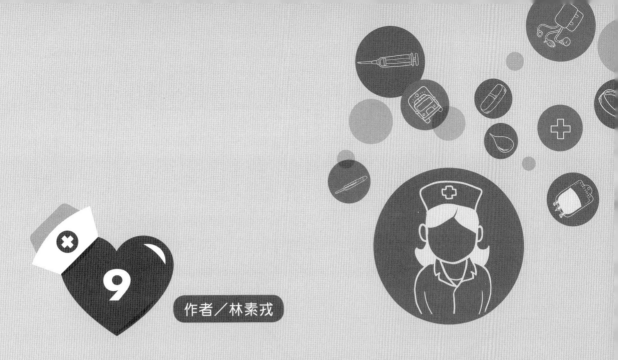

9

作者／林素戎

護理人員的角色與功能

名人語錄

看！在那悲慘的房中，我見到一位提燈的女士。

—————————————— 美國著名詩人～朗費羅

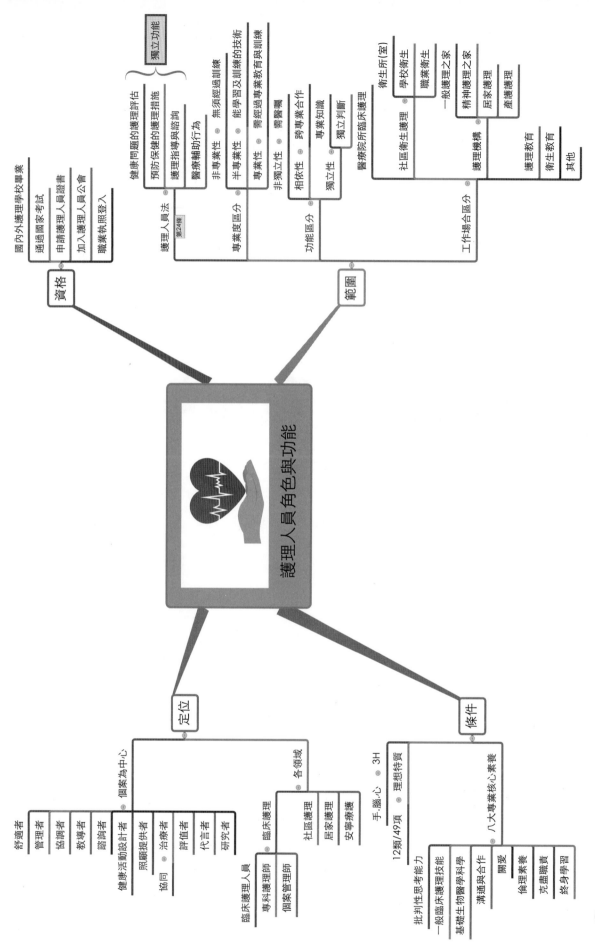

護理人員角色與功能

資格
- 國內外護理學校畢業
- 通過國家考試
- 申請護理人員證書
- 加入護理人員公會
- 職業執照登入

範圍
- 護理人員法（第24條）
  - 健康問題的護理評估
  - 預防保健的護理措施
  - 護理指導與諮詢
  - 醫療輔助行為 ｝獨立功能
- 專業度區分
  - 無須經過訓練
  - 非專業性
  - 半專業性
  - 專業性
    - 能學習及訓練的技術
    - 需經過專業教育與訓練
- 功能區分
  - 非獨立性 — 需醫囑
  - 相依性 — 跨專業合作／專業知識
  - 獨立性 — 獨立判斷
- 工作場合區分
  - 醫療院所臨床護理
  - 社區衛生護理
    - 衛生所（室）
      - 學校衛生
      - 職業衛生
      - 一般護理之家
      - 精神護理之家
        - 居家護理
        - 產科護理
  - 護理機構
  - 護理教育
  - 衛生教育
  - 其他

定位
- 個案為中心
  - 照顧提供者
  - 協同／治療者
  - 健康活動設計者
  - 管理者
  - 協調者
  - 教導者
  - 諮詢者
  - 評值者
  - 代言者
  - 研究者
  - 舒適者
- 各領域
  - 臨床護理
    - 臨床護理人員
    - 專科護理師
    - 個案管理師
  - 社區護理
  - 居家護理
  - 安寧療護

條件
- 手.腦.心 3H
- 12類／49項 理想特質
- 八大專業核心素養
  - 批判性思考能力
  - 一般臨床護理技能
  - 基礎生物醫學科學
  - 溝通與合作
  - 關愛
  - 倫理素養
  - 克盡職責
  - 終身學習

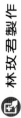 林玫君製作

自1989年護理人員法通過之後，護理專業受到尊重，護理人員之工作權益亦受到保障，不論在待遇及工作福利都有所提升，而且由於立法後的排他性效益，造成非專業護理人員，不得從事護理工作，工作職缺大量釋出，加上經濟起飛，國民所得的增加，病人權利意識的抬頭，民眾更加重視醫療保健的品質，故護理人員應隨時提升自我專業，更應要了解台灣的醫療保健體系與護理人員可以發揮的角色功能，強化個人自身的競爭籌碼，以備於護理市場上占有一席之地，並能學以致用。

　　本章將介紹正式護理人員應具備之資格與條件及相關考試，闡述護理範圍的深度及廣度，並讓學生對於護理人員的角色與功能有深入之了解。

9-1 護理人員應具備的資格與條件

一、護理人員應具備的資格

(一) 正式護理學校畢業（國內、外）及通過考試

　　護理是一門專業，需經由正規的護理養成教育，培養具有全人照護能力的護理能力，於學校畢業後即可參加考選部舉辦之考試。台灣於 2001 年 1 月 1 日起廢除以往的檢覈考試制度，為顧及於 2000 年（含）以前畢業學生之權益，考選部訂定 5 年的過渡條款，現已完全廢除了。於 2001 年（含）後畢業之學生及 2000 年底前未獲准報考參加檢覈考者須參加「專門職業及技術人員高等暨普通考試」（簡稱專技人員高普考），另因已無高級護理職業學校，故於 2013 年廢除專技人員普考護士執照之考試，詳細應考資格及應試科目如表 9-1 所述。

　　專門職業及技術人員高等考試醫事人員考試規則第 14 條規定，外國人具有護理師及助產師類科規定之資格者（如表 9-1），得應本考試各該類科考試。但依據公務人員考試法第 12 條規定，應試者需為中華民國國民，且須年滿 18 歲。

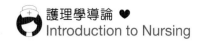

表9-1 護理人員專技高考應考資格及應試科目

應試類別	應考資格	應試科目
護理師	1. 公立或立案之私立專科以上學校或符合教育部採認規定之國外專科以上學校護理、護理助產、助產科、系畢業，並經實習期滿成績及格，領有畢業證書者 2. 經普通考試護士、助產士考試及格後並任有關職務滿4年有證明文件者 3. 經高等檢定考試護理、助產類科及格者	1. 基礎醫學（包括解剖學、生理學、病理學、藥理學、微生物學與免疫學） 2. 基本護理學（包括護理原理、護理技術）與護理行政 3. 內外科護理學 4. 產兒科護理學 5. 精神科與社區衛生護理學
助產師	1. 公立或立案之私立專科學校護理助產（合訓）科、大學或獨立學院助產學系、助產學位學程或符合教育部採認規定之國外大學、獨立學院助產學系、組畢業，並經實習期滿成績及格，領有畢業證書者 2. 領有護理師、護士或助產士證書，於公立或立案之私立大學、獨立學院（護理）助產研究所或符合教育部採認規定之國外大學、獨立學院（護理）助產研究所畢業，並經實習期滿成績及格，領有畢業證書者 3. 經普通考試助產士考試及格後並任有關職務滿4年有證明文件者	1. 基礎醫學（包括生理學、病理學、藥理學、微生物學與免疫學） 2. 基本護理學（包括護理原理、護理技術）與護理行政 3. 各科護理學（包括內外科、兒科、精神科與社區衛生護理學） 4. 助產學（一）（包括助產學緒論、生殖系統的解剖與生理、產前護理、分娩期護理、產後護理、新生兒護理） 5. 助產學（二）（包括優生保健、遺傳諮詢、胚胎發育、不孕症護理、高危險妊娠護理、高危險分娩護理、高危險產後護理）

（二）申請護理人員證書

　　護理人員法第1條即規定：「中華民國人民經護理人員考試及格，並依法領有護理人員證書者，得充護理人員」，且第3條規定：「經護理人員考試及格者，得請領護理人員證書」，再者，第7條規定「非領有護理師或護士證書者，不得使用護理師或護士之名稱。非領有專科護理師證書者，不得

使用專科護理師名稱。」目前考試及格後由考試院發給護理師及格證書,再向衛生福利部醫事司申請核發護理師或助產師證書。

(三) 加入護理人員公會及執照登錄

依護理人員法第 10 條規定:「護理人員非加入所在地護理人員公會,不得執業」,而**第 8 條規定**:「護理人員應向執業所在地直轄市、縣(市)主管機關申請執業登記,領有執業執照,始得執業。**護理人員執業,應每 6 年接受一定時數繼續教育,始得辦理執業執照更新。**」故依據醫事人員執業登記及繼續教育辦法(見附錄三)第 13 條規定:繼續教育之課程積分需達 120 點以上,其課程包含:**(1)專業課程;(2)專業品質;(3)專業倫理;**及**(4)專業相關法規。**

如於台北市執業,則準備下列證件至台北市護理師護士公會登記加入公會及執照登錄:

1. 護理師、護士證書正、影本(雙重資格全部繳驗)。
2. 身分證正本及正反面影本。
3. 畢業證書正、影本皆可。
4. 在職證明書正本。
5. 一吋半身照片三張。
6. 雙掛號信封一個。
7. 費用:入會費 300 元、常年會費 1,000 元及衛生局執照規費 300 元。
8. 繼續教育課程積分 20 點(如符合「醫事人員執業登記及繼續教育辦法第 6 條」規定者,需攜帶繼續教育積分證明文件)。

註:符合規定者,得以申請執業登記前一年內接受繼續教育課程積分達六分之一以上之(20 點)證明文件,辦理執業登記,需經衛生局審核通過後,其執照有效日期為執登日加 6 年。

二、護理人員應具備的條件

一位專業的護理人員於照顧個案時,必須要手、腦和心三者並用,即護理人員的三H:

1. **手(Hand)**：具有正確和純熟的護理技能。

2. **腦(Head)**：具有精深和新穎的護理專業知識。

3. **心(Heart)**：具有對護理服務的熱誠和真心的態度，稱之為三心二意，即是愛心(love)、耐心(patient)、同理心(empathy)、誠意(sincere)和善意(kindness)。

　　整體來說，護理人員經過護理專業的養成教育，除了必須具備照護個案的專業知識與能力外，對於個人還需擁有某些正向的特質，才能在護理生涯中工作愉快。盧(1989)曾探討護理專業人員的理想特性，將其分為 12 類 49 項，簡述如下。

(一) 外觀整潔、親切自然

1. 常面帶笑容。

2. 精神飽滿、精力充沛。

(二) 個性愉快開朗

3. 時常以開朗的態度對待病人及其家屬。

4. 能接納病人家屬因擔心而表現的行為反應。

(三) 具專業知識與技能

5. 有足夠的能力執行護理和治療工作。

6. 會教導病人應如何照顧自己。

7. 能判斷可能危及病人健康的因素。

8. 在執行護理工作時，技術正確熟練。

(四) 人際關係良好

9. 當病人住院時，能立刻且積極的迎接病人。

10. 能與病人和其家屬建立良好的關係。

11. 能與醫師以及病房中其他工作人員相處融洽。

12. 人緣好，能得到其他工作人員的尊敬。

（五）善於策略

13. 能注意病人的身心安全，避免任何意外傷害。

14. 當病人心情不好或身體不舒服時，能主動觀察出來，並設法減輕病人的不舒服。

15. 能明確判斷病人問題的輕重緩急，並做適當處理。

16. 具有判斷力，當病人的要求合理，而醫院未能配合時，可反映病人的意見給院方。

17. 會為病人提供一些治療成功的病例，以激發病人的信心。

18. 會鼓勵病人嘗試由不同角度來思考所面臨的問題，助其解決問題。

（六）具同理心、能體恤他人

19. 能站在病人的立場為病人著想，並會試著了解病人的感受。

20. 能傾聽病人訴苦，容忍病人的抱怨與挑剔。

21. 在執行護理工作時，會考慮病人當時的情況適合與否。

22. 關心病人的醫療環境。

23. 當病人需要時，會立刻給予關心與支持。

（七）可信賴

24. 能按時完成護理工作。

25. 能信守承諾，若無法做到也能向病人解釋。

26. 熟悉自己的工作，於執行護理工作時小心謹慎。

27. 能誠實且正確的將病人的治療報告給相關人員知悉。

（八）尊重病人、家屬及其他工作人員

28. 尊重病人的人格尊嚴和為人處事的原則，不損傷病人的自尊心。

29. 於執行各項護理時，會尊重病人的隱私權。

30. 尊重病人家屬的意見。

31. 能與病人共同討論，安排恰當的護理活動時間。

32. 尊重一起工作的同仁。

（九）待人謙恭有禮

33. 對病人、家屬及其他工作人員謙恭有禮。

34. 能避免不必要的打擾病人。

（十）良好的溝通技巧

35. 當病人有問題諮詢時，能完全了解病人的問題。

36. 對病人的問題能耐心傾聽，並給予適當的答覆。

37. 能具體且有效的將病人的問題傳達給醫師知道。

（十一）具責任感和工作熱誠

38. 除了執行醫囑和護理工作外，也會經常探視病人，給予安慰與協助。

39. 能主動向病人提出對病人有益的個人經驗與方法。

40. 能以淺顯易懂得話語，主動與病人討論病情。

（十二）具護理專業精神

41. 能依病人病情輕重給予適當護理而不偏心。

42. 對病人很有愛心。

43. 能為病人保守秘密。

44. 喜歡自己的工作，能夠全心投入工作。

45. 不浪費醫療用物，但該用則用，絕不吝嗇。

46. 能了解自己的體力和優缺點，並力求改進。

47. 願意幫助病人，能為病人尋求社會資源。

48. 準時上班，能以其最大的努力貢獻其力量於工作上。

49. 能不斷學習新知，以最好的方法護理病人。

三、護理專業核心素養

　　教育部為促進社會大眾健康照護之品質，並提供護理人員良好的教育環境，特由教育部高等教育評鑑中心基金會成立台灣護理教育評鑑委員會 (Taiwan Nursing Accreditation Council; TNAC)，於 2006 年至 2010 年已針對 27 所大專校院護理科系進行專業評鑑，規劃由專業護理團隊年年深入各科系

辦理單科評鑑，每校為期 5 天，共7位委員到校實地評鑑，是各類學制評鑑中時間最長者，於 2012 年改為評鑑 3 天。為了能進一步統整我國複雜且多層次護理教育，護理學系（科）評鑑規劃小組研擬了護理畢業生所應具備的基本專業核心素養，期做為各校院護理學系（科）規劃課程、師資培育與教學的依據，也成為培育我國基礎護理人員的專業能力與專業態度之目標。在評鑑項目中更特別強調要學生學習以「人」為本的整體性、連續性、個別性之護理照護精神與專業技能。

唯有落實護理教育的專業核心理念，護理學系（科）才能真正成為培育「稱職」而能被病人或民眾與其家屬所「信任」的護理師之搖籃。就大學部和專科部兩層級應具備的八項「**專業核心素養(professional core value)**」內容敘述如下：

1. 批判性思考能力(critical thinking and reasoning)。

2. 一般臨床護理技能(general clinical skills)。

3. 基礎生物醫學科學(basic biomedical science)。

4. 溝通與合作(communication and team work capability)。

5. 關愛(caring)。

6. 倫理素養(ethics)。

7. 克盡職責性(accountability)。

8. 終身學習(life-long learning)。

9-2 護理的範圍

護理的範圍可說是包羅萬象，從婚前健康檢查、母親孕育新生命、新生兒、嬰幼兒、兒童、少年、青年、中年、老年至死亡，這些過程中所遇見的任何問題，從健康到疾病，全部皆是護理服務的範圍。於我國護理人員法第 24 條明訂**護理人員的業務包括：(1)健康問題之護理評估；(2)預防保健之護理措施；(3)護理指導與諮詢；和(4)醫療輔助行為**，其中(1)、(2)和(3)項為護理的獨立性功能，第(4)項為護理的非獨立性功能。1973 年國際護理協會(International Council of Nurses; ICN)修訂的護理人員倫理規則中即指出護理人員的基本責任為：(1)促進健康；(2)預防疾病；(3)維持健康；和(4)減

輕痛苦（最近程目標）。現今護理的主要功能與角色為強調健康促進(health promotion)，此為最節省醫療成本支出之方式。由此可知，護理的範圍既廣泛又複雜，目的為提供個案「全方位(all-encompassing)」（包括全人、全家、全程、全隊及全社區）和「整體性(holistic)」的照護，以下擬依護理工作的專業度、護理的功能和護理工作的場所來深入了解護理的工作範圍。

一、依護理工作的專業度

護理工作的專業度依其所運用的知識、技術及思考之深淺難易程度，可區分為非專業性、半專業性和專業性護理三種，簡述如下。

（一）非專業性護理 (Non-professional Nursing)

非專業性護理指**不需經過學習、訓練、專業性判斷或深思熟慮的簡單照護工作**，於日常生活中每個人的自我照顧活動，如鋪床、擦澡、按摩、餵食、翻身等。

（二）半專業性護理 (Semi-professional Nursing)

半專業性護理指**需具備相關的知識始能學習的技術，且經一段時間的訓練使技術純熟**，這些護理活動有一定的執行步驟，或稱護理標準，通常為照護病人的常規(routine)和習慣，故為少有變化且不需隨機應變的護理活動，如測量生命徵象、注射、抽血、給藥、鼻餵管灌食、氣管造口護理、導尿、灌腸等，此為社會大眾所認知的護理工作。醫療機構中，於護理人員編制不足時，常會使得極為有限的人力資源只能應付半專業性的護理工作，此將造成護理工作缺乏挑戰性，每天重複簡單機械性的工作，護理人員的積極性及創造性都會受到抑制，容易出現工作倦怠感。

（三）專業性護理 (Professional Nursing)

專業性護理指**需經過專業的護理養成教育及訓練，運用其相關的知識及理論提供個案所需的健康照護**，且能依不同的人、時、地等狀況作最佳的隨機應變，故無常規可循，需發揮獨立思考、分析及判斷的能力，此類護理工作是一般人無法取而代之的，只有專業的護理人員才能勝任，如教導糖尿病人者自我照顧、處理病人手術前的焦慮、提供病人及家屬預防高血壓的保健措施、評估病人的健康問題等。

概括來說，非專業性、半專業性和專業性護理三者的護理工作範圍，非專業性護理的工作範圍最窄，其次是半專業性護理，而專業性護理的工作範圍最為廣泛。但於臨床實務上，執行一項完整的護理活動，有時會橫跨二種護理的專業度，如測量生命徵象的技術是屬於半專業性的護理工作，但判讀生命徵象之數值，則須具備相當深度的護理專業知識，發揮獨立思考的能力，故屬於專業性的護理工作。

二、依護理功能

護理功能是指護理人員於執行護理業務時所擁有的獨立自主程度，可分為非獨立性功能、相依性功能和獨立性功能三種，茲分別闡述如下。

(一) 非獨立性功能 (Dependent Function)

非獨立性功能又稱為「工具性功能」或「機械性功能(instrumental function)」，乃指護理人員必須遵照醫囑(order)而執行的護理業務，護理人員不可擅自決定行之，護理人員法第 24 條所規定護理人員之業務，其中醫療輔助行為即屬於非獨立性功能，如給藥、打針等，衛生福利部於 2001 年修訂醫療輔助行為的範圍請參考圖9-1。

但即使是遵從醫囑的護理業務，於執行前仍需運用護理專業知識判斷病人是否適合給予，如病人有在服用止瀉藥，於給予前先詢問病人的大便性狀及次數，如已是正常或便祕了，則需暫停給予，並告知醫師。

(二) 相依性功能 (Interdependent Function)

相依性功能又稱協同性功能，是指護理人員必須與其他醫療專業人員共同合作，相互配合，才能完成解決病人的健康問題，意即需有兩種以上的專業人員，如護理人員、醫師、藥劑師、營養師、檢驗員等各部門協同合作，共同解決病人的某些健康問題，以達到完整的醫護功能。如醫師開立需要時給予某種藥物的處方(p.r.n. order)，護理人員於執行時需發揮專業知識的判斷能力，決定病人的狀況是否適合給予，故此即是醫師和護理人員相互依賴的功能；又如燒傷患者需水療復健，醫師負責病情的診斷及治療，護理人員負責安排聯繫，復健師則負責水療復健計畫，因此由醫師、護理人員和復健師共同合作達成，以滿足病人的需要；又如病人住院期間因為食慾不佳、體重下降，營養師提供的飲食計畫並改變進食熱量，護理師協助持續追蹤病人進食狀態，共同合作改善病人營養狀況。

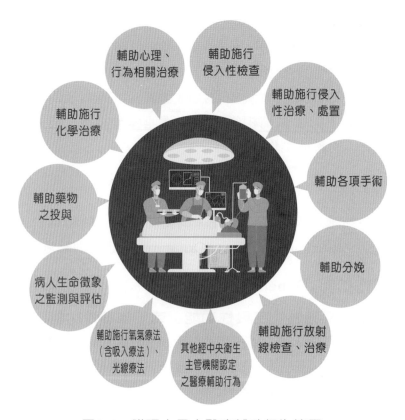

圖9-1　護理人員之醫療輔助行為範圍

(三) 獨立性功能 (Independent Function)

　　獨立性功能是指**護理人員不必受醫囑約束，運用護理的專業知識及經驗獨立判斷並決定所要執行的護理活動**。例一：提供病人整體護理，包括觀察病人症狀和反應，提供病人情緒上、精神上、身體上及環境上的護理；例二：護理人員在給藥時運用專業知識，評估醫囑、病人的情況及記錄病人的反應；例三：給予個案健康指導、教導個案自我照顧、會陰沖洗、誘導病人解尿、指導初產婦哺餵母乳並提供相關衛教等。護理人員法第 24 條所規定護理人員之業務，其中健康問題之護理評估、預防保健之護理措施、護理指導及諮詢等三項即是屬於獨立性功能。

　　於執行此類的護理活動時，護理人員如同扮演著慈母的角色，要有表情、有目的、讓病人感覺舒適；護理人員協助病人處理日常生活、提供心理支持、給予尊重與體諒、注意傾聽病人訴說有關其自身的事，發揮了支持、

了解（同理心）、表達及保證的功能，故又稱為「**表達性功能(expressive function)**」。

三、依工作場合

護理人員所發揮的功能依工作場合不同，護理對象和工作主要內容即有所不同，護理人員的工作場所並非只局限於醫院，因應著社會環境的變遷，有多元健康照護體系可供選擇，茲將工作場所分為六大類來說明。

（一）醫療院所臨床護理

係指各層級醫療院所的臨床護理工作，包括醫院和診所，目前護理人員（含護理師、護士和助產士）的執業場所，以醫療院所居多，共有 184,078 位執業護理人員，占了全部醫療機構醫事人員的 59.2%（衛生福利部統計處，2022）。

於醫療院所工作的臨床護理人員的職稱有護士、護理師、專科護理師(Nurse Practitioner; NP)、副護理長、護理長、護理督導、護理副主任及護理主任。主要工作重點在於病人的疾病照護、健康恢復和護理指導等。

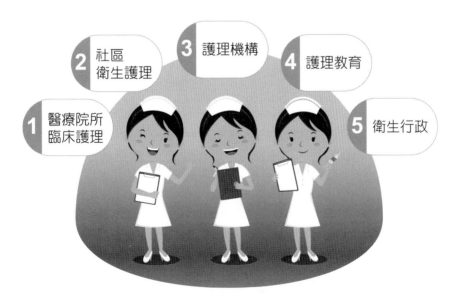

圖9-2　護理人員的工作場所

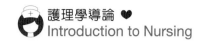
（二）社區衛生護理

社區衛生護理乃是**以廣大的社區民眾為服務對象**，包括新生兒、嬰幼兒、兒童、青少年、成年至老年人、婦女和孕婦等，服務內容乃是對於健康或疾病照護相關之問題。社區衛生護理可於三種工作場所執行，即是衛生所（室）護理、學校衛生護理和職業衛生護理三種。

1. 衛生所（室）護理

衛生所是政府衛生行政組織中最基層的單位，直接與民眾接觸，執行各項衛生業務，執行此工作之護理人員稱之為「公共衛生護士」，工作場所為各地的衛生所（室），其主要工作可以概括為防疫、防癆、各種預防注射、醫療業務、醫藥政業務、婦幼衛生、家庭計畫及優生保健、學校衛生指導、傳染病防治、工業衛生及職業病之調查、衛生教育宣導、衛生檢查工作、民防及災害救護、村里衛生、環境及食品衛生管理、成人病防治追蹤檢查、家庭健康訪問、老人健康檢查等有關衛生業務。

2. 學校衛生護理

執行此工作之護理人員稱之為「校護」，工作場所為學校。傳統上，學校衛生工作包含健康服務、健康教學與健康環境三大領域，然而因為環境的快速變遷與需求改變，中華民國學校衛生學會於推動健康促進學校時，運用Allensworth和Kolbe (1987)之觀點為強化學校衛生之功能，乃積極推展「整體性學校衛生計畫(Comprehensive School Health Programs)」，其架構內容除了上述三大領域之外，另發展出五項新領域，包括：健康體能、學校供膳、健康輔導、學校教職員工健康促進，以及學校與社區之聯繫與合作。而現階段我國學校衛生響應健康促進學校的世界潮流，以學校衛生政策、學校物質環境、學校社會環境、社區關係、健康教育與活動、健康服務等六大主軸，推動學校衛生實務工作。

3. 職業衛生護理

執行此工作之護理人員稱之為「廠護」，工作場所為工廠。我國職業衛生護理工作仍有待加強，職業衛生護理人員絕大部分僅依法令執行業務，工作重點主要以「勞工的健康檢查」、「意外傷害和疾病的緊急處理」、「健康記錄的保存與管理」、「協助勞工注意安全衛生」和「告知勞工健康危害」等為主。依行政院勞動部規定勞工 300 人以上均需聘用護

士及兼任或專任醫師。勞工安全衛生研究所（現為勞動及職業安全衛生研究所）於 2001 年指出國外職業衛生護理工作，均朝向增進員工生理及心理之目標進行，反觀國內，只有員工健康檢查、一般疾病診治及一些預防保健措施，現今職業衛生護理應朝向「勞工健康促進」邁進。

(三) 護理機構

依護理人員法規定護理人員可申請設置護理機構，**包括護理之家機構、居家護理機構和產後護理機構三類**，依「護理機構設置標準」設置護理人員（如表 9-2）。

表9-2　護理機構設置護理人員標準

類　　別	標　　準
一般護理之家機構	1. 15 床至少應有 1 人 2. 設有日間照護者，按登記提供服務量，每登記提供 20 人之服務量，應增置 1 人 3. 負責資深護理人員，應具本法施行細則第 11 條所定之資格與條件 4. 24 小時均應有護理人員值班 5. 收住呼吸器依賴個案達 4 床以上者，其人員應符合下列規定： 　(1) 每 10 床應有 1 人，不足 10 床以 10 床計 　(2) 至少有 1 位護理人員具備呼吸照護臨床經驗 2 年 　(3) 收住呼吸器依賴個案以 24 床為計算單位，每超過 24 床應再增加 1 人
精神護理之家機構	1. 每 20 床應有 1 人 2. 設有日間照護者，按登記提供服務量，每登記提供 20 人之服務量，應增置 1 人 3. 負責資深護理人員，應具本法施行細則第 11 條所定之資格與條件 4. 24 小時均應有護理人員值班
居家護理機構	負責資深護理人員，應具本法施行細則第 11 條所定之資格與條件
產後護理機構（產後護理之家）	1. 每 15 床（含嬰兒床）至少應有 1 人 2. 負責資深護理人員，應具本法施行細則第 11 條所定之資格與條件 3. 24 小時均應有護理人員值班

圖9-3針對護理機構的服務對象及工作內容做一簡單的詮釋。

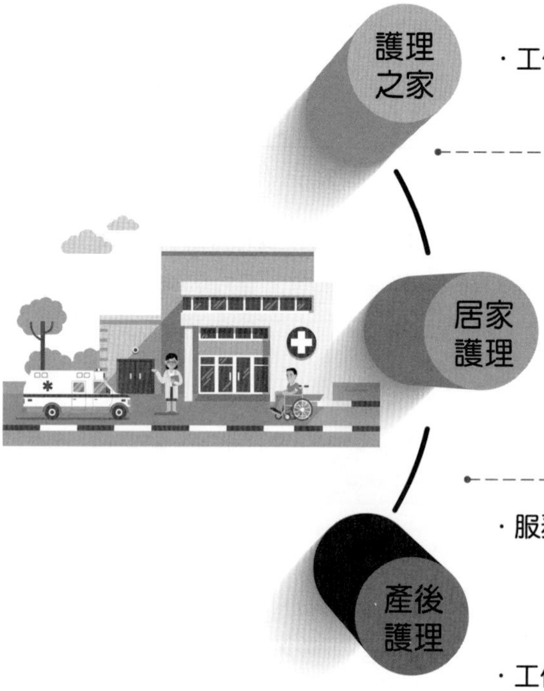

· **服務對象**：患長期慢性疾病，需要護理照顧者，及出院後仍需要繼續照顧的病人

護理之家

· **工作內容**：每天給予病人身體評估、依醫囑給藥及注射、個案緊急情況變化之處理和協助復健等

· **服務對象**：經醫師評估可由住院轉居家照護者，使個案出院後可在家中或機構得到連續性、完整性之適切照護，以減少社會資源之浪費

居家護理

· **工作內容**：到案家提供注射、更換鼻胃管、尿管等護理專業技術服務、衛生教育指導、社會資源諮詢及需求轉介等服務

· **服務對象**：於產後及出生未滿2個月需護理之產婦及嬰幼兒，但如經醫師診斷有特殊需要者，得不受2個月之限制

產後護理

· **工作內容**：一般的健康評估，如測量體溫、和評估子宮底位置等、產後衛生教育、育兒護理指導、母乳哺育指導、提供寶寶按時預防注射、家庭計畫指導等

圖9-3　護理機構服務對象及工作內容

(四) 護理教育

　　從事護理教育工作可分為二種，一是服務於各級護理學校（含專科、學院、大學、研究所等）的老師和實習指導老師，傳授護理的專業知識與技能，專門培育專業的護理人員。另一是服務於高中（職）以上的軍護老師，隸屬於軍訓處，主要教導學生健康促進、預防保健及基本的護理知識與技能。

(五) 衛生行政

　　我國衛生行政機構包括有衛生福利部、疾病管制署、食品藥物管理署、中央健康保險署、國民健康署、台北市、新北市、桃園市、台中市、台南市和高雄市衛生局及縣市衛生局等，護理人員於衛生行政機構主要擔任行政者的角色，計畫、協助及輔導護理業務的推展。

(六) 其他

其他護理人員可執業之場所還包括社會福利機構、捐血中心（站）、病理中心、船護、航護、特別護士等。

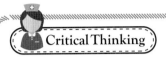

Critical Thinking

♥ 呂麗卿

我從事護理工作已經 6 年了，但對於剛畢業那年的工作情形，仍然記得非常清晰。回想起來，我仍然不知道我是如何能夠在這樣一個要求苛刻的工作環境中成功生存下來。我在一個有 32 個床位的內外科病房工作，到目前為止，我任職的病房仍是醫院中公認最繁忙的一個單位，每天的工作都是馬不停蹄。這感覺就像是每一次我在踏入單位時，我的心跳速率就至少增加每分鐘 10 次。單位的工作步調似乎從來沒有放慢過，而節奏總是令人目不暇接。

我通常是照顧 8 個病人。不論任何班別，我的職責總會包括測量生命徵象、評估、給藥和許多的護理和治療程序。還需要協調安排病人的各種檢查、檢驗、手術、復健等，以及追蹤病人檢查報告結果，或詢問藥局病人出院帶藥情形，並教導病人出院後要如何服藥及自我照顧等注意事項。

不論在身體和精神上怎樣作好充分準備，還是常常覺得在工作上很難維持一個控制感。有好幾次，我真的壓力大到要硬裝出自己生病。許多基本護理技能，如照護病人的優先順序和批判性思考技能幾乎是在工作時邊做邊學到的。當時的工作情況，雖不完全說是混亂，但也相差不遠。

看似很瘋狂，但說真的，我其實一點都不介意做那樣的工作，而且還忙得很開心。其中一個最主要的原因是，我身邊有很多的好同事。回顧當時，無論工作上發生什麼事情，同事總是非常願意相互幫忙。或許是我們擁有一個好的工作團隊，也或許是同事都擁有願意奉獻給護理和病人的心。但不管是什麼，沒有多久我就意識到，我做出了正確的職業選擇。身為護理人員，讓我有獨特的機會去關心、幫助別人。而每天上班時，我知道自己在做一些有意義的事情，這是一個非常棒的感覺。

9-3 護理人員的角色與功能

在台灣整體醫療環境的變遷甚鉅，護理理念的演變由最早以前的苦行僧主義至今為具人文色彩的存在主義，護理人員大範圍的擴展了專業的角色與功能，不再僅限於遵從醫囑，而是期望能將護理的角色與功能發揮的淋漓盡致。自從護理人員法實施後，護理人員的角色功能擴展至經營護理機構，此為對護理人員專業能力的肯定與提升，又隨著台灣經濟的快速成長，社會人口型態與生活習慣的改變，老人的健康問題及文明病隨之增多，為因應此種改變，長期照護、居家護理及社區護理的功能則更顯重要，護理人員在醫療保健中所擔任的角色繁多，於台灣護理學會的會徽設計中即說明護理人員具有多元化的角色，而其可發揮的功能為臨床工作者、教育者、研究者、領導者、諮商者及協調聯絡者等（圖9-4）。

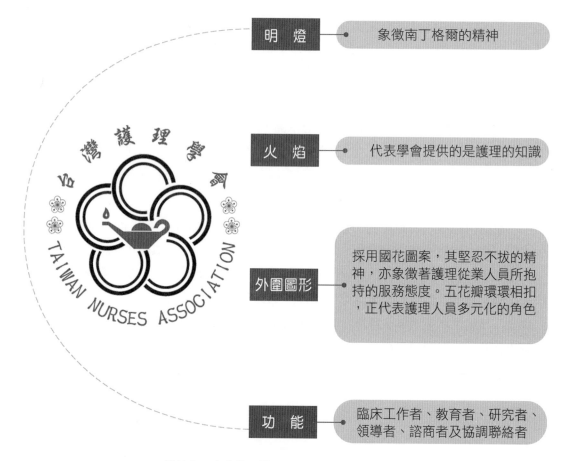

明 燈 ● 象徵南丁格爾的精神

火 焰 ● 代表學會提供的是護理的知識

外圍圖形 ● 採用國花圖案，其堅忍不拔的精神，亦象徵著護理從業人員所抱持的服務態度。五花瓣環環相扣，正代表護理人員多元化的角色

功 能 ● 臨床工作者、教育者、研究者、領導者、諮商者及協調聯絡者

設計者：台北榮民總醫院婦幼手術室　劉世芬

圖9-4　台灣護理學會會徽設計說明

以下將由兩方面來概述護理人員的角色與功能，一為以個案為中心的角色與功能，二為於各領域所扮演的角色與功能。

一、以個案為中心的角色與功能

1. **舒適者(Comforter)**：護理人員直接提供病人身體上的照護，達到病人舒適的目的，給予情緒上的支持，且注意其感受及需要，主要為協助病人達到治療及恢復健康的目標，而不是鼓勵病人依賴護理人員。

2. **管理者(Manager)**：護理人員統籌管理病人的一切健康照護相關事宜，於上班時間內完成病人所需的護理活動，提供病人最佳的治療性環境，使病人得到最良好的照護品質，例如病房的清潔與安全維護、聯繫安排病人的各項檢查與檢驗、提供病人治療所需的設備等。

3. **協調者(Coordinator)**：協調者或稱溝通者(communicator)。由於不同角色的人員對事物的觀點即有所不同，立場亦有所差異，如護理人員較強調以病人為中心，但醫師則較重視以疾病為中心。護理人員需要與病人、家屬、醫師及其他醫療小組之工作人員密切合作，**持續與他人保持溝通，負責居中協調與病人照護相關之事務**，運用組織中的各項資源與設施，給予病人最適當的醫療照護，且維持一個有效的溝通網，提供病人有效的護理。

4. **教導者(Educator)**：教導者或稱教育者。護理人員需有耐心地、和藹可親的給予病人及家屬／照顧者適當的個別性的護理指導，以促進其健康、疾病的恢復及自我照顧的能力。公共衛生護理人員積極宣導保健、促進健康及預防疾病等知識，給予社區民眾衛生教育，協助其實行健康的生活方式，例如乳房自我檢查、安全性行為的指導等。

5. **諮詢者(Consultant)**：對於病人或民眾提出與身體健康相關的問題，給予健康諮詢的服務，以澄清病人或家屬的疑慮，用客觀的態度引導病人或民眾做出最有利於自身情況的決定，如解說各種避孕方法的優缺點，但由民眾自行決定所要採用的避孕方法。

6. **健康活動設計者(Heath Program Planner)**：護理人員根據其專業知識及判斷力評估患者的健康情況，確立其健康問題，並依此擬定護理計畫措施，此即護理過程，為病人訂定整體性、具體性和有效性的護理計畫，隨時審視病人的需要，設計符合病人需求的健康計畫。

7. **照護提供者(Care Giver or Health Provider)**：照護提供者或稱照顧者(carer)即是**提供個案所需的一切照護活動，包括協助個案執行其日常生活活動，滿足其最基本的生理需要**，如攝食、飲水、排泄和睡眠等，供給舒適及支持保護病人避免傷害，給予個案心理支持，協助其克服健康問題和減緩壓力及焦慮，並提供與醫療相關的護理活動，如換藥、給藥、打針等，鼓勵個案及家屬共同參與擬定目標，以幫助個案盡速重獲健康，恢復自我照顧之能力，強調整體性照護的需要。

8. **治療者(Healer)**：護理人員協助醫師執行給病人之治療計畫，密切觀察病人的情況及對藥物治療之反應，與醫師共同討論治療計畫，促進病人恢復健康。

9. **評值者(Evaluator)**：護理人員須了解照護的效果是否有達到預期目標，隨時評值所執行的護理措施是否確實有效，若病人問題仍無法獲得妥善解決時，則須重新擬定護理計畫。

10. **代言者(Advocate)**：或稱維護者(protector)，**護理人員有保障病人權利的責任，協助病人採取措施以保護其免於環境中不利的影響，和保護及支持其身體的防衛能力**，當發現其他醫療人員、醫院政策或健康照護系統有任何對病人不適宜、不道德和不合法的情形時，護理人員要替病人說話，以維護病人的權利。對那些無法表達意見的病人，如病危者、無法與他人溝通者、對醫療作業不清楚者和心理疾患者等，護理人員應盡量爭取並維護病人的權益。

11. **研究者(Researcher)**：護理人員的研究範圍可說是全方位的研究，舉凡病人、家屬或護理人員的生理、心理、社會和靈性方面都有許多的議題有待靠研究來得知結果，並將其應用於工作中，以擴展專業知識與理論。如護理人員積極創造發明更新更好的護理方法及護理原理，改善護理技術，以解決病人健康問題和提高護理的品質。

二、於各領域所扮演的角色與功能

以往的護理人員就像總管一樣，所有事情一手包辦，造成護理人員怨聲載道，工作負荷量過重以及無法做到護理專長的分工，但現今護理工作之趨勢為專科化和精細化，更能發揮個人專長，提供個案更完善且高品質的護理。不僅如此，因應社會環境的變遷，以往的工作方式多著重於醫院服務，

現今則逐漸轉向於社區、居家護理和長期照護的服務，護理人員可積極的擴展其角色功能，讓護理之路無限寬廣。以下就護理人員於臨床護理、社區護理、居家護理和安寧療護各領域中的角色功能分別敘述之。

(一) 臨床護理

於各層級的醫療院所執業，著重於病人疾病的照護與恢復健康。分工精細化下，臨床護理人員角色擴展包括臨床專科護理師和個案管理師等，茲將其角色與功能概述如下。

1. **臨床護理人員(Clinical Nurse)**：臨床護理人員的角色功能如下：
   (1) 執行護理評估與護理活動。
   (2) 依醫囑協助及執行各項醫療活動。
   (3) 與醫療團體人員共同維護病人的生命安全。
   (4) 預防合併症及控制感染。
   (5) 協助及教導無法自我照顧之病人的日常活動。
   (6) 協助病人適應疾病過程。
   (7) 提供病人與家屬相關的健康諮詢。
   (8) 記錄所執行的醫療及護理活動。
   (9) 臨床護理的研究發展。
   (10) 推展專科護理師制度。

2. **專科護理師(Nurse Practitioner; NP)**：專科護理師於 2000 年 11 月正式納入護理人員法，護理人員法第 7 條指出非領有專科護理師證書者，不得使用專科護理師名稱。於第 7-1 條再說明護理師經完成專科護理師訓練，並經中央主管機關甄審合格者，得請領專科護理師證書，而專科護理師之甄審由中央主管機關委託各相關專科護理學會辦理初審工作，專科護理師之分科及甄審辦法，由中央主管機關定之。政府護理專責單位－護理及健康照護處（司）在護理界的積極推動下，在 2004 年 7 月正式成立，且於 2006 年度開始內科及外科專科護理師甄審，包含筆試及口試。衛生福利部並於 2007 年 11 月立法修正「內科及外科專科護理師申請甄審收費標準」。

   政府於 2004 年 10 月 27 日制定「專科護理師分科及甄審辦法」（附錄四），至今經歷多次修訂，為台灣護理專業發展的新里程碑。建立專科護理師制度的目的乃是為了：(1)提升醫療照護品質，預防及減少醫療照護

上的失誤；(2)落實醫療團隊合作精神，改進醫療照護的可近性；(3)改善醫（護）病關係，尊重被照護者參與醫療照護的決策；(4)重整醫護分工與合作，以期醫師能專注於醫療服務、教育與研究，進而提升醫療專業品質；(5)建立培育專科護理師的國家標準，以確保專科護理師專業能力的品質與水準。

　　臨床專科護理師的主要角色功能有：
(1) 發展與執行對病人照護之標準。
(2) 依病人需要，提供直接之護理。
(3) 協助護理人員針對臨床情況做決定。

3. **個案管理師(Case Manager)：** 個案管理在美國已行之有年，其對醫療保健系統貢獻良多，衛生福利部於 1997 年的慢性病人出院準備服務推展計畫之政策，第三年計畫即是鼓勵各類個案管理者之專科培訓以及建立個案管理制度之研究，近幾年來，台灣已有許多醫院實施臨床路徑(clinical pathway)。個案管理師的定義為「接受過個案管理訓練的人員，負責與醫師、醫療小組及病人協調溝通，訂出某種特定疾病之治療計畫與目標，並確保病人在住院期間內，達成期望的目標（盧、林、魏，1997）。」而實施個案管理的成效包括：節省費用、監測臨床結果、持續性與連貫性的醫療、增進服務的品質、病人滿意度提高，以及增進家屬、病人和醫療人員之間的溝通(Erkel, 1993)。

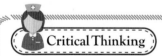

Critical Thinking

　　楊奶奶75歲，喪偶獨居，上個月在家浴室不慎跌倒，無力爬起，沒想到一躺就是躺了2天，所幸鄰居發現後緊急送醫。經醫師檢查發現左側股骨骨折，需手術處理。術後楊奶奶因患肢疼痛、活動受限等身體不適，而不願意下床活動。

　　黃小琪是負責楊奶奶的個案管理員，從楊奶奶準備出院時就接手這個案子，逐步建構、執行楊奶奶的照顧計畫，將「楊奶奶可以站起來走路、恢復至骨折前的身體功能程度」作為整個照顧計畫的目標。從醫院到社區，結合護理師、藥師、居家復健師等專業人員提供整合服務，並事先安排交通接送陪伴楊奶奶就醫，且每隔一段時間就到楊奶奶家中了解情形，耐心的陪伴楊奶奶、給予心理支持，使照顧計畫能更有效的執行。

政府於2017年實施長照2.0政策，在長照服務系統中，A級社區整合型服務中心的個案管理員，其角色類似「長照2.0顧問」，**為受照顧者擬訂照顧服務計畫及連結或提供長照服務**，進行照顧管理工作，讓整體照顧計畫更符合需求（衛生福利部，2018）。

個案管理師的角色包括：

(1) 改變的催化者(Change Agent) (Cohen & Cesta, 1997)。

(2) 臨床專家(Clinical Expert)。

(3) 諮詢者(Consultant)。

(4) 協調者(Coordinator/Facilitator)。

(5) 教育者(Educator)。

(6) 病人照護的管理者(Manager of Patient Care)。

(7) 協商者(Negotiator)。

(8) 代言者(Advocate)。

(9) 成果與品質的管理者(Outcomes and Quality Manager)。

(10) 研究者(Researcher)。

(11) 危機處理者(Risk Manager)。

(12) 全人照護的提供者(Holistic Care Provider) (Cesta, Tahan, & Fink, 1998)。

個案管理師的功能包括(Simons, 1992)：

(1) 確認臨床路徑的執行。

(2) 發展、協調與監測病人照護所需人與物等之資源。

(3) 維護病人之照護品質與經濟效益。

(4) 維持照護品質的同時並能減少病人住院天數。

(5) 評估病人之病況，收集資料，提供主要照護護理人員。

(6) 與主治醫師討論，提供適合病人需求的臨床路徑。

(7) 與護理人員、醫事人員及醫師建立良好的合作關係，並採協商式的溝通，共同解決執行臨床路徑時所產生的變異情況。

(8) 以臨床專家的角色，支持與協助照護計畫之執行。

(9) 提供護理人員及其他醫療工作者，針對病人照護所需之專業知識的教育。

(10) 評估病人及家屬的需要，並給予衛教。

(11) 參與其他醫療工作人員的研究。

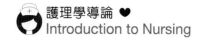
（二）社區護理

社區護理包括公共衛生護理、學校衛生護理和職業衛生護理三類，茲就其角色與功能簡述如表 9-3。

表9-3　社區護理的角色與功能

種類	角　色	功　能
公共衛生護理	1. 健康保健諮詢者 2. 衛生教育宣導者 3. 提供健康照護者 4. 門診醫療協助者 5. 個案問題發現者 6. 轉介者 7. 護理業務發展者 8. 管理者 　（于、金，1996；李、謝、邱，2001）	1. 評估及發現家庭健康問題 2. 協助家庭成員了解及接受健康問題 3. 提供家庭所需的護理服務 4. 增強個人與家庭處理健康問題的能力 5. 提供家庭健康促進的資訊 6. 評估及確立社區護理的需要 7. 提供醫療保健服務
學校衛生護理	1. 健康管理者 2. 健康服務者 3. 健康倡導者 4. 健康輔導者 5. 健康教育者 6. 健康評價者 　（中華民國學校衛生學會，1997）	1. 負責學校師生的健康檢查及缺點矯治等工作 2. 配合衛生行政單位辦理學校師生的預防接種事宜 3. 負責學生傳染病預防及管理事宜 4. 協助醫師診治工作，並負責意外的緊急救護工作 5. 推展學校健康教育及各項衛生活動 6. 協助維護校區之環境衛生安全
職業衛生護理	1. 健康管理者 2. 行政協調者 3. 教育者 4. 研究者 5. 諮詢者 6. 環境保護者 　（洪，2003）	1. 職業傷病與一般傷病的緊急處理與追蹤 2. 負責勞工健康問題之篩檢、追蹤與管理 3. 負責保健與預防接種有關事宜 4. 負責勞工健康促進之策劃與推展 5. 提供勞工健康問題之諮詢

(三) 居家護理

　　我國居家照護的發展，最早於1971年，由彰化基督教醫院率先提供居家護理。1995年全民健康保險法施行，將居家護理納入給付範圍，對居家護理有劃時代的意義。2008年推動「長期照顧十年計畫」將居家護理納入補助，使得全台居家照護的發展漸趨成熟與完整（李、張，2022）。

　　居家護理主要以病人照護需求為導向，從出院準備銜接到居家照護，依病人疾病或照護所需，至病人家中提供專業性護理服務（包括傷口護理、一般身體檢查、各類管路更換與照護、藥物注射、代採檢體送醫院檢驗等），並指導病人與照顧者照護技能及協調各專業人員共同參與病人照護，**提供持續性、完整性及個別性的醫療服務**，維持病人最佳功能狀態及預防疾病的擴展。

　　居家護理人員的角色包括（何，2003）：

1. 社區衛生工作者。
2. 個案管理者。
3. 衛生教育者。
4. 具有豐富臨床經驗之工作者。
5. 諮詢者。

　　居家護理人員的角色功能有：

1. 提供病人及家屬健康諮詢。
2. 執行有關醫療與護理活動。
3. 預防合併症。
4. 協助個案面對及適應社會角色的改變。
5. 提升病人及家屬之照顧能力。
6. 協助家屬維持病人日常生活之活動。

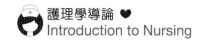
(四) 安寧療護

現代安寧療護(Hospice)的鼻祖是英國人桑德絲(Dr. Cicely Saunders)，最早於1967年在英國倫敦近郊錫典罕(Sydeaham)成立聖克裏斯多福安寧院(St. Christopher's Hospice)，發展成為全世界安寧療護的典範。

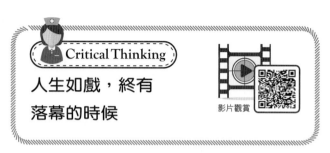

Critical Thinking

人生如戲，終有落幕的時候

影片觀賞

她取Hospice原意是接待收容病人、旅人之處，引伸為照顧癌症末期病人的地方。安寧療護是以照顧為主的理念，透過**住院、居家與共同照護的照護模式**，只給予病人緩解性、支持性的治療，減輕病人身體的不適，進而提升病人的生活品質，滿足臨終癌患身、心、靈之需求，尊重其生命的尊嚴及瀕死病人的權利，使病人平安走完人生最後一程，並重視臨終病人與家屬之感情與感受，使生死兩相安。此專門研究及從事臨終關懷的一門新醫學的分科，稱之為**緩和醫學**(palliative medicine)。

安寧療護護理人員的角色功能有：

1. 提供患者「五全照顧」
   (1) **全人照顧**：包括身、心、靈完整之醫療照顧。
   (2) **全家照顧**：不只是關心病人，也關心照顧家屬。
   (3) **全程照顧**：對臨終者照顧至最後，也幫助家屬度過整個憂傷期。
   (4) **全隊照顧**：結合醫師、護理人員、社工人員、牧靈人員等，並結合義工共同照顧臨終者及家屬。
   (5) **全社區照顧**：透過安寧居家護理的推動，達到全社區的照顧，帶動整個社區，參與彼此關懷的醫療及社會照顧。

2. 提供適當的照護方式，給予病人緩解性、支持性的治療，減輕病人身體的不適。

3. 提供癌末病人及家屬更符合人性化的照護方式，**引導病人及家屬正確面對死亡的態度**。

結　語

　　於各層級的照護領域中，舉凡健康促進、預防保健、緊急救護和慢性照護，護理服務對全民的健康維護與促進可說是貢獻良多，護理人員應彰顯其獨立性的功能，提升護理的專業水準與品質，配合大環境的變遷、民眾健康需求的改變與政府的衛生政策，努力盡心的堅守護理崗位，發揮護理人員之各種角色與功能，致力於提升社會大眾的健康品質，朝向「健康生活化，生活健康化」的目標邁進。

參考資料　　　　　　　　　　　　　　　　　*References*

于漱、金蓓莉(1996)．公共衛生護理人員在不同型態衛生所的角色探討和比較．*公共衛生，23*(1)，17-25。

中華民國學校衛生學會(1997)．*學校衛生工作指引*．教育部。

台灣護理學會（2006，5月28日）．*專科護理師*。http://www.twna.org.tw/frontend/un10_open/welcome.asp#

台灣護理學會（無日期）．*學會簡介*。https://www.twna.org.tw/frontend/un10_open/welcome.asp#

全國法規資料庫（2019，6月14日）．*專門職業及技術人員高等考試技師考試規則*。http://law.moj.gov.tw/LawClass/LawContent.aspx?Pcode=R0040049

全國法規資料庫（2020，1月15日）．*護理人員法*。http://law.moj.gov.tw/LawClass/LawAll.aspx?PCode=L0020166

全國法規資料庫（2023，1月5日）．*專科護理師分科及甄審辦法*。https://law.moj.gov.tw/LawClass/LawAll.aspx?pcode=L0020081

考選部（2006，10月17日）．*專技人員考試*。http://wwwc.moex.gov.tw/ct.asp?xItem=8348&ctNode=1418

技職簡訊（2006，12月10日）．*技專校院護理科系評鑑說明*。http://www.news.tve.edu.tw/News/2006120102.asp?c=0500

李淑婷、謝臥龍、邱啟潤(2001)．衛生所護理師角色功能之探討－德爾菲研究．*護理研究，9*(3)，269-278。

李媚媚、張雯羚(2022)．居家照護．於陳靜敏總校閱，*社區衛生護理學*（12版）．新文京。

洪淑玲(2003)·職業衛生及護理·於屈蓮等著，*社區衛生護理學*（198-213頁）·新文京。

楊寧茵(2018)·*推動長照 2.0 的靈魂角色「個管員」：打造全方位且連續性的跨領域客製化照顧*。https://npost.tw/archives/47921

衛生福利部統計處(2018)·高齡化社會到來，一定要做好準備 長照服務計算制度報你知·*衛福，19*。http://www.mohwpaper.tw/adv3/maz19/utx04x.asp

衛生福利部統計處(2022)·*衛生公務統計一覽表－醫事機構及人員*。https://dep.mohw.gov.tw/dos/cp-5301-62356-113.html#_1.醫事機構及人員

盧美秀(1989)·護理專業人員理想特性的探討·*中華民國助產雜誌，31*，37-59。

盧美秀、林秋芬、魏玲玲(1997)·個案管理與臨床路徑·*護理雜誌，44*(5)，23-28。

護理及健康照護司（2017，8月17日）·*居家護理師～溫暖守護的居家照護天使*。https://www.mohw.gov.tw/cp-3250-10752-1.html

Cesta, T. G., Tahan, H. A., & Fink, L. F. (1998). *The case manager's survival guide: Winning strategies for clinical practice*. Mosby.

Cohen, E. L., & Cesta, T. G. (1997). *Nursing case management: From concept to evaluation* (2nd ed.). Mosby.

Erkel, E. K. (1993). The impact of case management in preventive services. *Journal of Nursing Administration, 23*(1), 27-32.

Simons, F. M. (1992). Developing the trauma nurse case manager role. *Dimension of Critical Care Nursing, 11*(3), 164-170.

腦力激盪

(　) 1. 護理人員執業，應每幾年接受一定時數的繼續教育，始得辦理執業執照更新？(A)4年　(B)6年　(C)8年　(D)10年

(　) 2. 有關個案管理之敘述，下列何者錯誤？(A)為資源協調者　(B)增加醫療成本　(C)可縮短住院天數　(D)起源於美國

(　) 3. 下列何者不是護理的獨立功能？(A)發藥給病人　(B)每隔2小時協助病人翻身一次　(C)陪伴病人，鼓勵情緒的發洩或言語的表達　(D)每天幫病人背部按摩二次

(　) 4. 護理人員在醫療團隊中，常需要和其他人員如社工人員、物理治療師等溝通、協調及討論有關病人的照護，此時護理人員的角色是下列何者？(A)供應者　(B)教師　(C)權威者　(D)協調者

(　) 5. 李先生因中風住院，護理人員每 2 小時給予李先生翻身一次，並維持他良好的姿勢，這屬於何種護理功能？(A)非獨立性功能　(B)相互依賴功能　(C)獨立性功能　(D)器械性功能

(　) 6. 護理的工作內容中，常需發藥、協助病人完成各項檢查等，這些主要是屬於護理之何種功能？(A)獨立功能　(B)非獨立功能　(C)相互依賴功能　(D)表達性功能

(　) 7. 依工作內容的專業性區分，導尿及灌腸是屬於：(A)非專業性　(B)半專業性　(C)專業性　(D)綜合性

(　) 8. 季先生今年 39 歲，因車禍撞擊股骨幹骨折入院，以內固定器固定治療中；現主訴傷口疼痛，你是他的主責護士，依據評估給予 p.r.n. 止痛藥物。此種給藥措施屬於何種護理功能？(A)獨立功能　(B)表達性功能　(C)非獨立功能　(D)相互依賴功能

(　) 9. 下列何者為獨立性護理業務？(1)健康問題之護理評估 (2)醫療輔助行為 (3)預防保健之護理措施 (4)醫療目標之擬訂 (5)指導初產婦哺餵母乳並提供相關衛教。(A)(1)(2)(3)　(B)(2)(3)(4)　(C)(3)(4)(5)　(D)(1)(3)(5)

(　) 10. 護理人員站在病人之立場及觀點為病人說話，是扮演何種角色？(A)諮詢者　(B)協調者　(C)代言人　(D)照顧者

(　) 11. 下列何者不屬於專科護理師之角色與功能？(A)執行個案管理工作　(B)規劃及執行護理在職教育　(C)制訂護理標準　(D)執行排班

( ) 12. 王太太患子宮肌瘤住院接受手術，手術後導尿管留置，護理人員給予下列的護理措施，何者為獨立護理功能？(1)會陰沖洗 (2)依醫囑給予大量點滴維持 (3)協助王太太翻身，維持舒適姿勢 (4)教導控制疼痛的方法。(A)(1)(2)(3) (B)(2)(3)(4)　(C)(1)(2)(4)　(D)(1)(3)(4)

( ) 13. 某中風病人經治療後，醫師評估其狀況可以出院，但因家中缺乏人手照顧而不願意出院，護理人員與醫師及社工員討論病人出院事宜，此時護理人員扮演的角色為：(A)協調者(coordinator)　(B)決策者(decision-maker)　(C)研究者(researcher)　(D)教導者(educator)

( ) 14. 國際護理協會(ICN)所定義的護理人員基本職責中，不包括下列何項？(A)促進健康　(B)預防疾病　(C)維持健康　(D)減少死亡

( ) 15. 護理人員邀請營養師一同指導病患做飲食計畫，這是屬於：(A)獨立性功能之護理　(B)非獨立性功能之護理　(C)協同性功能之護理　(D)依賴性功能之護理

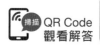

QR Code 觀看解答

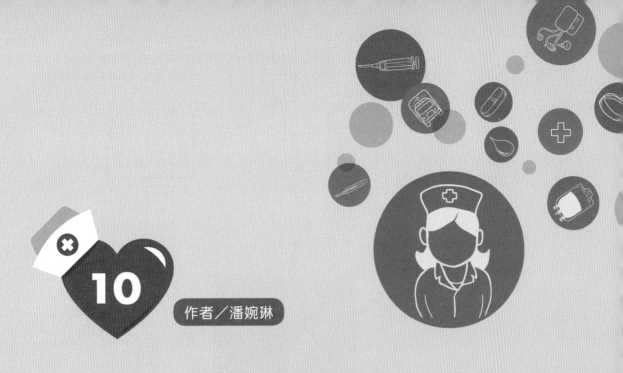

10

作者／潘婉琳

護理倫理

名人語錄

一滴水沒有力量，但把它放在火車頭裡煮沸，它就足以推動火車。如果這滴水在岩石中結凍，它可以把岩石崩破！

—— 非洲聖人～史懷哲博士

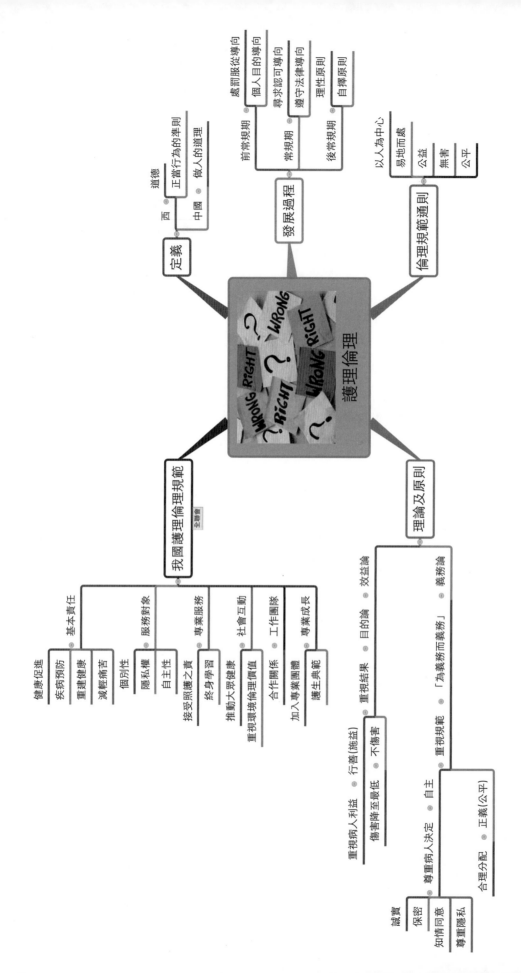

護理倫理

定義
　道德
　　西 — 正當行為的準則
　　中國 — 做人的道理

發展過程
　前常規期
　　處罰服從導向
　　個人目的導向
　常規期
　　尋求認可導向
　　遵守法律導向
　後常規期
　　理性原則
　　自擇原則

倫理規範通則
　以人為中心
　易地而處
　公益
　無害
　公平

我國護理倫理規範（全聯會）
　基本責任
　　健康促進
　　疾病預防
　　重建健康
　　減輕痛苦
　服務對象
　　個別性
　　隱私權
　　自主性
　專業服務
　　接受照護之責
　　終身學習
　社會互動
　　推動大眾健康
　　重視環境倫理價值
　工作團隊
　　合作關係
　　加入專業團體
　專業成長
　　護生典範

理論及原則
　效益論 · 目的論 · 重視結果
　　重視病人利益 · 行善（施益）
　　傷害降至最低 · 不傷害
　義務論 · 「為義務而義務」 · 重視規範
　　尊重病人決定 · 自主
　　誠實
　　　保密
　　　知情同意
　　　尊重隱私
　　合理分配 · 正義（公平）

林玫君製作

前言

倫理一直存在於我們的生活中，不論中外都有許多學者為它做許多的解釋及推演，它所形成的理論更是不勝枚舉，探究其原因不難發現，其實「倫理」就是人群相處時所應該講求的道理或法則，尤其在醫療科技進步的今天，倫理問題不斷衍生，如墮胎、安樂死、複製人、臨終照護、生殖科技等問題，還有醫療法規中的病人隱私權、病人參與醫療決策權、醫療糾紛等，因此倫理的講求，更是不可或缺。

財團法人高等教育評鑑中心基金會(Higher Education Evaluation & Accreditation Council of Taiwan)之護理學系、科、所畢業生應具備的基本八大**專業核心素養**，包括：具備**批判性思考能力**、**一般臨床護理技能**、**基礎生物醫學科學**、**溝通與合作**、**關愛**、**倫理素養**、**克盡職責及終身學習**等八項，為培育我國基礎護理人員專業能力與專業態度之目標（財團法人高等教育評鑑中心基金會，2017），期待能透過專業評鑑制度，強化倫理教學內涵與品質，才能扮演好社會大眾殷切期待之健康守護神的角色（余、戴、張，2010）。

10-1 何謂倫理

一、定 義

(一) 西方定義

倫理(ethic)一辭是源自希臘文 "etikos"，亦稱道德哲學(moral philosophy)，視為哲學的一個分支。它研究什麼是道德上的「善」與「惡」、「是」與「非」、「真、善、美、聖」等議題。它的任務是分析、評價並發展規範的道德標準，以處理各種道德問題，根據倫理大師謝勒(Max Scheler, 1874~1928)的解釋認為「倫理是指人以道德、態度、經驗與實踐，所做的哲學性反思」，簡單的說，倫理就是用以衡量正當行為的準則。謝勒注重人情，他認為人情之中自然含有理與則，也就是人行為的條件，生活中有許多的抉擇，故必須培養倫理的習慣與態度，有了這種態度，人並不自知，只是自然而然按此行事（高，1996）。

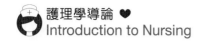

（二）中國定義

中華文化素以倫理道德稱著，所謂的「倫」，就是類；有條理、道理、秩序、次序的含義。人倫是指人與人之間的合理秩序、道德關係和應當遵守的行為準則。中國古時很著重這種人倫關係或倫常次序；孟子曾提倡五倫：「父子有親，君臣有義，夫婦有別，長幼有序，朋友有信。」（孟子：滕文公上），以及其「盡其心者，知其性也；知其性則知天矣。存其心，養其性，所以事天也。」（孟子：盡心上），銜接著「親親而仁民，仁民而愛物」，而塑成事天、親親、仁民、愛物的整體倫理觀（鄔，1996）。

在了解中外的定義後，我們不難發現其實倫理就是「做人」的道理，因此長久以來倫理一直存在於人類社會，且在社會中具十分重要的地位。杜威 (John Dewey, 1891~1957)指出：「倫理不再是一門獨立的學科；它乃是融匯了許多有關物理、生物及歷史等知識於人類生活脈絡中，以描述並指導人類活動」(Honderic, 1995)，因此在現代文明生活中，**倫理是一種個人管理行為的準則，是屬於個人為自己所訂立的理想生活形態**，因而得以表現出具有良知或道德感之行為表現。

二、倫理的發展過程

人人都有倫理之心，這是可以肯定的，然在人類的發展過程中，我們可以顯而易見的就是「倫理」，它是由人與人互動中產生的。人們為了長久的和睦相處，共同營造出相同的生活習慣，並逐漸形成習俗，待習俗、習慣成為規則，也就成為倫理的起源。因此人人都具有倫理心，然而每個人的倫理觀念各不相同，似乎有層次可言。歷年來心理學家針對此一發展加以研究，現已有許多成果，其中尤其是以美國心理學家柯柏(Lawrence Kohlberg)最具成效，他對兒童、青少年、成人做長期縱貫性研究，經分析計量後分為三個層次（圖10-1），使我們對人的倫理發展有較整體概念（沈，2001）。

（一）前常規期 (Preconventional Level)

柯柏認為倫理發展的初始期是孩童時期，大多是 9 歲以下的兒童，稱為「前常規期(preconventional level)」。在此層次的人定義對錯的觀點是依據權威者所謂的對錯，或依據結果做判斷。本層次分成兩個階段，後一階段較前階段更進步與完整。

⚖ 倫理發展階段表

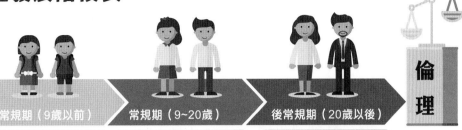

層次	前常規期（9歲以前）	常規期（9~20歲）	後常規期（20歲以後）
發展特色	處罰服從導向（他律）	尋求認可導向	社會法治導向
看事情的角度	• 判斷行為的對錯是基於行為的獎賞或處罰 • 因害怕受罰而遵守規則、服從權威	• 重視個人的人際關係，實際「己所不欲，勿施於人」 • 希望得到別人的贊同及肯定	• 已有自我充分內化的一套道德判斷原則，包括正義感、人權的平等及人性尊嚴
發展特色	個人目的導向	遵守法規導向	普遍倫理導向
看事情的角度	• 以非常具體及實際態度來解釋行為的對錯 • 會做自己有利的事，也承認別人也有他們的需要 • 秉持公平交換、互惠的原則	• 依個人權利及社會所贊同的標準來判定道德行為 • 尊崇社會福利	• 以社會組織整合之倫理觀點出發，以普遍的倫理原則判斷對錯 • 對原則有絕對的責任感、能為自己的信念生活

圖10-1　倫理發展階段表

1. **處罰服從導向**：問一個 4 歲或 5 歲的孩子，為什麼偷竊是不對的？絕大多數的回應都是「因為爸爸或媽媽說這是不對的」或「如果你偷東西是會挨打的」。這是屬於第一階段，是以處罰及服從為導向，有些人終其一生都停留在這個階段，持續地以威權者的話、取得獎賞和避免痛苦的觀點來定義是非對錯。

2. **個人目的導向**：第二階段是以一種非常實際、具體的態度來解釋行為的對錯，如「弟弟做錯事，不向父母告發，以免弟弟遭殃」，但這種關心是一種手段，希望弟弟以後也不要告發他（許，1995）。

（二）常規期 (Conventional Level)

第二個層次是青少年期，稱為「常規期(conventional level)」。常規期的青少年已內化他們生活周遭的團體規範。

1. **尋求認可導向**：對於青少年來說，他們以對團體的忠誠與否來判斷對錯。如果你問一個少年：「為何有些事情是錯的，而有些事情是對的？」他們大多回答是根據他們的家庭所教導的，他們的朋友的想法或大家所相信的，這即是以尋求認可為導向，為第三階段發展特色。

2. **遵守法規導向**：以法規、法律或現有的社會秩序為標準，則為第四階段，即以法律與秩序為導向，許多人一輩子停滯在此階段，以「社會大眾相信」或「法律要求」來定義對錯。

（三）後常規期 (Postconventional Level)

如果人在道德上持續發展，他們會達到柯柏所提的「後常規期(postconventional level)」，但僅有少數人方能達到此層次。在這個時期的人們，不再以對團體的忠誠或法規來定義對錯，而是以普遍性的觀點來判斷對錯。此期人們的道德原則是訴諸於每個理性的原則，因為他們總是把每個人的利害列入考慮。如果你問一個在後常規期的人，「為何某件事是對的或錯的？」他會試著以這件事是否能促進：普遍的公約、人權或人類福祉來判斷，這是屬於第五階段。而最高階段是以自擇的倫理原則做判斷，如漢斯偷藥的故事就是一個典型的倫理故事，這個故事的內容是這樣的：有一位患了重病的婦人，家中貧寒，丈夫無錢買藥，但也不忍妻子因此而過逝，於是上藥鋪偷藥，這在法律上偷竊雖然不對，但在倫理原則上卻是對的。

三、影響倫理發展的因素

許多因素會刺激一個人倫理的發展，歷經這三個階段，其中一個最重要的決定性因素就是「教育」。柯柏發現，當人們修習倫理學時，這些課程促使他們以普遍的觀點看待議題，他們大多會提升自己道德發展的層次。所以用柯柏倫理發展的三階段歷程來看，倫理是可以教的，學倫理是有意義的（彭，1999）。

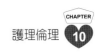

四、倫理規範

(一) 倫理規範的意義

規範一詞，出自希臘文之 "nomos"，拉丁文譯為 "norma"，也就是標準、尺度或測量事物之準則。倫理規範是人們判斷行為是否合適的標準，故人之行為之所以有價值，就必須合乎理性，17 世紀法國思想家巴斯葛 (Blais Pascal)，提出「心有其理而非智所能知」的名言，即是強調以「理」做基礎，而形成原始的規範，造成一種風氣，由此而產生普遍規範（高，1996）。從人的角度而言，人基本上是一個追求規範的存在者，從實在的規則而求最完美的規範，是由人的行為逐步實現，因此護理也必須有規範的實際存在，以成為能約束專業團體的一股能量。

(二) 基本倫理規範

倫理是有關「應該如何做人或生活」的一切理想、原則或實踐。在眾多規範體系中，倫理規範可以說是最重要的規範。人生所扮演的各種角色幾乎都有窮盡的時候，但「做人」卻永遠沒有終了。談到倫理規範，一般人心中難免會有這樣的疑惑：如果每個人或每個團體都有他自己的一套「倫理觀」，那麼道德豈不就是相對的？因此我們可以發現不同的宗教、主義和團體，皆有自己的倫理和道德的標準。在這些標準中，有些是相同的，有些是相異的，有些是矛盾的。許多事例證明，如果一個社會採取了某個宗教或某種主義，作為這個社會的倫理標準，那麼其他宗教或其他主義的人，都會感到不公平，甚至有被壓迫的感覺，俗話說「公說公有理，婆說婆有理」，究竟有沒有一套放諸四海皆準的倫理規範呢？這當然是很難實現的理想，不過在現實生活中，不同的組織機構都有建立一套倫理規範，即所謂的「強制性的倫理(mandatory ethics)」，為專屬機構提供行動指南，細讀這些倫理規範，我們發現還是有相關性，因此將這些規範整理出幾個通用的原則，內容如下（林，1999；楊，1997）：

1. **以人為中心**：人是一切活動的主體，人比金錢、科技，以至任何物質都更貴重，需以人為中心去考量事物的合理性及可行性。

2. **易地而處原則**：任何合理的倫理原則，都必須同時適合當事人的雙方。這原則也可稱為「考慮別人」原則。

3. **公益原則**：這不是一個「犧牲小我，完成大我」或「犧牲大我，完成小我」的原則，而是一個「彼此獲益」的原則。它肯定了小我與大我間的唇亡齒寒和不可分離的關係；必須兼顧和考慮各方的利益，不能隨便讓任何一方吃虧。

4. **無害原則**：需避免造成傷害，包括禁止可能造成傷害的行為。

5. **公平原則**：每個人都享有相同的待遇，也就是不論是哪種年齡、性別、種族、民族、殘障情況、社經地位、文化背景、宗教信仰或生活方式，每個人可享有相同的機會。

　　依上列的五項原則推演，再加入不同的宗教、主義和團體的理念，即形成不同組織的倫理規範，人的行為也因此有了遵循的方向，因此倫理規範的任務，即是在判斷行為的好壞是非時提出一種鑑定的標準。以護理而言，其開宗明義即告訴我們是一種助人的專業，此種助人的專業規範的形成更需謹慎思考，因此我們有必要了解護理倫理及護理人員所需遵守的規範。

10-2 護理倫理

一、護理倫理的概念

　　護理倫理的發展受到社會思潮的影響，除了早期倫理的發展之外，後來的生命倫理、關懷倫理等均滋潤著護理倫理的演變，今日護理專業已有很多種正式的倫理規範，其中最早的倡導者即是南丁格爾女士，她強調善待病人，而非僅注意其疾病（蔣、張、余，2000），而後護理在爭取專業上的地位掙扎苦久。1950 年國際對倫理原則的正式承認算是專業認可的第一步，直至現在專業的要求使我們不得不在工作基礎跟上最新的思想與技術的潮流，而時下不斷衍生的醫學倫理問題，也讓我們越來越重視護理倫理的議題，包括護理人員內在的自我期許及外在的行為規範，以作為從事照護行為的依據 (Austin, 2001)。

二、護理倫理理論與原則

(一) 倫理理論

倫理學的兩個分支是規範倫理學(normative ethics)和後設倫理學(metaethics)，前者關心我們應該過甚麼樣的生活？後者則檢視規範倫理學所表明的看法是否客觀和規範這些規範倫理需要甚麼正當的理由（沈，1996）。大體而言，我們可從規範倫理學理論裡歸納出兩種主要型態的理論：一種是「**目的論**」，**主張倫理行為是為了追求某些目的，不管是追求利益、幸福、人生全面的實現或德行的完成，都是根據目的來決定的倫理行為**，其中最有影響力的就是「**效益論**」。另外一種型態是「**義務論**」，認為倫理行為不應該追求任何目的，**而應該為義務而義務**，這樣才能顯示出倫理道德的高貴與尊嚴，這兩個理論是一般做倫理決策時最常被運用到的，其內容分述如表10-1。

表10-1　倫理的兩大觀點

效　　益　　論	義　　務　　論
結果決定規範	規範決定結果
結果是行為的依據	規範是行為的依據
規範的好壞取決於結果	不論結果，規範都是善的
結果可成為違反規範的理由	在規範的範圍內決定結果

◆ 效益論(Utilitarianism)

1. **理論內容**：英文的utilitarianism一詞，過去中譯為「功利論」，但這在今天已被當成貶辭使用，「效益論」一詞則比較中性，所以國內大部分的學者主張將utilitarianism譯為「效益論」。**效益論的最主要目的就是利益，但是是強調考慮大多人的利益，以得到最大的好處，所以是以「結果(consequences)」為取向的，以事情能否達到快樂的結果來判斷，且效益論需要設法跳出自私自利的圈子，走向大眾福利的大格局。**

   效益論是由 19 世界英國哲學家邊沁(Jeremy Bentham, 1748~1832)和米爾(John Stusrt Mill, 1806~1873)所倡導，他們提出的原則即是以「大多數人的幸福和快樂就是善，若遭致不快樂即為惡」，認為區別一件事情的善惡依據，在於一個行為是不是能夠達到最大的效益。一個行為能達到最

大的效益時就是善的，不能達到最大效益就是不善，所以善惡是根據所達到的效益而定的。與中國人的「行善避惡」、「止於至善」的意義不謀而合，倫理求善是人性天生的傾向。中國先秦墨子的「兼愛」理念，也是用「大公無私的精神來過共同的社會生活」，也就是由「私利」走向「公利」主義（鄔，1996）。

總結而言，效益論者所追求的「利益」、「快樂」和「善」，其實就是「效益」，換言之，就是希望最大多數人獲得最大的效益，國立政治大學哲學系教授沈清松(1996)將效益論倫理學的論點歸納為以下三點：

(1) 就心理論證言：效益論認為所有人在心理傾向上都是追求快樂，避免痛苦。

(2) 就善惡判準言：效益論者以是否合乎人類在心理上求樂免苦的傾向來作為善惡的判準。

(3) 就道德規範言：效益論者主張，道德規範是為了增益人群之樂，減免其苦。可見道德規範本身並無純粹的義務性，而是以達至增樂免苦為其規範性的依據。

2. **效益論在現實環境的應用**：在工商業社會裡許多人的倫理思想就是趨向於效益，比如生意能做到最好，賺最多的錢，就是善的；政策的決定能最有效、得到最大的效益，就是善的。在現代社會裡，效益論其實是一個被普遍接受的倫理思想，而我們護理人員致力於「使病人得到最大的好處(to promote good)」即是效益論的表現。

舉例而言，有兩位等待肝臟移植的患者，一為成人因酗酒而得酒精性肝炎，另一為因罹患先天性膽管閉鎖而需移植肝臟的兒童，兩者都處於不馬上進行肝臟移植即命在旦夕的緊急情況，然而只有一個合適的捐贈肝臟可用，站在效益論者的觀點，會認為應該將肝臟給予罹患先天性膽道閉鎖的兒童，因為酒精性肝炎患者在肝臟移植後可能繼續飲酒，且年齡較大，肝臟使用年限較短，因此幫助一個無辜罹病的小孩比幫忙一個因長期酗酒而致病的成人還有價值，整體獲得的效益較高（章，1997）。

3. **效益論的缺失**：效益論最大的問題在於「往往最大的效益很可能是違反正義的」。如財團與官員結合炒熱地皮，很多人會在這勾結中獲益，得到最大效益，但這是違反正義的，因為同時就會有另一批人相對的被剝奪了權益，如使物價提高，社會消費型態提高，造成其他人相對的貧窮化。所以

追求最大效益的後果是有可能違反道德或倫理的。我們可以看出**效益論的最大缺失就是漏失「正義公理」**，而以義務論倫理學為本的倫理教育便顯示其優點和重要性，但仍有人仍肯定效益論不失為一個實用的倫理理論。

◆ 義務論(Deontology)

1. **理論內容**：義務論視道德的行為是理所當然的，因為行為本身就有價值，不需要用「結果」來決定它的正當與否，並不考慮結果會如何。所以不以結果為取向(non-consequential)，只考慮該不該做。一方面，義務論對於專業倫理所應遵守的規範，皆予以明確的規定，比較容易學習；另一方面，義務論也比較能兼顧道德的尊嚴。因為**義務論要求不可以為任何目的而守義務，卻應該為義務而義務**。而且義務論倫理學強調人應自律地遵守義務，而不是經由外力強迫才遵守義務（前表10-1）。

   義務論由西方的倫理學家康德(Immannet Kant)所倡導（楊，1997），他認為義務是一種「無上命令」。人類的第一個道德原則在於其行為的標準要能夠成為普遍法則，換言之，人所做的行為應具有普遍性，而能使一般人都能夠照著做，也就是「只要是對的，不管如何都要去做」。履行義務必須保持形式的一貫性。中國儒家思想所謂「殺生成仁，捨身取義」，其意義即是說出人可以為了道德命令甚至願意失去生命，因此儒家的道德義務與西方的義務論有異曲同工之妙。

2. **義務論在現實環境的應用**：如各種守則、公約（護理人員安全衛生工作守則），即某一專業領域人員（如醫師、律師、教師、法官、工程師、會計師、建築師等）所應該遵循的道德規範和責任，這可在學會或專業團體中經由討論、建立共識，訂定完整規範（鄒，1994）。

（二）倫理原則

1979年，美國Beachamp及Childress提出**生物醫學倫理**的四項原則：

1. **行善（施益）原則**：一切以病人的利益為前提。
2. **不傷害原則**：將對病人的傷害減到最低。
3. **自主原則**：尊重病人的尊嚴與自主性。
4. **正義（公平）原則**：合理地分配醫療資源。

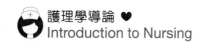

　　成為目前最被廣泛採用的醫學倫理概念，此四項原則乃是由效益論與義務論所衍生的，其相關性如表10-2（陳、李，2000）。

表10-2　重要的倫理理論、原則與規則的相關性

理論	原則	規則
效益論	行善（施益）原則	1. 關懷病人，保護病人的權利 2. 預防及排除可能的傷害 3. 幫助他人，造福人群 4. 解救有急難之人
	不傷害原則	1. 不能傷害病人 2. 不能侵害病人的權利或幸福 3. 平衡利害得失，使痛苦減至最低
	正義（公平）原則	1. 公平分配不足的資源（分配正義） 2. 尊重人的權利（權利正義） 3. 尊重法律（法律正義）
義務論	自主原則	1. 誠實 2. 守密 3. 知情同意 4. 尊重隱私權

資料來源：陳映燁、李明濱(2000)・醫學倫理之理論與原則・*醫學教育*，*4*(1)，3-22。

　　在護理界中，由 Bandman 和 Bandmann(1990)及 Veatch(1989)將生物醫學倫理的四項原則引用而加以發揚光大，而成為今日護理人員執行護理工作採行之原則。詳細內容如下（戴，1999）：

1. **行善原則(The Principle of Beneficence)**

　　又稱為施益原則，是指能自我管理，且在不傷害他人之外，進一步關心並致力提升他人的福祉。Beneficence 這個詞彙意味著善行、仁慈的心、慈善事業、利他主義、關愛和人道。它是一些道德理論如效益主義之效益原則、共有道德理論的中心主題。在這些理論中，行善被解釋為人性中驅動我們造福他人的力量，也被視為道德本身的目標（蔡，2000）。

一般而言，人們並不需盡到造福所有人群的絕對義務(perfect duty)，此乃所謂廣泛施益義務(general beneficence)，但是在醫療專業人士與病人關係之範疇內，行善原則是醫療專業人士須遵從的義務，此乃屬於特定施益義務(specific beneficence)。如護理病人時的重點就是施益病人，使病人得到健康，處處以病人的利益做考量，以病人的福祉為優先，亦同於南丁格爾誓約(The Nightingale Pledge)之「……勿為有損之事，勿取服或故用有害之藥，慎守病人及家務之秘密……務謀病者之福利。」

2. **自主原則(The Principle of autonomy)**

自主(autonomy)代表自我管理、自我規範，尊重自主原則，亦是指**尊重一有自主能力的個體所做的選擇**，也就是承認該個體擁有基於個人價值信念而持有看法、做出選擇並採取行動的權利，換言之，有能力做決定的病人應當享有權利選擇、決定他所喜愛之醫療照顧方式，醫療團隊們則有相對之義務當尊重病人的決定。尊重自主原則於醫療照顧範疇內進一步特定化的結果則可以導出下列道德規則：

(1) **誠實(Truthfulness)**：不隱瞞病人之病情及診斷，病人有知的權利。

(2) **守密(Confidentiality)**：醫療團隊需有保護病人的隱私、對病人所告知事項盡保密的義務。

(3) **知情同意(Informed Consent)：應當告知病人足夠的訊息，並獲得病人的同意方可對病人進行醫療處置。**

(4) **尊重隱私權**：醫療措施執行，難免需要暴露身體組織，但應在之前能給予病人詳細解說，且能時時注意到病人隱私的保護。

尊重自主原則在應用時常遭遇到難題包含：對於精神狀態錯亂、精神病人、小兒科或青少年病人及癌末病人，由於身體、心理因素導致自主行為能力減弱或神智不清的情況下，就會出現不等程度的自主能力不足的情況，因此病人是否有決定能力的判定，目前為止並無絕對的準則。如何判定他們是否具有自主能力並作自主選擇的權利呢？當病人拒絕關鍵的、救命的醫療處置時該如何處理？這形成值得深思的倫理議題，然不論如何，站在自主的立場，應亦當為其提供保障，以免受到傷害（顧，2002）。

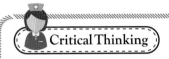

♥ 呂麗卿

張奶奶最近剛從她的家搬到護理之家。她有老年失智症，而且變得越來越虛弱。她不斷地在護理之家徘徊，並重複多次走到大門前，說她想回家。一位護理人員告訴她：「你今天不能回家。今天是星期天，公車休息沒開。」張奶奶似乎接受這個說法，並繼續不斷地從一個房間徘徊遊走到另一個房間。

張奶奶的先生告訴護理人員：「我非常擔心她的安全，在家裡，我必須時時確保門是上鎖的，我還要在她坐的椅子上放一個桌面板固定，讓她可以休息，不要一直起來遊走。現在她在這裡，我希望你們可以使用追蹤裝置，如果她試圖要離開護理之家，這裝置可以發出警報聲提醒你們。」

從護理倫理的角度來看，什麼才是照顧張奶奶最好的方式？

護理人員為了試圖阻止張奶奶想回家的意圖而告訴她：「你今天不能回家。今天是星期天，公車休息沒開。」這對話看起來對張奶奶並沒有造成什麼傷害，但它仍然不失是一種欺騙性和不誠實的行為。

將張奶奶「約束」在椅子上，可能是最簡單的選擇，也好像是在保護張奶奶，然而它並不是最好的，甚至可能反而對張奶奶會造成跌倒等危險性。「約束」應該是一個最後被考慮的照顧方法，因為它明顯的威脅到一個人的人權、尊嚴、自主和幸福。它也很少是符合倫理道德的，並且對護理的價值理念也有潛在可能性的破壞。

照顧患有失智症的張奶奶，照顧重點應該是支持她，在環境及照顧上盡量想辦法去促進她的自主性和福利，同時也在符合倫理原則下，考慮到照顧者的利益及家人的期望。因此，如家屬建議，使用失智老人追蹤監測設備，讓張奶奶在護理之家安全的活動，應是一個比較好的照顧方式。

3. 不傷害原則(The Principle of Nonmaleficence)

不傷害原則與傳統西方的醫學倫理格言「最首要的是不傷害(Primum non nocere: above all do no harm)」相呼應。一般來說，我們沒有義務去造福他人，但至少有責任不傷害他人，所以不傷害原則並非一個絕對的原則，而是一個相對的原則，是無法適用於所有的病人，因此當醫療專業人士嘗試去提升病人福祉，無可避免地便可能傷害到病人，如何平衡利益與

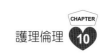

傷害以創造病人最大的福祉是此原則的最基本考量。因此維持本身有勝任的臨床知識及技術、謹慎地執業以達到適當的照顧標準，並**避免讓病人承擔任何不當的、受傷害的風險，即是在履行不傷害原則**。若醫療團隊中有人本身人格有問題、能力不足或有詐騙不法行為，更是違反了不傷害的義務。

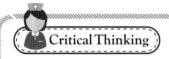

Critical Thinking

　　2016年底，資深媒體人傅達仁陳請總統通過「安樂死」法案，以消除病人痛苦，尊嚴地走完人生最後一程。協助病人死亡對醫療人員而言，可能牽涉到什麼倫理議題？安樂死究竟是對生命的褻瀆還是尊重？

註：傅達仁已於2018年6月7日於瑞士執行安樂死。

4. 公平（正義）原則(The Principle of Justice)

　　英文justice一字的意思為何呢？不同的哲學家有不同的看法，有的將之解釋為公正(fair)、正義(fairness)、應得的賞罰(desert)及給予應得的資格(entitlement)。若以「什麼是人應該得的」之觀點來看，公平被解釋為對人公平、正當及適切的處置，它意指在面臨相抗衡的主張或訴求時，**必須以公平的基礎來執行裁量的道德義務**。Gillon指出公平原則應用到醫療照護倫理時涉及三層次：

(1) **分配性的正義**：公平地分配不足的資源。

(2) **權利正義**：尊重人的權利。

(3) **法律正義**：尊重道德允許的法律。

　　醫療照護倫理範疇內和公平原則相關之議題相當廣泛，如國家醫療資源及預算之分配、健康保險政策的制定、使用稀罕不足的維生儀器等，都與公平正義相關性甚鉅。公平原則基本上乃為追求對相衝突的主張提供合乎道德的解決方法，以達到對於社會上各種負擔、利益或資源能有公平合理的分配及處置（蔡，2000）。

　　在醫療環境中，我們常面臨如何達到公平的困境，如護理病人時，常常有些病人因病症嚴重需要較多的照護時數，而有些病人表面上看來病症較輕，因而得到較少的照護時數，但就公平原則權衡考量，醫療團隊應平等對待病人，**不論男女老幼、社會階層，基於公平原則需提供相同的照顧與關懷。**

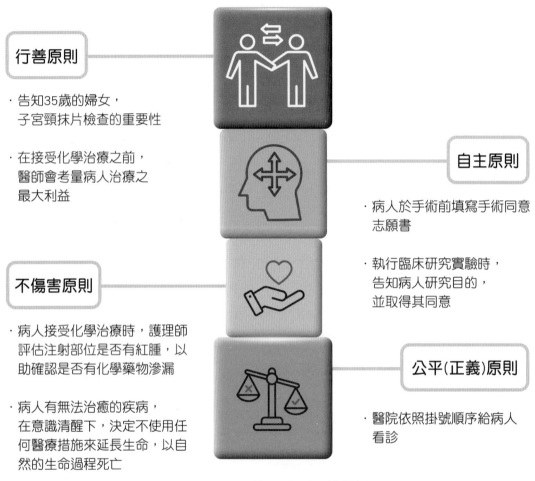

行善原則

· 告知35歲的婦女，
　子宮頸抹片檢查的重要性

· 在接受化學治療之前，
　醫師會考量病人治療之
　最大利益

自主原則

· 病人於手術前填寫手術同意
　志願書

· 執行臨床研究實驗時，
　告知病人研究目的，
　並取得其同意

不傷害原則

· 病人接受化學治療時，護理師
　評估注射部位是否有紅腫，以
　助確認是否有化學藥物滲漏

· 病人有無法治癒的疾病，
　在意識清醒下，決定不使用任
　何醫療措施來延長生命，以自
　然的生命過程死亡

公平(正義)原則

· 醫院依照掛號順序給病人
　看診

圖10-2　四項倫理原則及其舉例

10-3 護理問題的判斷原則

要做護理問題的判斷是不容易，因為其中牽涉到不同層面及許多複雜而沒有簡易答案的課題，所以其中有許多灰暗不明的地帶，需要決策來做判斷。因此判斷的歷程不只在獲得相關的倫理規範資料，還包括學習如何去了解並處理各種不同的情境。

護理專業倫理在法律及專業守則裡都有明文規定，不過法律與守則的規範都沒有提供絕對的答案。因此有些專家為了因應問題而發展專業倫理判斷模式（楊，1997；Smith, McGuire, Abbott, & Blau, 1991）。

1. 釐清問題與困難所在。
2. 考慮可能牽涉的問題。
3. 參考相關的倫理準則。
4. 尋求其他專業的意見。
5. 蒐尋可能採取的行動。
6. 評估不同決定可能造成的後果。
7. 選擇最適當的行動。

在做最後決定時，請仔細思考您得到的資訊，並使用前面所提到的行善原則、不傷害原則、自主原則、正義原則，用這四個原則來衡量可能的後果，這才能正確的評估、診斷、進而做到最好的處理。

 10-4 護理人員應具備的倫理規範

醫學本在促進人的健康，我們必須本著倫理原則進行，但在我們的醫療體系下，卻常發生執行困難情形，如「行善原則」要求醫療必須延長生命，而在臨床上常有病危或癌末患者，當家屬要求停止或撤除維生系統時或不急救時，雖然這可能可以減少病人的痛苦及家屬的身心負擔，但卻違反了「不傷害原則」，然而若繼續給予醫療照護時，亦違反了病人的「自主原則」，因此不施行心肺復甦術(do not resuscitate; DNR)的問題在醫界引起廣泛討論。且在我國醫療法第 60 條規定「醫院、診所遇有危急病人，應先予適當之急

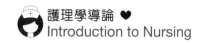
救，並即依其人員及設備能力予以救治或採取必要措施，不得無故拖延」，所以這不但是倫理問題，更可能造成法律問題，因此我們護理專業人員有必要去了解護理倫理規範及法律，可讓我們在執行助人專業時更能得心應手。

一、護理規範

護理人員倫理規範目前在美國（附錄五）、英國、加拿大等國有自己的倫理原則，其他 92% 的國家是引用國際護理協會(International Council of Nurses; ICN)。ICN言明，他們的護理原則是在 1953 開始制定，經過多次的修定，最近修定是於 2000 年時，其內文詳見附錄六(Oulton, 2000)。我國的護理人員規則是由盧美秀等人於 1994 年 3 月提出（盧、魏、林，1994），並經由中華民國護理師護士公會全聯會提報至行政院衛生署（現衛生福利部）通過，於 1994 年 6 月 21 日由內政部社字第 8385576 號函准予備查，而「我國護理倫理修訂」乃於 2006 年 3 月 11 日通過第 6 屆第 3 次會員代表大會並經提報內政部准予備查，為新版的中華民國護理倫理規範，內容如下（中華民國護理師護士公會全國聯合會，2008）。

(一) 護理人員的基本責任

1. 負起服務對象的健康促進、疾病預防、重建健康和減輕痛苦的責任。

(二) 護理人員與服務對象

2. 尊重服務對象的生命，協助瀕臨死亡者安詳且尊嚴死亡。

3. 尊重服務對象的個別性、自主性、人性尊嚴，及接納其宗教信仰、風俗習慣和價值觀以及文化之差異。

4. 公平的應用資源，不因服務對象的社經地位或個人好惡而有不一致的服務。

5. 當服務對象接受面談、檢查、治療和護理時，應尊重並維護其隱私及給予心理支持。

6. 保守服務對象的醫療秘密，在運用其資料時，需審慎判斷，經服務對象同意或遵循法令程序處理。

7. 提供醫療照護活動時，應善盡告知責任，經確實知悉同意後執行，但緊急情況除外。

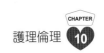
8. 執行醫療照護、研究或實驗性醫療時，應維護服務對象的安全及權益。

9. 秉持同理心，提供符合服務對象能力與需要的護理指導與諮詢。

10. 對服務對象的疑慮應給予充分的說明及協助，以維護其權益。

11. 對服務對象及家屬應採取開放、協調、尊重的態度，並鼓勵其參與計畫及照顧活動。

12. 察覺工作團隊成員有不適當的醫療照護行為時，應立即主動關懷了解，採取保護服務對象的行為並同時報告有關人員或主管。

13. 當服務對象有繼續性醫療照護需要時，應給予轉介並追蹤。

（三）護理人員與專業服務

14. 負起照護責任，提供合乎專業標準的照顧，定期檢討並致力改進。

15. 接受責任時先確立自身身心安全；委以責任時，應先評估被委派者之身心狀況與能力。

16. 維持自我身心平衡，終身學習，提升個人專業行為之標準及執業能力。

17. 委婉謝絕服務對象或家屬的饋贈，以維護社會形象。

（四）護理人員與社會互動

18. 積極參與促進大眾健康的活動，並教育社會大眾，以增廣其保健知識與能力。

19. 對於影響健康之社會、經濟、環境及政治等因素表示關切，視個別專長積極參與有關政策之建言與推動。

20. 不以執業身分替商品代言促銷。

21. 重視環境倫理價值觀，將環境問題視為己任。

（五）護理人員與工作團隊

22. 建立良好團隊合作關係，以專業知識和經驗，凝聚團隊共識，協助其他成員發展專業能力，使其安全合宜的執行角色功能。

23. 當同事或自身健康及安全面臨危險，且將影響專業活動水準和照護品質時，必須採取行動，並適時向上呈報。

24. 對任何危及專業、服務品質或對服務對象身、心、社會方面有影響的活動，都需立即採取行動，同時報告有關人員或主管。

（六）護理人員與專業成長

25. 積極充實護理專業知識與技能，致力提升護理執業標準、發展護理實務、管理、研究及教育。

26. 加入護理專業團體，並積極參與對護理發展有貢獻的活動。

27. 成為護生的角色模範，並具教學精神，適時給予指導及心理支持，以培養優良護理人才。

二、社會倫理

　　廣義的社會應包括：政治、經濟、教育等項；狹義的社會則以倫理、道德、制度等為主要的環節。倫理為生活的核心，道德為倫理的衍生，制度為社會的規範，此三者交互影響，亦為社會倫理思想的架構（吳，1987）。

　　以社會生活而言，不外乎食、衣、住、行、育、樂等項，而其中產生的社會問題卻不勝枚舉，如貧窮、無家可歸、照護分配、醫療資源不足等，其中與醫療倫理相關的問題更是為人所痛心，如究竟何時終止生命維生系統、以及該由什麼人來做決定等，諸如此類的問題在醫療體系爭論多年，而在 2013 年 1 月 9 日修正通過的「**安寧緩和醫療條例**」，便解決了長久以來的爭議，**且尊重了病人的自主權，也奠定了不施行心肺復甦術(do not resuscitate; DNR)的合法性**（賴，2000；全國法規資料庫，2013）。條例中規定末期病人得立意願書選擇安寧緩和醫療，並可以「預立醫療委任代理人」，並以書面載明委任意旨，於其無法表達意願時，由代理人代為簽署，如此免除了家屬意見不同的困擾，也保障醫療人員不須違反醫學倫理上的「自主原則」、「不傷害原則」及「行善原則」。

　　身為醫療服務的一份子，給予病人相關專業醫療技巧的關心是十分重要的，尤其對於瀕死的病人而言更為重要。一般來說，多數瀕死的病人事實上都知道自己病情的嚴重性，即使是兒童病人有些也會發覺自己的病情。而瀕死的病人對於自己比其他病情的病人更為敏感，往往對他隱瞞，只會造成疑懼和焦慮，甚至對醫療人員的不信任等。然而有些病人能把自己全部交給

Critical Thinking
癌症病情告知溝通技巧
影片觀賞

醫療人員做治療，相對的他們對醫療人員的信賴比其他人重，甚至願意跟他們進行一些更深入的交談，或是來了解自己的情況。這時候，站在醫療人員的態度應該是一個「樂觀的誠實」比「仁慈的說謊」更為重要，而病人也有知道病情的自主原則，在不違背自主原則的限制以外，更應該跟病人做心理的溝通和生理的合作，至少病人和家屬都可安排時間給病人完成一些事情或是可以好好跟家人相處。在醫病溝通上最重要的是說話技巧，就像對病人或家屬說：「最多只能再活幾個月」，還不如說「最少還有幾個月以上」。當然，從家屬方面先做心理建設，也先將病情一一告知，使家屬與醫療人員可以做良性的溝通和合作，這樣對病人的心理建設也有莫大的幫助。

結　語

醫學倫理是利用道德哲學(moral philosophy)的理論及研究架構，以探討醫學領域中所有倫理問題的研究；其宗旨在於解除醫學科技與人性需求的衝突，同時深入了解倫理的內涵與真義，以作為人類深思內省的依據。

醫學倫理的研究範圍涵蓋醫事人員（醫師、護理人員、藥師等）、學術研究（臨床、基礎）、醫療機構（營利、非營利、國有、私有）、醫療體系（醫療政策、醫學教育、健康保險），其主題包括職業倫理、執業宣言、宗教信仰、自我認同、權利義務等。近年來探討的主要方向為（嚴，2001）：

1. **生死學**：如墮胎、安樂死、臨終照護、生殖科技。
2. **醫療法規**：如病人隱私權、病人參與醫療決策權、醫療糾紛。
3. **醫療資源**：如醫療政策、健康保險、醫院分級、醫療品質。

醫學倫理學本是應用倫理學(applied ethics)的一支，由於其探討的內容多元化，近年來已逐漸獨立，成為一專門的研究學科。歐美各大學更將醫學倫理學程列為醫學教育的必修課程。

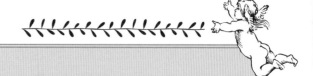

心｜靈｜小｜語　♥屈 蓮

給媽媽的一首詩

　　今年母親節，我的胖兒子小傑送了一首詩，當作母親節禮物，看了以後，不禁為其間所充滿的童真而莞爾，也深感為人父母親者，實在所求不多，只要兒女一點真心的關懷，父母便樂於付出一生的心力。

　　　　獻給我親愛的媽咪

　　　　小小時候有好多喜歡

　　　　喜歡問太陽是怎麼亮的

　　　　喜歡問糖果是怎麼甜的

　　　　還有那彩虹是怎麼出來的

　　　　只有媽媽說大個子

　　　　太陽是因為你快樂而亮的

　　　　糖果是因為你的笑容而甜的

　　　　彩虹是因你甜美的笑容而來的

　　　　長大後我才明白

　　　　媽媽只有一個喜歡

　　　　喜歡我在愛中茁壯成長

　　　　有踏實的未來

　　　　這樣的愛是剛強的

　　　　遠甜過糖果，遠亮過太陽

　　養兒方知父母苦，天下的兒女在成長過程中，常埋怨父母親的不是，但惟有自己當了父母後，才知何等不易，奉勸為人子女者，當趁可行孝時而盡孝，不要等到「子欲養而親不在」時才後悔。

參考資料 *References*

中華民國護理師護士公會全國聯合會（2008，6月10日）・*護理倫理規範*。http://www.nurse.org.tw/Enactment/Enactment1.aspx

全國法規資料庫（2013，1月9日）・*安寧緩和醫療條例*。http://law.moj.gov.tw

余玉眉、戴玉慈、張媚(2010)・我國護理教育、考試制度與專業核心能力—從國際接軌角度探討・*護理雜誌，57*(5)，5-11。

吳自甦(1987)・*社會思想與倫理大義*・國彰。

沈六(2001)・道德發展歸因論・*公民訓育學報，10*，1-28。

沈清松(1996)・倫理學理論與專業倫理教育・*通識教育，3*(2)，1-17。

林火旺(2004)・*倫理學*・五南。

高凌霞（1996，9月）・倫理規範導論・於倫理課委員會・*專業倫理論文集（二）*・輔仁大學。

財團法人高等教育評鑑中心基金會(2017)・*評鑑準則*。http://www.heeact.edu.tw /lp.asp?CtNode=352&CtUnit=118&BaseDSD=7&mp=2

章福卿(1997)・*認識生命倫理學*・校園。

許錦雲(1995)・幼兒氣質與道德認知及道德行為之探討・*輔仁民生學報，1*(1)，1-26。

陳月枝、張媚、林明珍、吳麗芬、李選、蔡闓闓…徐曼瑩(2012)・*當代護理學導論*・華杏。

陳映燁、李明濱(2000)・醫學倫理之理論與原則・*醫學教育，4*(3)，3-22。

彭駕騂(1999)・從柯柏格道德發展理論說起・*台灣教育，587*，5-8。

楊植勝等(1997)・*生死的抉擇：基本倫理學與墮胎*・桂冠。

楊瑞珠(1997)・*諮商倫理*・心理。

鄔昆如(1996)・倫理學的各種學說・*哲學與文化，23*(10)，3044-3055。

鄔昆如(1996)・倫理學是什麼－基本概念・*哲學與文化，23*(7)，1748-1763。

蔡甫昌(2000)・生命倫理四原則方法・*醫學教育，4*(2)，140-154。

蔣欣欣、張碧芬、余玉眉(2001)・從護理人員角色的創造探討護理倫理的實踐・*哲學雜誌，37*，88-103。

盧美秀、魏玲玲、林秋芬(1994)・我國護理倫理規範之研擬・*護理雜誌，41*(1)，40-51。

賴清德(2000)・淺談安寧療護緩和條例・*台灣醫界，43*(9)，39-40。

戴正德(1999)・由生命醫學倫理看醫療疏忽・*台灣醫界，42*(1)，61-64。

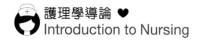
顧乃平(2002)·安寧緩和醫療的倫理與法律·於顧乃平等編著，*安寧緩和護理學*（57-126頁）·華格那。

Austin, W. (2001). Nursing ethics in an era of globalization. *Advances in Nursing Science, 24*(2), 1-18.

Chinn, P. L. (2001). Nursing and ethics: The maturing of a discipline. *Advance in Nursing Science, 24*(2), V.

Hoffmeister, L. (1999). This question is not relevant to nursing ethics. *RN, 62*(3), 9.

Honderic, T. (1995). *The Oxford companion to philosophy*. Oxford.

Rapp, L. (1997). Nursing ethics: Therapeutic caring pressence. *Nursing Health Care Perspectives, 18*(5), 270.

Smith, T. S., McGuire, J. M., Abbott, D. W., & Blau, B. I. (1991). Clinical ethical decision making: An investigation of the rationales used to justify doing less than belives one should. *Professional Psychology: Research and Practice, 23*(3), 235-239.

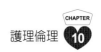

腦力激盪

Review Activities

( ) 1. 下列有關護理倫理之敘述，何者正確？(A)為規範護理專業人員行為的道德原則　(B)內容中不包括護理人員對護理專業的責任與義務　(C)無助於護理人員在執業過程中，了解在某種情境下應做什麼行為　(D)為生物醫學範疇，但不屬規範性倫理學

( ) 2. 有關護理倫理的原則，下列敘述何者錯誤？(A)醫師將愛滋病病人的資料向當地衛生局報告，違反保密原則　(B)施行人體實驗時，事前告知相關注意事項，並取得受試者的書面同意，符合自主原則　(C)告知 40 歲的婦女子宮頸抹片檢查的重要性，此為行善原則　(D)醫師應末期病人的要求不予維生的治療，此種行為並不違反不傷害原則

( ) 3. 以下就倫理學中的效益論之敘述何者為是？ (1)結果決定規範 (2)結果可成為違反規範的理由 (3)不論結果，規範都是善的 (4)結果是行為的依據。(A)(1)(2)(4)　(B)(1)(2)(3)　(C)(1)(3)(4)　(D)(2)(3)(4)

( ) 4. 護理倫理係源自於下列何種倫理學？(A)生物醫學倫理　(B)法規倫理　(C)商業論理　(D)超倫理

( ) 5. 病人就醫，醫院依照掛號順序先掛先看是依據：(A)自主原則　(B)不傷害原則　(C)行善原則　(D)公平原則

( ) 6. 臨床上，主治醫師對於末期病人應「告知病情」，讓病人自己決定治療與否，這是符合下列哪一項醫療倫理原則？(A)利益原則　(B)不傷害原則　(C)自主原則　(D)公平原則

( ) 7. 護理人員何種行為並未違背倫理中之誠實規則？(A)給錯藥物怕引起慌亂未告知他人　(B)癌症患者先告知家屬再伺機解說　(C)病人手術時已將卵巢摘除未被告知　(D)癌症末期患者仍不知病情

( ) 8. 依據中華民國護理倫理規範，護理人員的基本責任下列何者為非？(A)疾病預防　(B)減輕痛苦　(C)健康促進　(D)延長壽命

( ) 9. 護理人員助人專業的倫理守則應包括下列何者？(1)對自己所執行的服務品質與範圍負責 (2)個人利益與專業職責並重 (3)應自律以保持服務對象之隱私權 (4)善用社交關係與服務對象互惠 (5)適切的使用專業判斷與專業權威。(A)(1)(2)(3)　(B)(2)(3)(4)　(C)(1)(3)(5)　(D)(1)(4)(5)

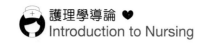
(　) 10. 下列有關護理倫理規範之敘述，何者正確？(A)不論任何情況，皆應絕對保守病人的醫療祕密　(B)病人拒絕醫療時，應請醫師建議病人自動出院　(C)病人情況危急時，應視需要給予緊急救護，並盡快通知醫師　(D)執行實驗性醫療時，為避免病人害怕，不必特別告知病人

(　) 11. 有關護理倫理之敘述，下列何者錯誤？(A)照護病人時，應運用護理倫理原則以從事最適當的護理活動　(B)護理師得以拒絕照顧愛滋病病人　(C)倫理原則包括自主原則、不傷害原則、施益原則及公平原則　(D)在知情同意下，執行護理措施而造成病人傷害時仍屬合法道德的作為

 QR Code
觀看解答

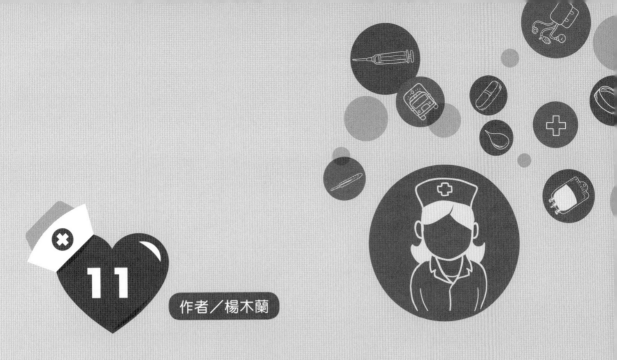

11

作者／楊木蘭

護理專業與法律

名人語錄

最豐滿最好的稻穗，最貼近地面。

―― 梭諾爾咨

護理專業與法律

法源依據
- 護理人員法 — 1991.05.17

業務權
- 執業權 ⊙ 國家考試及格 ⊙ 領有護理證書
- 開業權 ⊙ 護理機構服務對象
  - 慢性需長期護理的病人
  - 出院後須繼續護理的病人
  - 產後須護理之產婦及嬰幼兒

法定義務
- 執業
  - 主管機關 → 申請執業執照
  - 加入所在地護理人員公會
  - 異動 → 報請核備
  - 主管機關核准或認可之機構
  - 執業處以一處為限
- 開業
  - 主管機關許可 → 申請開業執照
  - 與鄰近醫院訂定轉介契約
  - 依照主管機關核定之收費標準
  - 異動 → 報請核備
  - 向主管機關提出報告
- 工作職責
  - 執行護理業務
  - 製作護理紀錄
  - 施行緊急救護處理
  - 向有關機關據實陳述
  - 嚴守病人秘密

護病糾紛
- 原因
  - 認知/期待不同
  - 互動/溝通欠佳
  - 形象/社會地位低落
  - 作業疏失
- 預防
  - 善盡說明
  - 保持溝通管道暢通
  - 提升專業能力
  - 嚴守工作標準
  - 保持身心最佳狀態

護理過失的法律責任
- 民事責任
  - 一般侵權行為
  - 共同侵權行為
  - 特殊侵權行為
  - 賠償範圍
- 刑事責任
  - 傷害罪
  - 重傷罪
  - 致死罪
- 行政責任

法定業務 護理人員法第24條
- 獨立性
  1. 健康問題之護理評估
  2. 預防保健之護理措施
- 依附性
  3. 護理指導及諮詢
  4. 醫療輔助行為

林玫君製作

前言

　　護理是一種專業，但長久以來國內的醫療體系一直以醫師為主體，而護理人員則處於醫師助手之角色，使得護理專業工作未能受到肯定，主要的原因即在於缺乏法律明文之規定及保障。當社會經濟繁榮，人民知識提升之際，對保健與醫療照顧品質的要求亦相對增高，而護理人員因處於醫療工作之第一線，與病人有最多且最頻繁之接觸，產生護病糾紛之機會自然亦會增加。有鑑於此，護理界在 1984 年開始積極進行護理人員法之研擬工作，終於在 1991 年 4 月 30 日經立法院三讀通過，並在 1991 年 5 月 17 日由總統公布實施。從此之後，護理人員之權利與功能受到法律明文的保障，而護理人員之業務範圍、義務與責任亦有法律明文之規定，如此可促使護理人員提供病人高品質的照護，也使護理人員於執行護理活動時能獲得合理及合法化之要求，並降低護病糾紛的發生，不僅保障病人之權益，確保全民健康，同時亦能提升護理專業之形象及肯定。

 11-1 護理專業與法律的關係

　　長久以來，我國醫療體系一向以醫師為主體，而護理人員則只擔任醫師助手之角色，使得護理工作之專業性未受到重視，主要原因在於缺乏法律明文的保障。有鑑於此，經衛生主管機關、護理界先進及護理機關團體多方努力之下，終於在**1991 年 5 月 17 日**頒布「**護理人員法**」（附錄一），而「護理人員法施行細則」則於 1992 年 4 月 29 日頒布（附錄二）。該法中明定護理人員之資格、權利、義務、業務與責任、懲處等，不僅能有效管理護理人員，並能提升護理專業之服務品質，同時亦能保障全民的健康。茲分述如下：

一、護理人員的法定資格與權利

　　我國法律規定專業人員有「業務權」，依護理人員法之規定，**護理人員之業務權應包括執業權與開業權兩種**。茲分述如下：

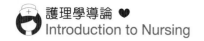
（一）執業權

依據護理人員法第 1 條規定：「**中華民國人民經護理人員考試及格，並依本法領有護理人員證書者，得充護理人員。**」所以只要領有護理師或護士證書者，即可擔任護理人員，此為護理人員受法律所保障之權益，外行人是無法侵犯的。因此，依據護理人員法第 37 條之規定：「**未取得護理人員資格，執行護理人員業務者，本人及其雇主各處新台幣一萬五千元以上十五萬元以下罰鍰。但在護理人員指導下實習之高級護理職業以上學校之學生或畢業生，不在此限。**」這些懲處將可杜絕密護之橫行，並保障護理人員之權益。

（二）開業權

依據護理人員法第 14 條規定：「**為減少醫療資源浪費，因應連續性醫療照護之需求，並發揮護理人員之執業功能，得設置護理機構。**」所以護理人員享有設置護理機構，提供護理服務之權利。開業權是在護理人員法實施後，護理人員才享有之權利，同時也迎合社會趨勢之需求。而**護理機構之服務對象**，依據護理人員法第 15 條之規定可分為**罹患慢性病需長期護理之病人、出院後需繼續護理之病人，以及產後需護理之產婦及嬰幼兒**等三類對象。

二、護理人員的法定義務與懲處

護理人員法中明文規定護理人員於執業或開業時應遵守之事項，違者將受到懲處。茲分述如下：

（一）執業時應向主管機關申請執業執照之義務

依據護理人員法第 8 條第 1 項與第 2 項規定：「**護理人員應向執業所在地直轄市、縣（市）主管機關申請執業登記，領有執業執照，始得執業。護理人員執業，應每6年接受一定時數繼續教育，始得辦理執業執照更新。**」違者之懲處則依據護理人員法第33條第1項規定：「**違反第 8 條第 1 項、第 2 項、第 10 條第 1 項、第 12 條、第 19-1 條第 1 項、第 23-1 條第 2 項或第 25 條至第 28 條規定者，處新台幣六千元以上三萬元以下罰鍰，並令其限期改善；屆期未改善者，處一個月以上一年以下之停業處分。**」

（二）需加入所在地之護理人員公會始能執業之義務

依據護理人員法第 10 條第 1 項與第 2 項規定：「**護理人員非加入所在地護理人員公會，不得執業。護理人員公會不得拒絕具有會員資格者入會。**」違者之懲處則依據護理人員法第 33 條第 1 項規定：「違反第 8 條第 1 項、第 2 項、第 10 條第 1 項、第 12 條、第 19-1 條第 1 項、第 23-1 條第 2 項或第 25 條至第 28 條規定者，處新台幣六千元以上三萬元以下罰鍰，並令其限期改善；屆期未改善者，處一個月以上一年以下之停業處分。」以及第 33 條第 2 項規定：「護理人員公會違反第 10 條第 2 項規定者，由人民團體主管機關處新台幣一萬元以上五萬元以下罰鍰。」

（三）執業異動時應報請核備之義務

依據護理人員法第 11 條第 1 項規定：「**護理人員停業或歇業時，應自事實發生之日起 30 日內**，報請原發執業執照機關備查。」違者之懲處則依據護理人員法第 39 條規定：「違反第 11 條第 1 項規定者，處新台幣三千元以上三萬元以下罰鍰。」

（四）需在主管機關核准或認可之機構執業之義務

依據護理人員法第 12 條規定：「**護理人員執業，應在所在地主管機關核准登記之醫療機構、護理機構或其他經中央主管機關認可之機構**為之。但急救、執業機構間之支援或經事先報准者，不在此限。」違者之懲處則依據護理人員法第 33 條第 1 項規定：「違反第 8 條第 1 項、第 2 項、第 10 條第 1 項、第 12 條、第 19-1 條第 1 項、第 23-1 條第 2 項或第 25 條至第 28 條規定者，處新台幣六千元以上三萬元以下罰鍰，並令其限期改善；屆期未改善者，處一個月以上一年以下之停業處分。」

（五）執業處所以一處為限之義務

依據護理人員法第 13 條規定：「護理人員執業，其登記執業之處所，以一處為限。」

（六）開業時需經主管機關許可及申請開業執照之義務

依據護理人員法第 16 條第 1 項規定：「護理機構之設置或擴充，應先經主管機關許可；其申請人之資格、審查程序與基準、撤銷、廢止及其他應遵

行事項之辦法，由中央主管機關定之。」以及護理人員法第 17 條規定：「護理機構之開業，應依左列規定，向所在地直轄市或縣（市）主管機關申請核准登記，發給開業執照：一、**公立護理機構**：由其代表人為申請人。二、**財團法人護理機構**：由該法人為申請人。三、**私立護理機構**：由個人設置者，以資深護理人員為申請人；由其他法人依有關法律規定附設者，以該法人為申請人。」違者之懲處則依據護理人員法第32條規定：「違反第 16 條第 1 項、第 17 條、第 18 條第1 項、第 18-1 條第 1 項、第 20 條第 3 項、第 22 條或第 23 條規定者，處新台幣一萬五千元以上十五萬元以下罰鍰，並得限期令其改善；屆期未改善或情節重大者，處一個月以上一年以下之停業處分或廢止其開業執照。」

(七) 開業時應與鄰近醫院訂定轉介契約之義務

依據護理人員法第 20 條規定：「護理機構應與鄰近醫院訂定轉介關係之契約。前項醫院以經主管機關依法評鑑合格者為限。第一項契約終止、解除或內容有變更時，應另訂新約，並於契約終止、解除或內容變更之日起 15 日內，檢具新約，向原發開業執照機關報備。」違者之懲處則依據護理人員法第 32 條規定：「違反第 16 條第 1 項、第 17 條、第 18 條第 1 項、第 18-1 條第 1 項、第 20 條第 3 項、第 22 條或第 23 條規定者，處新台幣一萬五千元以上十五萬元以下罰鍰，並得限期令其改善；屆期未改善或情節重大者，處一個月以上一年以下之停業處分或廢止其開業執照。」

(八) 開業時應依照收費標準之義務

依據護理人員法第 21 條規定：「護理機構之收費標準，由直轄市、縣（市）主管機關核定之。但公立護理機構之收費標準，由該管主管機關分別核定。護理機構不得違反收費標準，超額收費。」違者之懲處則依據護理人員法第 36 條規定：「違反第 18 條第 2 項或第 21 條第 2 項規定者，處新台幣一萬五千元以上十五萬元以下罰鍰。違反第 21 條第 2 項規定者，並應限期退還超額收費。」

(九) 開業異動時應報請核備之義務

依據護理人員法第 22 條規定：「**護理機構停業、歇業或其登記事項變更時，應於事實發生之日起 30 日內**，報請原發開業執照機關備查。護理機構遷移或復業者，準用關於設立之規定。」違者之懲處則依據護理人員法第 32

條規定：「違反第 16 條第 1 項、第 17 條、第 18 條第 1 項、第 18-1 條第 1
項、第 20 條第 3 項、第 22 條或第 23 條規定者，處新台幣一萬五千元以上
十五萬元以下罰鍰，並得限期令其改善；屆期未改善或情節重大者，處一個
月以上一年以下之停業處分或廢止其開業執照。」

(十) 向主管機關提出報告之義務

依據護理人員法第 23 條規定：「護理機構應依法令規定或依主管機關
之通知，提出報告，並接受主管機關對其人員配置、設備、收費、作業、衛
生、安全、紀錄等之檢查及資料蒐集。」違者之懲處則依據護理人員法第 32
條規定：「違反第 16 條第 1 項、第 17 條、第 18 條第 1 項、第 18-1 條第 1
項、第 20 條第 3 項、第 22 條或第 23 條規定者，處新台幣一萬五千元以上
十五萬元以下罰鍰，並得限期令其改善；屆期未改善或情節重大者，處一個
月以上一年以下之停業處分或廢止其開業執照。」

(十一) 依法執行護理業務之義務

依據護理人員法第 24 條規定：「護理人員之業務如下：一、**健康問題之
護理評估**。二、**預防保健之護理措施**。三、**護理指導及諮詢**。四、**醫療輔助
行為**。前項第四款**醫療輔助行為應在醫師之指示下行之**。」違者之懲處則依
據護理人員法第 35 條規定：「護理人員於業務上有違法或不正當行為者，處
一個月以上一年以下之停業處分；其情節重大者，得廢止其執業執照；其涉
及刑事責任者，並應移送該管檢察機關依法辦理。」

(十二) 依法製作護理紀錄之義務

依據護理人員法第 25 條規定：「**護理人員執行業務時，應製作紀錄**。
前項紀錄應由該護理人員執業之機構依醫療法第 70 條辦理。」而醫療法第
70 條第 1 項規定：「醫療機構之病歷，應指定適當場所及人員保管，並至少
保存 7 年。**但未成年者之病歷，至少應保存至其成年後 7 年**；人體試驗之病
歷，應永久保存。」違者之懲處則依據護理人員法第 33 條第 1 項規定：「違
反第 8 條第 1 項、第 2 項、第 10 條第 1 項、第 12 條、第 19-1 條第 1 項、
第 23-1 條第 2 項或第 25 條至第 28 條規定者，處新台幣六千元以上三萬元以
下罰鍰，並令其限期改善；屆期未改善者，處一個月以上一年以下之停業處
分。」

(十三)依法施行緊急救護處理之義務

依據護理人員法第 26 條規定：「護理人員執行業務時，遇有病人危急，應立即聯絡醫師。但必要時，得先行給予緊急救護處理。」違者之懲處則依據護理人員法第 33 條第 1 項規定：「違反第 8 條第 1 項、第 2 項、第 10 條第 1 項、第 12 條、第 19-1 條第 1 項、第 23-1 條第 2 項或第 25 條至第 28 條規定者，處新台幣六千元以上三萬元以下罰鍰，並令其限期改善；屆期未改善者，處一個月以上一年以下之停業處分。」

(十四)向有關機關據實陳述之義務

依據護理人員法第 27 條規定：「護理人員受有關機關詢問時，不得為虛偽之陳述或報告。」違者之懲處則依據護理人員法第 33 條第 1 項規定：「違反第 8 條第 1 項、第 2 項、第 10 條第 1 項、第 12 條、第 19-1 條第 1 項、第 23-1 條第 2 項或第 25 條至第 28 條規定者，處新台幣六千元以上三萬元以下罰鍰，並令其限期改善；屆期未改善者，處一個月以上一年以下之停業處分。」

(十五)嚴守病人祕密之義務

依據護理人員法第 28 條規定：「除依前條規定外，**護理人員或護理機構及其人員對於因業務而知悉或持有他人祕密，非依法、或經當事人或其法定代理人之書面同意者，不得洩漏。**」違者之懲處則依據護理人員法第 33 條第 1 項規定：「違反第 8 條第 1 項、第 2 項、第 10 條第 1 項、第 12 條、第 19-1 條第 1 項、第 23-1 條第 2 項或第 25 條至第 28 條規定者，處新台幣六千元以上三萬元以下罰鍰，並令其限期改善；屆期未改善者，處一個月以上一年以下之停業處分。」

三、護理人員之法定業務

依據護理人員法第 24 條規定，**護理人員之業務範圍共分為**：健康問題之護理評估、預防保健之護理措施、護理指導及諮詢以及醫療輔助行為等四項。其中前三項是護理的本職，應由護理人員獨立執行，此為**護理人員之獨立性業務與獨立性護理功能**。法定業務中第四項**醫療輔助行為**則應在醫師指示下行之，而所謂的**醫療輔助行為**是指醫療主要行為以外的醫療行為，此類

輔助行為對病人的身體影響較輕微，可在醫師的指示下由護理人員或其他醫事人員為之，此為護理人員法給予護理人員的附屬業務權限，又稱為**依附性業務**，為一非獨立性之護理功能。

行政院衛生福利部為釐清護理人員在醫療輔助行為之業務範圍，於 1993 年 6 月 29 日公告護理人員之醫療輔助行為範圍（衛生署醫字第 8246034 號之公告），並於 2001 年 3 月 12 日修訂（衛生署醫字第 0900017655 號之公告）如下：

1. 輔助施行侵入性檢查。
2. 輔助施行侵入性治療、處置。
3. 輔助各項手術。
4. 輔助分娩。
5. 輔助施行放射線檢查、治療。
6. 輔助施行化學治療。
7. 輔助施行氧氣療法（含吸入療法）、光線療法。
8. 輔助藥物之投與。
9. 輔助心理、行為相關治療。
10. 病人生命徵象之監測與評估。
11. 其他經中央衛生主管機關認定之醫療輔助行為。

護理人員除執行前項醫療輔助行為外，對於住院病人仍應依病人病情需要，提供適當之護理服務。

11-2 護理業務的法律責任

護理人員在執行護理業務時，應運用其專業知識與技能，提供病人專心一致的護理照顧，千萬不可有些許的疏忽，以免導致病人受到傷害。所謂**護理業務之過失**，係指護理人員未履行分內之義務，提供病人適當的護理照顧。一旦發生護理過失導致病人身心受到傷害時，護理人員可能背負民事、**刑事及行政**等三種法律責任。茲分述如下：

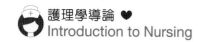
一、護理過失的民事責任

民事責任之重點在於賠償損害。民法對於過失的損害賠償責任，可以分為「侵權行為之損害賠償」與「債務不履行的損害賠償」兩種。其中以「侵權行為之損害賠償」與護理過失較有相關性，茲分述如下：

1. **一般侵權行為**：係指因故意或過失，不法侵害他人權利者，負損害賠償責任。

2. **共同侵權行為**：係指數人共同不法侵害他人權利者，連帶負損害賠償責任。

3. **特殊侵權行為**：係指由於自己之過失，致他人之行為或行為以外之事實侵害他人權利之行為。

4. **賠償範圍**：當被害人之身體健康受損害時，依民法規定之賠償範圍包括醫藥費、喪失或減少勞動能力之費用、精神慰撫金等。當被害人死亡時，依民法規定之賠償範圍包括扶養賠償費、喪葬費、慰撫金等。

二、護理過失的刑事責任

刑事責任之重點在於處以刑罰。臨床上護理人員執行護理業務過程中，因過失造成病人損害程度之不同，可分為下列三項罪名：

1. **護理業務過失傷害罪**：指從事護理業務之人，因護理業務上之過失致人傷害者。依中華民國刑法第 284 條第 2 項之規定，可處 1 年以下有期徒刑、拘役或一千元以下罰金。本條業務過失罪，屬於告訴乃論罪。

2. **護理業務過失重傷罪**：指從事護理業務之人，因護理業務上之過失致人重傷者。依中華民國刑法第 284 條第 2 項之規定，可處 3 年以下有期徒刑、拘役或二千元以下罰金。本條業務過失罪，屬於告訴乃論罪。

3. **護理業務過失致死罪**：指從事護理業務之人，因護理業務上的過失致人於死者。依中華民國刑法第 276 條第 2 項之規定可處 5 年以下有期徒刑或拘役，得併科三千元以下罰金。需注意**本條業務過失罪**為非告訴乃論罪，換言之，**由檢察官依法偵查起訴，當事人間的民事和解，並無法免除刑事責任。**

三、護理過失的行政責任

依據護理人員法第 35 條之規定:「護理人員於業務上有違法或不正當行為者,處一個月以上一年以下之停業處分;其情節重大者,得廢止其執業執照;其涉及刑事責任者,並應移送該管檢察機關依法辦理。」當護理人員發生護理過失時,在行政上將受到停業、廢止執業執照、廢止或吊扣護理人員證書、罰鍰之處分。

 ## 護病糾紛發生原因與預防原則

護病糾紛是醫療糾紛的一部分,所謂的醫療糾紛是指病人或其親友對醫療進行之過程、內容、結果不滿意,或因醫療人員的服務態度欠佳,而引起之紛爭。護病糾紛則常因護病關係之不合諧,以及病人或其親友對護理作業不滿意而引起。一旦發生醫療或護病糾紛,勢必影響病人對醫療團隊之信任,造成病人的醫療進度難以延續,導致病人身心受損。而醫護人員受到醫療糾紛之衝擊,將造成其對醫療專業之質疑,並影響日後的照護品質。因此,預防重於治療,護理人員若能了解發生護病糾紛的常見原因,並及早採取預防措施,將使此類糾紛減至最低。茲將護病糾紛常見原因與預防方法分述如下:

(一) 發生原因

1. 護病雙方在立場、認知以及期望上之不同。
2. 護病關係不協調,雙方之互動與溝通情形欠佳。
3. 社會之進步帶動大眾醫學常識的提升,使病人對醫療程序有更深之認識。
4. 醫護人員本身的形象和社會地位低落,使得社會大眾對醫護人員的尊敬和信任度降低。
5. 醫療知識與技術之日新月異,使得部分醫護人員停滯在舊有之觀念與技術上,進而影響到醫護品質。
6. 未能依法執行護理業務,或護理作業上的疏失。

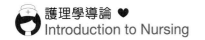

（二）預防原則

1. 醫護人員應善盡告知與說明義務，與病人經常會談，盡可能減少彼此認知上之差距。

Critical Thinking
護病糾紛的協調
影片觀賞

2. 醫護人員應保持自己之專業形象，加強及改善溝通技巧與能力，關懷及尊重病人，並與病人建立良好的治療性關係。

3. 溫故知新，維持護理專業能力，繼續研習新知識與新技能，以提供病人最佳的護理專業服務品質。

4. 依法執行護理業務，執行護理活動時要提高警覺及專心一致，有任何疑問應立即反應及澄清，詳實書寫護理紀錄。

5. 保持最佳身心狀況與行事能力。

結　語

　　護理是一種專業，而護理人員則是依其所具備之專業知識與技術來提供病人服務的專業人員。長久以來，我國醫療體系一向以醫師為主體，而護理人員則只擔任輔助醫師之角色，使得護理人員之專業工作未受到重視，主要的原因即在於缺乏法律明文的保障。有鑑於此，經衛生主管機關、護理界先進及護理機關團體多方努力之下，終於在 1991 年 5 月 17 日頒布「護理人員法」。該法中明定護理人員之資格、權利、義務、業務與責任、懲處等，不僅能有效管理護理人員，並能提升護理專業之服務品質，同時亦能保障全民的健康。

　　在醫療處所中，由於護理人員提供病人服務之時間長且接觸頻繁，因此發生護病糾紛之機會相對地也會增加，為能減少或杜絕不必要之糾紛，護理人員除了需熟知護理人員法等相關醫事法規外，對民法、中華民國刑法等普通法規亦應有所認識，同時護理人員亦需加強及充實自己的專業知識與技能、具備敏銳之觀察力與判斷力、改善溝通能力等，如此才能在合法的情況下執行護理工作，充分保障病人與自己之權益，亦能促進護理專業之形象。

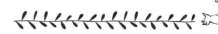

心靈小語 ♥屈蓮

論智慧

1. 得智慧、得聰明的，這人便為有福，因為得智慧勝過得銀子，其利益強於精金，比珍珠寶貴，你一切所喜愛的都不足與比較。（箴言書 3：11-15）

2. 智慧人積存知識，愚妄人的口速致敗壞。（箴言書 10：14）

3. 多言多語難免有過，禁止嘴唇是有智慧。（箴言書 10：19）

4. 驕傲只啟爭競，聽勸言的卻有智慧。（箴言書 13：10）

5. 謹守律法的是智慧之子。（箴言書 28：7）

6. 智慧人止息眾怒。（箴言書 29：8）

7. 愚妄人怒氣全發，智慧人忍氣含怒。（箴言書 29：11）

摘錄自聖經箴言書

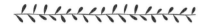

參考資料　　References

台北市護理師護士公會、中華民國醫事法律學會(2002)・*護理業務與法律實務*・中華民國醫事法律學會。

全國法規資料庫（2018，12月9日）・*護理人員法*。http://law.moj.gov.tw

全國法規資料庫（2016，11月3日）・*護理人員法施行細則*。http://law.moj.gov.tw

行政院衛生署(2001)・*衛生署公報*・第三十卷第十四號總號第七〇一號。

李聖隆(2005)・*醫護法規概論*（五版）・華杏。

李聖隆(2006)・護理與法律・於陳月枝總校閱・*護理學導論*（四版）・華杏。

陳月枝、張媚、林明珍、吳麗芬、李選、蔡闓闓…徐曼瑩(2012)・*當代護理學導論*・華杏。

陳敏麗、石惠美(1996)・護理專科學校「護理法律」課程設計之探討・*長庚護理*，7(2)，13-20。

盧美秀(2000)・護理人員的法定權力與義務・*護理新象*，4(1)，2-7。

盧美秀(2013)・*護理倫理與法律*（二版）・華杏。

顧乃平等(2001)・*護理專業導論*（二版）・匯華。

腦力激盪　　　　　　　　　　　　　　　*Review Activities*

( ) 1. 依據護理人員法第 24 條規範，下列何者不是護理人員的業務範圍？(A)健康問題之護理評估　(B)預防保健之護理措施　(C)護理指導與諮詢　(D)醫療處置行為

( ) 2. 依據護理人員法，護理人員指下列何種人員？(A)進入護理學校的在校生　(B)護理學校的應屆畢業生　(C)在醫療及安養機構內工作的人　(D)護理師及護士

( ) 3. 護理人員法明確指出，護理人員得設立護理機構，但不包括下列哪一項？(A)產後護理機構　(B)護理之家　(C)居家護理中心　(D)安寧療護病房

( ) 4. 有關「醫療糾紛」的敘述，下列何者錯誤？(A)醫療的過程、方式、結果或服務態度不好有可能產生醫療糾紛　(B)任何醫療行為均可能有其風險性，因此無法預防醫療糾紛的產生　(C)醫療糾紛發生後應找出原因、改正缺失，進而彌補病人的不滿　(D)醫療糾紛可能來自於醫療問題、護理問題或彼此間溝通問題

( ) 5. 護理人員法規中，下列之敘述何者正確？(1)護理人員非加入所在地之護理人員公會，不得執業 (2)護士證書由各縣（市）衛生機關發給 (3)護理人員執業，其登記執業之處所以一處為限 (4)執業執照遺失，護理人員應檢具相關資料向原發照機關申請補發或換發 (5)護理人員執照變更，由所在地之主管機關承辦之：(A)(2)(3)(4)　(B)(1)(2)(5)　(C)(1)(3)(4)　(D)(1)(3)(5)

( ) 6. 依自2023年起，一位14歲氣喘病人，其病歷保存年限，下列何者正確？(A)至少保存至年滿20歲　(B)至少保存至年滿21歲　(C)至少保存至年滿25歲　(D)至少保存至年滿27歲

( ) 7. 護理人員執業，應每幾年接受一定時數的繼續教育，始得辦理執業執照更新？(A) 4 年　(B) 6 年　(C) 8 年　(D) 10 年

( ) 8. 護理人員可能背負法律責任有三，下列何項為錯？(A)民事責任　(B)刑事責任　(C)醫療責任　(D)行政責任

( ) 9. 護理人員執行護理業務，因過失致病人死亡，此屬於：(A)民事訴訟　(B)刑事訴訟　(C)行政訴訟　(D)以上皆非

QR Code
掃描 觀看解答

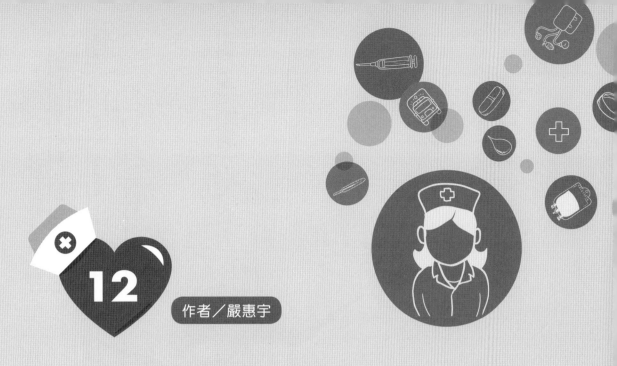

作者／嚴惠宇

護理理論

名人語錄 ————————————————

愛就像一件大衣的縫邊，哪裡最容易接觸到灰塵，哪裡也最容易抖落灰
塵。從街頭一直抖落到街尾，因為它能夠做到，也必須做到。

———————————————— *加爾各答的天使～德蕾莎修女*

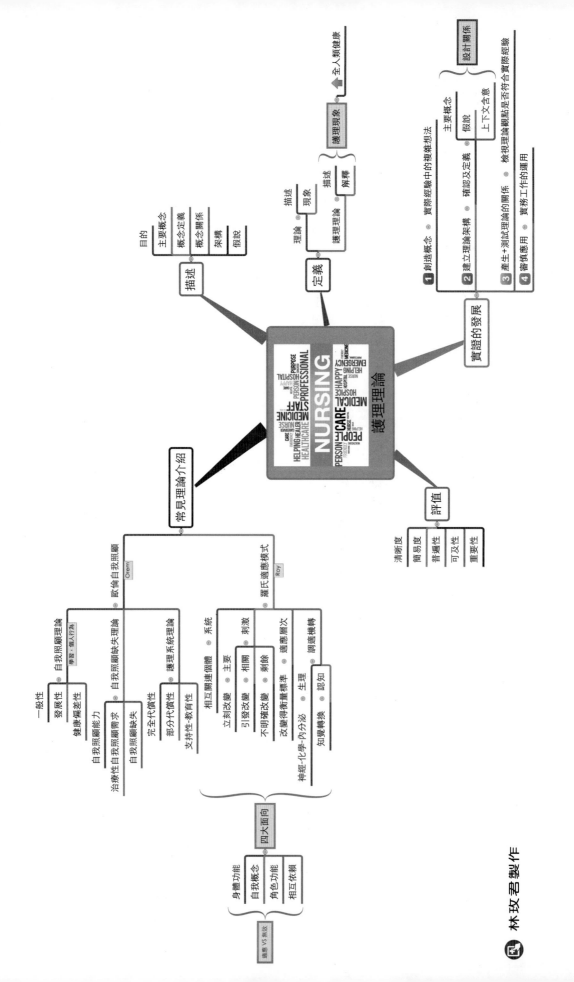

護理理論

護理現象 ➜ ⬆ 全人類健康

描述
　主要概念
　概念定義
　概念關係
　架構
　假說

定義
　理論 ⊙
　　描述
　　　現象 ⊙
　　　　描述
　　　　解釋
　護理理論 ⊙

實證的發展
　❶ 創造概念 ⊙ 實際經驗中的複雜想法
　❷ 建立理論架構 ⊙
　　主要概念
　　　假說 ⊙ 上下文含意
　　確認及定義
　❸ 產生+測試理論的關係 ⊙ 檢視理論觀點是否符合實際經驗
　❹ 審慎應用 ⊙ 實務工作的運用

設計關係

常見理論介紹

歐倫自我照顧 Orem
　自我照顧理論 ⊙ 學習·個人行為
　　一般性
　　發展性
　　健康偏差性
　　自我照顧能力
　自我照顧需求
　　治療性自我照顧需求
　自我照顧缺失理論 ⊙
　　自我照顧缺失
　護理系統理論 ⊙
　　完全代償性
　　部分代償性
　　支持性-教育性

羅氏適應模式 Roy
　系統 ⊙
　　相互關連個體
　　主要
　　立刻改變
　刺激 ⊙
　　相關
　　引發改變
　剩餘 ⊙
　　不明確改變
　適應層次 ⊙
　　改變得衡量標準
　　生理 ⊙
　　　神經-化學-內分泌
　　　知覺轉換
　調適機轉 ⊙
　　認知

四大面向
　身體功能
　自我概念
　角色功能
　相互依賴
　適應 VS 無效

評值
　清晰度
　簡易度
　普遍性
　可及性
　重要性

🄵 林玫君製作

前言

　　護理是一門專業的學科，需要運用科學知識與臨床技術於實務工作。由於理論具有提供實證研究以及引領實務工作的功能，故能夠協助護理人員達到解決病人問題的護理目標。每種理論都有其特定的目的，面對不同的護理問題，需要運用適合其問題的護理理論，因此護理人員在選擇和運用理論時必須先對其有充分的了解。本章主要是參考Chinn、Kramer及Marriner-Tomey等護理書籍，針對書中護理理論的定義、發展、描述及評值等項目進行說明，並介紹目前在護理工作中被普遍運用的歐倫自我照顧缺失理論(Dorothea E. Orem, Self-Care Deficit Theory)與羅伊適應模式(Sister Callista Roy, Adaptation Model)，以期能協助並增進護理工作者對護理理論的認識及應用。

12-1 何謂護理理論

　　理論是一套陳述(statements)，旨在描述某種現象的特質。因為理論可指出造成該現象的主要因素，並確認其彼此間的關係。在某些情況下，亦可將隱含在現象中偶發不重要的因素與相關重要的因素分開，並將發現結果用以預測、甚至控制現象，因此理論被認為具有描述、解釋、預測及控制現象的功能。一般而言，理論是由一群可被確認、描述及組織的項目組合而成，且彼此之間常具有某種程度的關聯。因此多數學者將理論定義為「一系列具有系統及邏輯的觀點，且是經由深思熟慮，並為某種目的而創造出來的」。

　　何謂護理理論(nursing theory)？護理理論就是一系列嘗試描述或解釋護理現象的觀點。基於**護理的宗旨是增進全人類的健康**，目前在**護理界最被廣為接受的概念為人、環境、健康及護理**。為描述及解釋上述護理範疇中的四個重要概念及彼此間的相互關係，美國多數學者將護理理論定義為「一套符合邏輯思考的主張，在彼此相關的眾多變數中，將人、環境、健康和護理之間特殊的相互關係有系統地呈現出來」。由於護理的目標在協助人類增進健康，並解決與健康有關的問題，因此亦有部分學者將護理理論定義為「有系統的結合護理知識及觀點，用以描述、解釋、預測或控制某些特定的護理現象」。

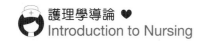
　　護理理論可以為護理人員指出工作的重點，就像地圖可以清楚的為旅行者指出目的地的方向。由於不同的目的地就需要使用不同功能的地圖，因此面對照護對象不同的護理問題時，護理人員亦需運用不同目的的護理理論去解決其問題。要決定使用哪一種理論，應該依據其臨床護理問題的性質，並考量是否能與其他護理工作者相互溝通，以達成共同的護理目標。

 護理理論的發展

　　理論的發展通常是以專家學者對於某種護理現象產生興趣做為開始，經由收集資料、探討文獻及臨床研究等方式，將所發現的資料用歸納或演繹方式整理而成。**發展一個實證的護理理論，主要需經過下列四個步驟：(1)創造概念的意義；(2)建立理論的架構；(3)產生並測試理論的關係；及(4)審慎地應用理論。**發展步驟的順序可視情況彈性調整，但是在該過程中，具備邏輯的思考模式是非常重要，它可使理論顯得簡明清楚，增加其實用價值。

一、創造概念的意義

　　一般來說，研究人員相信概念並不是原本就存在的，而是理論家們從實際經驗中深思熟慮而形成。創造概念的意義(creating conceptual meaning)是所有理論發展的關鍵步驟，卻往往被許多理論家所忽略。他們雖然會提供有關該理論的名詞解釋，但是僅創造文字的定義，並無法賦予該文字的真正意義，反倒是概念性意義所傳達的思想、感覺與理念想法比文字定義更能反映人類的經驗。

　　什麼是概念(concept)？**概念可被定義為從實際經驗中產生的一種複雜想法。**由於經驗會受個體對外在環境的知覺所影響，因此概念的形成亦會受到文字、符號、事物本身、個人感受與價值觀及態度等諸多因素影響。**創造概念的意義主要是賦予某個概念一個暫時性定義，並運用一套標準來檢驗其字面意義是否真實地呈現實際的經驗。**雖然概念的定義會隨著驗證的結果而隨時修正，但是其分析的過程卻可幫助我們了解此概念是如何形成，並澄清原本隱含在理論家個人實際經驗中被忽略的想法及觀點，藉此避免造成誤解。

二、建立理論的架構

建立理論的架構(structuring and contextualizing theory)主要是將概念與概念之間的關係,以系統性方式連結起來,並進而成為一個正式的理論。一般來說,連結的方式可根據發展此理論的目的、已知的事實或假說,以及理論家個人的理念和知識來選擇。**連結的方法包括**:(1)**確認及定義主要概念**;(2)**確認假說**;(3)**澄清上下文的含意**;(4)**設計關係的陳述**。

(一) 確認及定義主要概念

在建立理論架構時,首先應確認理論的主要概念為何,因為它們可以將理論形成的想法和觀點明確的表達出來。通常這些概念可能來自於理論家個人生活經驗、臨床工作經驗及實證研究結果等。在定義這些概念時,其文字意義應盡可能簡明清楚,通常非常抽象的概念並不適合做為理論發展的起始點,因為其涵蓋的經驗範圍太過廣泛,例如「愛」、「真理」及「社會結構」等,欲清楚定義這些概念是非常困難的。相反的,過於具體的概念,涵蓋的經驗範圍太過狹隘,可能無法充分表達該理論原始的目的,例如「牙痛」、「腳痛」及「頭痛」等,這些概念都是疼痛的一例而已,相對於此,「疼痛」此概念較適合用來發展理論。

(二) 確認假說

假說(assumptions)乃是理論家擬想某些事實所作的一套陳述,它被當成真理的基礎,通常是不需被測試或驗證的。有些理論的假說是以條列的方式闡明,較易辨認。但是,許多理論卻常是以隱喻方式表達其假說,因而較難辨認。由於假說是陳述理論關係的重要基礎,而這些關係是需要被實際測試的,再加上假說會影響理論的結構及上下文之間的關係,因此確認理論的假說是非常重要。

(三) 澄清上下文的含意

若期望理論具有臨床的實用性,概念間的關係就必須考量其所在的上下文。由於相同的文字在不同理論中,所詮釋的意義可能不同,因此澄清主要是檢視概念的描述與其上下文的涵義是否吻合。由歸納法所產生的理論,其本身就是一種對上下文關係加以推論的結果。若上下文的含意非常廣泛或非常狹窄,該理論在臨床的應用範圍將會受到限制。

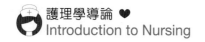
（四）設計關係的陳述

關係的陳述可顯示出概念間彼此的關聯或連結，通常概念數目越少，其關係的陳述就越簡單；而概念數目越多，關係的陳述就越複雜。由於一種理論常包含二個以上的概念，且概念之間的關係可能有好幾種層次，因此在設計關係的陳述時，其內容應該要完整且合理的解釋概念間彼此特殊的互動關係。最後，理論的目的及實用價值亦應被審慎考量。

三、產生並測試理論的關係

產生並測試理論的關係(generating and testing theoretic relationships)主要是檢視理論的觀點及想法是否符合實際經驗。雖然理論主要是由歸納法或演繹法所產生，不能被直接證明，但是卻可藉實證結果獲得支持。一般測試的方法包括：

1. 為理論的關係找實證根據。
2. 詳細地解釋概念的實證指標及操作型定義。
3. 經由實證方法驗證理論的關係。

如果理論的關係不能通過上述方法的測試，常見的原因包括：概念錯誤、關係陳述錯誤、實證指標錯誤或操作定義錯誤。當理論的關係是運用歸納法而產生時，若過程夠嚴謹，則關係可被視為有效。當關係是運用演繹法推論而產生時，它們應該能夠被測試，此時所有錯誤的概念、關係陳述、實證指標及操作定義都將清楚的呈現，無所遁形。

四、審慎地應用理論

審慎地應用理論(deliberative application of theory)主要是藉著研究方法，確保理論可被應用在實務工作，並達成設定的護理目標。其主要的目的已經從「產生並測試概念間的關係」轉移到收集「臨床情境如何被理論之應用所影響」的證據。一般理論的應用包括下列三個要項：

1. 選擇一個最能代表該特殊現象的臨床情境。
2. 決定某些會影響應用結果的變項。
3. 運用研究方法將理論實際應用在臨床工作中。

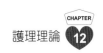

當理論經過檢測並證實其可用性後，此理論即和實務有一關聯。由於護理理論大多是由護理工作中所見之現象所啟發，而且產生的方式多是基於理論家的實務經驗及其個人護理知識與信念，因此較易反映出臨床實用的價值。

12-3 護理理論的描述

護理人員要運用某種理論時，通常可藉由「這是一個什麼理論？」之類的問題開始進行了解。當這個問題能夠被清楚回答時，就具備了對該理論的了解。在描述理論時，通常可藉由下列六個問題開始進行：

1. 該理論的**目的為何**？
2. 該理論的**主要概念為何**？
3. 該理論的**概念定義為何**？
4. 該理論**概念的關係為何**？
5. 該理論的**架構為何**？
6. 該理論是**建構在何種假說上**？

一、目 的

了解**理論的目的(purpose)**是非常重要的，因為它可以**明確地指出理論在臨床應用的範圍**。通常目的可藉由研究該理論形成的原因而被確認出來。由於理論的發展會受到該理論家個人實際經驗、護理理念和知識，以及當時社會的價值觀等因素的影響，因此要了解理論產生的目的，亦需熟悉該理論家的個人背景。

二、概 念

概念(concepts)是構成理論的主要項目，**通常可藉由尋找理論中描述主體(objects)、屬性(properties)或事件(events)的幾組關鍵文字而被確認**。在描述概念時，可先將理論中的主要想法條列出來，並暫時確認其相互之間的關聯，當彼此的互動關係能夠被辨識出來後，該理論的主要概念就會清楚呈

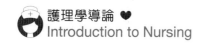
現。對概念的描述是非常重要，因為它們的數目及特質會形成個人對理論目的、結構、相互關係的本質、概念的定義及假說的深刻了解。

三、定　義

定義(definitions)乃是一個清楚明確的陳述，主要用來傳達概念的意義。定義可被用來澄清理論中的抽象概念，讓理論迅速被他人理解，它亦可提供一種文字形式的想法，用來表達實際的經驗。定義可以分為概念性定義(conceptual definitions)及操作性定義(operational definitions)。概念性定義意旨敘述概念的一般意義；操作性定義則是運用實驗方法，測量概念與現象彼此之間的關聯程度。例如疼痛可被概念性定義為一個不愉快的主觀經驗，主要是個體受到傷害刺激所導致；而操作性定義則是運用評估量表實際測量個案疼痛的程度（例如十分法量表，0分為不痛，10分為痛不欲生），分數越高表示個案疼痛的情形越嚴重。由於相同的概念在不同的理論中可能代表不同的意義，為了發揮理論的實用性，在描述理論時，必須了解其概念的定義。

四、概念間的相互關係

單獨的概念是不能創造出理論，若概念間彼此互動的情形不能用關係陳述出來，這個理論是不存在的。由於一個理論常含括數個概念，因此大部分的情況下，其彼此間應具有某種程度的關聯。關係(relationships)可指出概念間彼此的關聯性並提供理論主張及假說依據的線索，當理論的主要概念被確認後，其相互的關係即可被清楚陳述出來。如在描述老人失智時，可以藉由關係的陳述指出家族史與疾病發生率的關聯。另外關係也可以線性或曲線的方式呈現，線性關係(linear relationships)是指當某個概念發生時，另外一個概念亦會發生；而曲線關係(curvilinear relationships)是指當某個概念趨高及低時，另外一個概念可能是趨高或趨低。在目前的護理理論中，多數的學者常使用線性的方式陳述概念間彼此的關係。

五、架　構

理論的架構(structure)可以清楚且全面地表達概念間的特殊關係，架構的形成主要是從概念間彼此互動的關係發展而來。通常架構可以清楚的呈現理論的主要概念，其相互關係以及所屬層次的關係。架構呈現的方式有很多

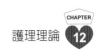

種，如圓形、方形、線條，沒有一定的形式，多數理論家較常使用線條將理論中主要概念的關係連結起來，使讀者較易了解。

六、假　說

假說(assumptions)是一種基於個人信念而對某種現象所作的描述。讀者在接受理論前必須先接受理論家對該現象的相關假說。由於假說被當成事實的基礎，可以真實的反映現象，因此被認為是建立理論的重要根基。一般造成假說不易被確認的原因，主要是它們常以隱喻的方式呈現而非明確的陳述。由於假說可以決定理論的本質，在描述及分析理論時，確認假說是非常重要的步驟。

此外在描述理論時，**範疇**(scope)是另一個重要項目，它**可反映理論在臨床應用及研究的效能**。範疇指的是理論應用的廣度或涵蓋現象的範圍，概念抽象的層級亦是其組成的部分，就涵蓋內容而言，理論可**分為：微型理論**(micro theory)、**中型理論**(midrange theory)、**鉅型理論**(grand theory)。微型理論所涵蓋的範圍最小，它們嘗試運用列舉的或相關的概念來解釋某種特定的現象。鉅型理論又稱大範圍理論，其所涵蓋的範圍最廣泛，它們嘗試運用一種法則來解釋所有的現象，該理論包含數個概述性的概念及好幾種範圍較小的理論，因此是所有理論中最複雜的。中型理論涵蓋的範圍介於上述兩者之間，它們通常是由彼此有相互關聯的概念所組成。理論的目的及概念間的關係往往可決定理論的範疇，因此在選擇理論時，應審慎考量其應用的範圍。

 護理理論的評值

評值的主要目的在於了解理論是否具有實用價值，能否引領護理實務。評值亦提供檢視理論的功能，藉由評值的過程，可協助護理人員選擇適合的理論應用於臨床工作中，並有助於理論家修正其理論。一般在評值理論時，可經由下列五個主要問題來檢視：

1. 該理論是否**清晰**？(How clear is this theory?)
2. 該理論是否**簡單**？(How simple is this theory?)

3. 該理論是否具有**普遍性**？(How general is this theory?)

4. 該理論是否具有**可及性**？(How accessible is this theory?)

5. 該理論是否**重要**？(How important is this theory?)

一、清晰度

清晰度(clarity)主要是檢視理論被讀者了解的程度及概念應用的一致性。通常語意及結構的清晰與一致是影響清晰度的主要原因。舉例來說，某些理論家在發展理論時，常自創一些新的詞彙或使用僅有細微差異的文字表達同一概念，易造成語意混淆的情形。另外，在某些理論中亦可發現概念應用的情形與其定義不符，因而造成語意不一致。針對上述情況，理論家在描述概念時應盡量使用護理人員熟悉的專業術語，並小心檢視理論概念的定義，以增加語意的清晰與一致。

結構的清晰性與一致性主要可從概念間彼此連結的關係來檢視，當連結的原因能夠被清楚陳述，並用一個主要的架構呈現出來，此時理論結構的清晰度即可明顯增加。通常許多理論家是運用線性的關係建立理論，並使用一個架構來呈現所有概念的關係。但是在某些理論中，亦可發現其運用不同類型的架構來呈現主要概念與次要概念的關係。其實不論運用什麼樣的形式，只要該架構能反映出理論發展的關係，其結構的一致性即可明顯增加。

二、簡易度

簡易度(simplicity)意指理論簡單的程度。通常理論組成的項目越少，特別是概念數及彼此間互動的關係越單純，其理論越容易被了解。舉例來說，當一個理論僅含有三個主要概念時(A, B, C)，描述這些概念互動的關係會較簡單，因為只有三種關係產生(A&B, A&C, B&C)。當每個概念包含兩個次概念時（例如A1, A2）就可能會出現九種關係，即三種主要概念的關係及六種次要概念的關係。因此理論組成的概念數目越多，且互動的關係越複雜，通常其難度就越高，簡易度也越低。

三、普遍性

普遍性(generality)意指理論適用的範圍。一個具普遍性的理論，適用的範圍非常廣泛。通常理論的目的及概念可顯示該理論的普遍性。抽象的概

念可以表達許多不同的想法，在臨床適用的範圍較廣泛；具體的概念雖然意義清楚但較狹隘，應用的範圍可能會受到限制。例如某個理論如果使用「人類」及「宇宙」兩個概念，由於涵蓋內容非常廣泛，其應用的範圍較廣，如果修改成「個人」及「家庭」，雖然應用的方向清楚，但是適用的範圍將明顯的受到限制。

四、可及性

可及性(accessibility)說明了理論中概念的實證指標可被確認出來的程度，它亦可指出如何達到理論所預測的結果。一個理論要能夠解釋並預測某種真實的現象，那麼其概念就必須要和實證的指標有所關聯。經由產生及測試概念間的關係、審慎地應用理論及澄清概念的意義，理論概念就可具有較高的可及性。

通常選擇一個高度抽象的概念或增加理論的複雜性，其臨床的可及性就會隨之增加。因為當概念涵蓋的範圍越大且概念的數目越增加，其描述或解釋的現象就越容易被臨床實證指標測試出來。通常可及性的重要程度會隨著理論發展的目的而有所變化，當理論主要是用來提供臨床實務的願景時，它就不是非常需要，如果是用來引領實務研究，則該理論的臨床可及性是相當重要。

五、重要性

在護理領域中，一個**理論是否重要(importance)，端視其對護理工作的實用價值以及該理論是否具有前瞻性**。如果某個理論所包含的概念、定義及假說都是經由臨床實務所產生，則該理論一定有助於臨床研究。通常假說可以反應出理論的重要性，如果假說的基礎不夠健全，其臨床的重要性常會降低。舉例來說：如果理論的假說僅只基於該理論家個人的觀點，而非整體多元的觀點，該理論對護理工作的重要性就會明顯降低。最後理論的重要性，亦是評估此要項之護理人員的專業素養及個人價值觀而定，深思熟慮並與其他護理工作同仁多方討論可有助於判斷該理論是否具有專業上的重要性。

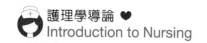

12-5 常見的護理理論

　　護理理論的主要目的在引領護理實務方向。目前在臨床上，越來越多的護理人員嘗試將護理理論應用在實際工作上，以期解決病人的健康問題。現今護理界存在著許多重要的護理理論，如佩普洛(Peplau)、強生(Johnson)、羅伊(Roy)、歐倫(Orem)、紐曼(Neuman)、華生(Watson)及羅傑茲(Rogers)等，限於篇幅，本節僅就常見的大範圍理論包括歐倫自我照顧缺失理論(Orem's Self-care Deficit Theory)與羅伊適應模式(Roy's Adaptation Model)做一介紹，希望藉這些實例增進護理工作者對護理理論的了解。

一、歐倫自我照顧缺失理論

(一) 背景介紹

　　桃樂絲歐倫(Dorothea E. Orem)是一位著名的護理理論家，1914 年出生在美國馬里蘭州巴爾的摩市，1930年在華盛頓特區一所醫院附設的護理學校獲得專科文憑，1939 年在美國天主教大學(Catholic University of America)取得學士學位，1945 年在同一所大學獲頒護理碩士學位，1976 年喬治城大學(Georgetown University)頒贈歐倫女士榮譽博士學位。

　　在歐倫的護理生涯中影響其理論發展的主要階段：

1. **1949~1957 年：** 在印第安那州衛生委員會服務，主要負責的工作是提升醫院的護理品質，歐倫女士在當時即開始發展個人對護理實務的定義。

2. **1958~1960 年：** 在華盛頓特區的美國健康教育暨福利部擔任課程顧問時，開始發現臨床護理人員訓練上的缺失，這種現象激發她對「何謂護理的主要工作？」的疑問，進而促使她日後專注於提升護理人員訓練的品質。

3. **1959~1970 年：** 擔任美國天主教大學護理學院助理教授，代理院長以及副教授職務，繼續致力發展她個人的護理及自我照顧的概念。

4. **1971 年：** 歐倫女士在離開美國天主教大學後，首次發行第一本個人著作《護理：實務的概念(Nursing：Concepts of Practice)》。1980 年及 1985 年她陸續發表第二版及第三版，至 2007 年逝世前，她完成了第六版《護理：實務的概念》的修訂，於 2001 年 1 月由 Mosby 公司代理出版。她畢生致力發展自我照顧缺失理論，並參與多次有關該理論的學術研討會議。

(二) 理論介紹

　　歐倫定位其自我照顧缺失理論為一般性的理論(general theory)，該理論主要由下列三種相關的理論組成：(1)**自我照顧理論**（主要描述及解釋自我照顧的意義）；(2)**自我照顧缺失理論**（主要描述及解釋為何個體需要護理的協助）；(3)**護理系統理論**（主要描述及解釋病人與護理人員間的角色關係）。每個理論中都包含一些重要概念，這些概念的定義分別敘述如下。

1. 自我照顧理論

　　自我照顧是一種經由學習，以目標為導向的個人行為。主要是個體針對那些會影響自身發展與功能的因素所採取的一種調節行為，用以維持生命、健康及幸福。

　　在自我照顧理論中，歐倫描述了三種自我照顧的需求：

(1) **一般性的自我照顧需求**：意指維護人類生命及功能完整的基本需求，當這些需求被有效滿足時，個體才能維持健康及幸福的狀態。此八種基本需求包括：空氣、水、食物、排泄、活動與休息的平衡、獨處與社交的平衡、預防危險及促進人體功能。

(2) **發展性的自我照顧需求**：意指提供個體生命發展過程中所需要的事物，尤其著重在有利情境的創造和維持，避免阻礙其生命發展成熟的環境或減緩其所帶來的不利影響。

(3) **健康偏差性的自我照顧需求**：意指當個體受到損傷或罹患疾病時，所產生接受醫療照顧和相關處置的需要，以期調整健康狀態出現的偏差。

2. 自我照顧缺失理論

　　包含了三個主要概念：

(1) **自我照顧能力**：指後天習得的一種能力，用以滿足個體對自我照顧的持續需求。

(2) **治療性自我照顧需求**：在特定的情境中，個體為了滿足其自我照顧需求並維持健康所採用的措施。

(3) **自我照顧缺失**：是「治療性自我照顧需求」與「自我照顧能力」之間的一種失衡關係，這種關係發生於個體自我照顧能力無法運作、或是不足以察覺，並滿足那些已知及預期的治療性自我照顧需求。

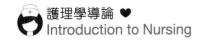

當個體發生自我照顧缺失情形時，護理人員為了滿足個體自我照顧需求或協助自我照顧缺失所執行的處置能力，稱之護理能力。簡言之，「自我照顧缺失理論」是歐倫自我照顧理論的核心所在，因為它連結著「自我照顧理論」與「護理系統理論」。

3. **護理系統理論**

歐倫列舉了三種系統模式來說明護理人員與病人在處理及執行自我照顧活動中的角色與職責：

(1) **完全代償性護理系統**：當病人無法執行自我照顧活動時，由護理人員完全提供其治療性自我照顧需求。

(2) **部分代償性護理系統**：病人能夠參與部分的自我照顧活動，在病人需要時，護理人員可從旁協助。

(3) **支持性－教育性護理系統**：當病人有能力學習或執行自我照顧活動時，由護理人員籌劃一系列的護理措施，使病人發揮最大的自我照顧能力。

這些護理系統的目的是希望能調整或激發個體執行自我照顧能力，並滿足其治療性自我照顧需求。

為了解影響個體執行自我照顧能力或需求，歐倫的自我照顧缺失理論亦包含一個附屬概念，即基本情況因素。基本情況因素主要包括：年齡、性別、發展狀況、健康狀況、社會文化背景、家庭系統、生活型態環境因素、可利用資源及健康照顧系統等。為了讓讀者快速了解自我照顧缺失理論，歐倫創造出一個概念架構，並將理論的主要概念及相互關係如圖12-1顯示。

二、羅伊適應模式

(一) 背景介紹

羅伊修女(Sister Callista Roy)是一位著名的護理理論家，1939 年出生於美國加州洛杉磯市，1963 年在聖瑪莉護理學院取得大學文憑，1966 年在加州大學洛杉磯分校獲得護理碩士學位。在接受高級護理教育後，羅伊修女開始研讀社會學課程，並於 1973 年及 1977 年在加州大學獲頒社會學碩士及博士學位。

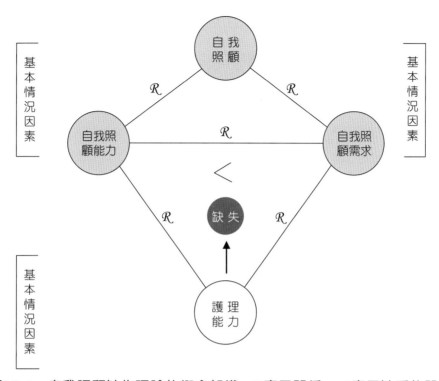

圖12-1　自我照顧缺失理論的概念架構，R表示關係；＜表示缺乏的關係

資料來源：Mariner-Tomey. (1994). *Nursing theorists and their work* (3rd ed., p.183). Mosby.

　　適應模式的建立源起於 1964~1966 年羅伊修女就讀加州大學洛杉磯分校時，在某次研討會中受到強生女士(Dorothy E. Johnson)的激發。再加上過去擔任小兒科病房護理職務時，對兒童生病時的適應能力留下深刻的印象。因此在就讀研究所期間，即開始發展適應模式理論中的各種重要概念。1968~1982年羅伊修女任教於母校聖瑪莉護理學院時，該學院即首度將適應模式應用在護理課程上，之後羅伊修女陸續將該模式應用在臨床上不同病人的實際照護，直到 1988 年轉職於波士頓護理學院研究所教授護理理論課程。羅伊修女在護理界除了曾發表多篇有關護理適應模式理論的文章及書籍，亦是享譽國際的知名護理學會的榮譽會員，積極地參與護理研討活動。她於1991年出版《羅伊適應模式：定義性的陳述(The Roy Adaptation Model: The definitive statement)》書籍，更清楚的闡釋理論中的重要概念。

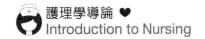

(二) 理論介紹

羅伊適應模式主要是描述和解釋人類對於壓力所產生的反應和調適現象，茲說明其主要概念及架構如下。

1. **系統(System)**：由一系列相互關聯單位所組成的個體，具有輸入、輸出、控制、調適與回饋等過程的特性。

2. **刺激(Stimuli)**：指能夠激起個體反應的事物，可分為：

    (1) **主要刺激(Focal Stimulus)**：立刻會引起行為改變的刺激。

    (2) **相關刺激(Contextual Stimuli)**：與主要刺激共同會造成或引發行為改變的刺激。

    (3) **剩餘刺激(Residual Stimuli)**：可能會影響行為，但效果不明確的刺激。

3. **適應層次(Adaptation Level)**：一個不斷改變的衡量標準，可呈現個體對刺激所產生的適應反應。

4. **調適機轉(Coping Mechanism)**：個體對環境改變所產生的自我控制過程，主要包括：

    (1) **生理調適(Regulator)**：主要是經過神經－化學－內分泌這個過程的自動反應機轉。

    (2) **認知調適(Cognator)**：經過知覺轉換、資料處理、學習、判斷、情緒辨認等複雜過程而產生反應的機轉。

5. **適應方式(Adaptive / Effector Modes)**：為調適方法的分類。可顯示生理及認知的活動，即生理、自我概念、角色執行、相互依賴等。

6. **生理方式(Physiological Mode)**：個體的適應是依據生理的基本需要來調適。

7. **自我概念方式(Self-Concept Mode)**：自我概念係指在特定時間點，個體對自己的感受和信念，它是由期望（特別是他人的反應）所組成的，能夠引導個體的行為。

8. **角色執行方式(Role Performance Mode)**：角色係指個體依據社會賦予的身分地位來執行責任，執行的方式是依據個體與他人互動的特定情況來決定。如個體在發展的過程中，主要角色是一位已生育的成年女性，次要角

色是妻子、母親及老師，而第三種角色可能是第二種角色的分支，如擔任先生公司的助理。

9. **相互依賴方式(Interdependence Mode)**：係指個體與重要人物及支持系統的關聯，通常藉由情感供給的滿足來保持精神的完整。

10. **適應反應(Adaptive Responses)**：係指可促進個體的完整，達到生存、生長、生殖、控制等目標的反應。

11. **無效反應(Ineffective Responses)**：意指不能促進個體達到生存、生長、生殖、控制等目標的反應。

　　綜合以上的概念，羅伊適應模式主要是陳述：人是一個開放系統，會接受從環境及個人輸入的刺激，而主要、相關及剩餘三種刺激源可決定個體的適應層次。當個體對環境改變成正向反應時，適應反應會促進個體的完整性；相反的，當個體對刺激產生無效反應時，它就會破壞個體的完整性。在適應模式理論中，有兩個相互關聯的次系統，第一個是控制過程，包括生理及認知二種調適機轉；第二個是適應方式，包括生理功能、自我概念、角色功能及相互依賴等四種方式。

　　羅伊修女認為生理及認知調適機轉乃是個體調適刺激的主要方法，個體的感受會連結二者之間的關係，即輸入刺激進入生理調適機轉時，會轉變成感受，而感受即是認知調適的過程，個體針對感受的反應即是生理及認知調適機轉的輸出或回饋。另外，個體調適刺激的第二個方法就是適應方式，它可顯示生理及認知的活動，個體對刺激的反應可藉由生理、自我概念、角色執行、相互依賴等四種方式表現出來。這些調適方式的主要目的是達到個體在身體、心理及社會層面的完整性，而生理與認知調適之間的關係連結著個體的調適方式。

　　在羅伊的適應模式理論中，個體主要是由六個次系統組成，其中包括生理與認知兩種調適機轉，和生理功能、自我概念、角色功能及相互依賴等四種適應方式，其彼此之間的關係構成一個複雜的系統以達到適應的目的。當內在與外在刺激的影響超過一種調適方式時；破壞性行為的發生遠超過一種調適方式時；或某種調適方式成為其他調適方式的主要、相關或剩餘刺激源時，此四種方式複雜的相互關係於焉產生。為了讓讀者快速了解概念模式，羅伊修女創造了一個概念架構，將理論的重要概念及相互關係用圖12-2顯示。

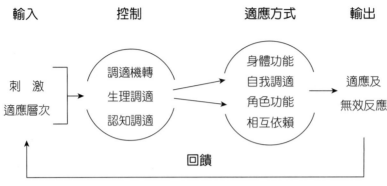

圖12-2　羅伊的適應模式架構

資料來源：Mariner-Tomey. (1994). *Nursing theorists and their work* (3rd ed., p.251). Mosby.

結　語

　　護理理論可以描述、解釋及預測臨床護理工作的現象，具有提升護理專業能力的功能。為了有效應用護理理論，護理人員在選擇和運用理論時，必須先了解此理論的發展過程、組成項目及評值結果。歐倫女士的自我照顧缺失理論與羅伊修女的適應模式是目前護理界普遍使用的理論之一，該等理論可以協助護理人員解決臨床不同的護理問題。發現問題是臨床護理人員選擇理論應用的首要步驟，當護理工作重點能藉由理論而清楚呈現時，護理的專業性才能被有效地發揮，並達到維持與促進病人健康的目標！

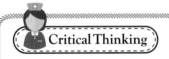

Critical Thinking

♥ 呂麗卿

Orem v.s. Roy

　　37歲的陳小姐，未婚，獨自居住在公司附近的一個公寓。有一天在去上班途中，發生了一場機車車禍意外，導致右手嚴重骨折，右側臉部也嚴重撕裂傷。經過手術治療一段時間後，陳小姐的右手石膏已拆除，但手部仍無法活動自如，右側臉頰也留下一個明顯疤痕。雖然病情漸好轉，但陳小姐很明顯的迴避跟他人社交互動，在病房還常戴著墨鏡和一頂大帽子。

　　如果你是照顧陳小姐的護理師，你的照顧重點會是什麼呢？

護理理論可以引導我們思考分析，進而找出最適合的照顧方向。如果以Roy的「適應模式」來思考，護理的重點將是要去改變刺激或加強適應過程。然而，加強適應過程會比較困難，因為陳小姐臉上的傷痕不會消失，她將不得不和她的疤痕共處。雖然她可以選擇整容手術，但手術與否將取決於她能否負擔得起高額費用。

另一方面，如果根據Orem的「自我照顧缺失理論」來思考分析陳小姐的情況，護理的照顧重點將是在尋找陳小姐的自我照顧能力缺失，評估可能需要的協助，並盡力提供必要的護理或支持性環境，以促進她的自我照顧能力，讓她盡量獨立，最終能夠達到獨立照顧自己的目標。

兩個不同的理論，引領出不同的照顧方向。然而，依照陳小姐的情況，Orem的「自我照顧缺失理論」相較於Roy的「適應模式」所引導的照顧方向，明顯的是比較實際能解決現階段的問題。

參考資料　　References

毛家齡(1986)・護理理論的發展及其重要性・*國防醫學*，*3*(5)，98-104。

杜友蘭(2004)・*護理理論與實務應用（二版）*・華杏。

林春香(1994)・Roy's護理理論介紹與其臨床運用－一位胃癌病人住院中不適應行為之評估與護理・*長庚護理*，*5*(2)，83-89。

洪志秀(1997)・歐倫自我照顧理論與其在復健護理的運用・*榮總護理*，*11*(1)，90-95。

陳月枝、張媚、林明珍、吳麗芬、李選、蔡闉闉…徐曼瑩(2012)・*當代護理學導論*・華杏。

盧美秀、鄭綺、林佳靜(2005)・*護理理論與應用*・偉華。

2005-2006 International Orem Society. *Self-care deficit nursing theory- SCDNT-Frequently asked questions*. http://www. scednt.com/fag/fag.html

Avant, W. (2014). *Strategies for theory construction in nursing*(5th ed.). Lippincott Williams & Wilkins.

Barnum, B. J. S. (1990). *Nursing theory: Analysis, application, evaluation*. Scott, Foresman, and Company.

Barnum, B. J. S. (1994). Criteria for evaluation theories. In B. J. S. Barnum (Ed.), *Nursing theory: Analysis, application, evaluation*(4th ed.). J.B. Lippincott.

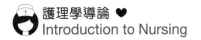
Chinn, P. L., & Kramer, M. K. (1991). *Theory and nursing: A systematic approach*. Mosby.

Dulock, H., & Holzemer, W. L. (1991, Sum.). Substruction: Improving the linkage form theory to method. *Nursing Science Quarterly, 4*(2), 83-87.

Mariner-Tomey. (1994). *Nursing theorists and their work.* (3rd ed.). Mosby.

Meleis, A. I. (2012). *Theoretical nursing development and progress*(5th ed.). Lippincott Williams & Wilkins.

Reynolds, B. (1993, Dec.). Criteria to evaluate nursing theories and models. *Journal of Psychosocial Nursing & Mental Health Services, 31*(12), 5-6.

Roy, C. (1997). Future of the Roy model: Challenge to redefine adaptation. *Nursing Science Quarterly, 10*(1), 42-48.

Silva, M. C. (1992, Jun.). Testing of nursing theory: Critique and philosophical expansion. *Advances in Nursing Science, 14*(4), 12-23.

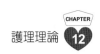

腦力激盪 *Review Activities*

( ) 1. 對於理論發展的描述，何者為非？(A)通常是對某種現象產生興趣作為開始 (B)創造概念性的意義是理論發展的關鍵步驟 (C)理論發展的目的可被用來連結理論的架構 (D)理論的關係通常無法經由實驗方法驗證

( ) 2. 在建立理論架構時，何者為首要的步驟？(A)確認概念 (B)確認假說 (C)澄清上下文的含意 (D)設計關係的陳述

( ) 3. 在運用理論時，何者最能清楚明確地指出其在臨床應用的範圍？(A)理論的概念 (B)理論的假說 (C)理論的目的 (D)理論的架構

( ) 4. 在連結理論時，何者最能清楚傳達概念的意義？(A)理論的目的 (B)理論的假說 (C)概念間的關係 (D)概念的定義

( ) 5. 在描述理論時，對於理論家擬想某些事實所作的陳述稱之為何？(A)理論的概念 (B)理論的假說 (C)理論的目的 (D)理論的架構

( ) 6. 範圍是指理論應用的廣度或涵蓋現象的範圍。就內容而言，何種理論的範圍最廣泛？(A)微型理論 (B)中型理論 (C)鉅型理論 (D)以上皆非

( ) 7. 在發展護理理論時，為避免語意混淆，應盡量使用護理人員熟悉的專業術語，其主要目的為何？(A)增加理論的清晰度 (B)降低理論的簡易度 (C)減少理論的可及性 (D)增加理論的重要性

( ) 8. 就涵蓋護理現象的範圍而言，歐倫自我照顧缺失理論(Orem's Self-care Deficit Theory)是屬於何種理論？(A)微型理論 (B)中型理論 (C)鉅型理論 (D)以上皆非

( ) 9. 哪一位護理學者主張「當人類基本需要被有效滿足時，個體才能維持健康及幸福的狀態」？(A)羅伊(Roy) (B)歐倫(Orem) (C)紐曼(Neuman) (D)華生(Watson)

( ) 10. 何種理論主要是描述人類對於壓力所產生的反應和調適現象？(A)萊因格的文化照護(Culture Care Theory) (B)歐倫的自我照顧缺失理論(Self Care Deficit Theory) (C)紐曼的健康模式(Model of Health) (D)羅伊的適應模式(Adaptation Model)

 掃描 QR Code 觀看解答

Introduction to Nursing

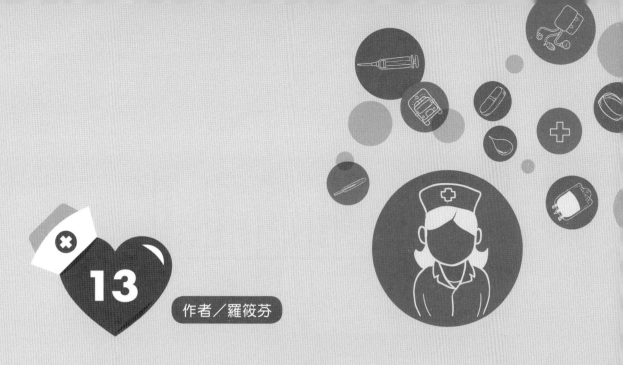

13

作者／羅筱芬

護理過程

名人語錄

從事護理必須有一顆同情心和一雙願意工作的手。

———— 南丁格爾

護理過程

循環過程＝科學問題解決法

定義
- 動態
  - 彈性
  - 持續

特性
- 目標導向
- 病人中心
- 學理依據
- 系統性
- 組織性
- 計畫性
- 持續性
- 互動性
- 動態＋彈性
- 範圍廣泛
- VS 醫療模式

記錄
SOAPIER
DART

步驟與內涵

評估
- 收集
  - 檢視
  - 驗證
  - 組織
  - **主客觀資料** → 徵象 VS 症狀

診斷
- 健康問題 (P)
  - 導因 (E)：相關 (R)
  - 徵象/症狀 (S)
  - **優先順序** Maslow

計畫
- 目標
  - 可觀察
  - 可測量
  - 排序
  - 具體
  - 個別性
- 計畫
  - 措施
    - 獨立性
    - 合作性
    - 依賴性

執行
- 護理活動

評值
- 目標
- 過程
  - 少用

林玫君製作

前言

　　有系統性、有計畫性、有規整性的護理，才能確保病人能得到有品質的照顧。透過護病雙方共同參與、討論、擬定照護計畫，並共同執行計畫的過程，不僅可以引導病人主動參與及制定自己健康問題相關的照護決策與活動，還能間接或直接地增強病人的健康處理及自我照顧的意願與能力。

　　護理過程是一環環相扣的步驟，具有縝密的思維程序及不斷循環再檢視的特性。護理人員需運用敏銳的觀察力及熟練的問診技巧來收集詳實資料，還要有足夠的專業學識來分析、判斷及運用所收集的資料。因此，熟練護理過程的應用，可以讓護理人員在執行臨床實務時能有專業依據，提升對病人的照護品質，進而有效增強護理人員的自信及工作上的成就感。「護理過程」是一個很實用的科學性、邏輯性的問題解決法，利用評估、診斷、計畫、執行及評值（價）五步驟，來逐一分析、解決所碰到的問題，不僅能運用在病人照護，也可以用在平時生活中碰到的問題。相信透過平日多練習，未來就能更靈活的運於生活及工作上。

13-1 何謂護理過程

　　護理過程(nursing process)一詞最早是由Lydia Hall (1955)所提出，經後來許多學者專家們的實務研究與優化，將護理過程由三步驟逐漸延伸為現在的五個步驟，為一種有組織、有系統，以目標為導向的科學性問題解決法，是一有效益、人性化、個別化的病人照護思維，是一規劃照護計畫的指引工具，**是一動態、有彈性、持續性的循環過程**，有助於護理人員診斷、處理病人的健康問題，並經由評值的步驟，確認執行的照護行動對病人產生的影響或改變(Knowles, 1967; ANA, 1980)。

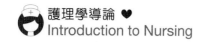

13-2 護理過程的特性

　　護理過程可提升對病人的照護品質已是廣為護理界所認同,多數學者認為這效益與以下的特性有極大關係:

1. **以目標為導向(Goal-Directed)**:處理病人健康問題時所訂定的目標是所有相關護理措施努力的方向,在評值成果(outcome)時,也**應以「設定的目標」作為評值的依據**。

2. **以病人為中心(Client-Center)**:ANA(1980)提出:「護理是在診斷及處理人面對自己健康問題時所出現的反應。」在處理病人的健康問題時,應該以病人的整體為中心,評估其所有狀況,如現有生理條件、心理狀態、已有或可能有的支持系統、經濟能力等等。

3. **有個別性(Individual)**:即使是相同的疾病診斷,每個病人的健康需求也不盡相同(如病程分期、症狀、體質、醫療偏好等)。因此護理計畫須針對每一個別病人進行評估後,擬定適合該病人的護理措施,不能將一份護理計畫(如課本上的護理計畫範例)原封不動的套用在不同病人身上。

4. **有學理根據(Theoretic)**:護理過程的每個步驟或活動都應有相對應的學理能解釋或支持。例如,健康問題處理的優先順序是依據馬斯洛(Maslow)需求階層理論來排序,所以,病人現存性呼吸困難(有生命危險)的處理應優先於潛在性感染的處理。

5. **有系統性(Systematic)**:依循護理過程的步驟,可具體的將各理論系統應用於臨床護理活動上。

6. **有組織性、有計畫性(Organized & Plan)**:護理過程是一種科學問題解決法,運用邏輯性及系統性方式,將資料與護理活動進行規整與計畫,並逐步執行。

7. **有持續性(Continuous)**:護理過程是一個持續的過程,開始於護病關係的介紹前期,終止於護病關係結束期;過程中需持續性的監測與評估/評值病人的反應,並依病人的最新狀況,隨時修正先前已確立的護理診斷及相應而生的護理措施;依此模式形成一持續性的循環,直到護病關係結束。

8. **有互動性(Interactive)**:護理過程需是開放的,由護病雙方共同參與、互動,才能找出雙方都接受的照護模式,也才能達到最好的照護品質。

9. **動態且有彈性(Dynamic & Flexible)**：護理過程的各步驟之間有非常緊密的、邏輯性的關聯，當護理人員能確實掌握各步驟之間環環相扣的相關性時，就能持續掌握到病人健康問題的變化（動態），並能及時反饋、修正與調整原有的護理計畫（彈性）。

10. **運用範圍廣泛**：護理計畫適用個人、家庭、團體及社區等各種對象的各健康階段需求，從極健康到死亡、從健康促進到臨終關懷的所有狀態。

11. **可區分出護理模式與醫療模式之不同**：醫療模式較強調治療功能，而護理模式的主要功能則是在病人健康的維持與促進。

13-3 護理過程的步驟與內涵

護理過程是在護理活動中融入了科學性問題解決法的原則與方法，將問題解決的過程分為護理評估、護理診斷、護理計畫、護理執行及護理評值（價）五步驟。護理人員若能確實了解各步驟的內涵及相關性，將可更有邏輯的處理病人健康問題，讓臨床護理品質更提升。以下逐一闡述各步驟的主要內涵。

一、護理評估

護理評估(nursing assessment)是護理過程的第一步，所得的資料也是後續各步驟的基礎。護理評估內容包括病人各項資料的收集、檢視、驗證、組織。

1. **特性**：有系統、有計畫、有統整性的收集病人健康現況的相關資料，隨即檢視與驗證資料的完整性及正確性，並加以統整成有用的資料。

2. **內容與來源**

   (1) 以內容來說，病人資料主要可分為：

   A. **主觀資料(Subjective Data; S)**：由病人本人主訴，但旁人不一定看得到或測得到的訊息；或家屬及重要他人口頭旁述，無法透過測量證實。如病人主訴：「我的左胸好痛！」；同一情境，若病人無法說話，家屬可能旁訴：「看到她（病人）手壓在左胸，好像很痛的樣子。」

B. **客觀資料(Objective Data; O)**：經由他人（如醫師、護理人員等）觀察或測量所得的資料，如脈搏不規律75次／分鐘、8/16血紅素10.5gm/dl、張口呼吸、盜汗、臉色蒼白、嘴唇發紫等。

症狀(symptom)可以是主觀資料，也可以是客觀資料。有些症狀是只有病人自己可以察覺的，例如感覺快要暈倒了、疼痛或頭暈等（屬於主觀資料）；有些症狀則是旁人也能觀察到的，例如發抖、臉色潮紅（屬於客觀資料）。而徵象(sign)都是客觀資料，例如生命徵象(vital signs)。

(2) 以來源來說，可將病人資料分為：

A. **初級來源(primary source)**：病人本人是唯一來源。

B. **次級來源(secondary source)**：家屬及重要他人、醫護人員、病歷、文獻記載等均為次級來源。

如上例，病人主訴：「今天早上一起來就感覺左胸好痛！」，家屬在旁補充陳述：「對呀，一早進病房就看到她手壓在左胸說痛。」在此段資料裡，病人主訴是初級來源的主觀資料，而家屬補充的資料則為次級來源的主觀資料。護理人員可能觀察到病人臉色蒼白、測量到病人心律不整，這就屬於次級來源的客觀資料了。

3. **收集資料的方法**：會談、觀察、身體檢查（包括身體評估、實驗室檢查、儀器檢測、診斷性或常規性檢查等）。

4. **收集資料時機**：護病關係一建立即應該持續進行資料收集，即使是在關係前期，雖然尚未實際接觸到病人，但從病歷資料上已經可以知道病人的部分資料，如性別、年齡、看診科別或診斷等。

5. **檢視並驗證資料的完整性與正確性**：盡可能獲知問題的全貌；在檢視及驗證資料的同時，確實紀錄資料收集的時間也很重要，依時間順序來追蹤及檢視病人健康問題的變化，才更容易確認或調整處理的方向。

6. **指引**：依病人情況或所在的醫療院所的規定，選擇合宜的護理模式或評估指引為依據，如馬斯洛(Maslow)的人類基本需要階層理論、羅伊(Roy)的適應模式、高登(Gordon)的十一項功能性健康型態評估指引、NANDA九種人類重要反應型態、歐倫(Orem)的自我照顧理論等。

護理評估＝收集資料(S、O)＋檢視並驗證資料的完整性與正確性＋歸整資料

二、護理診斷

　　護理診斷是對於個人、家庭、團體或社區對現下健康狀況／生命過程的反應及因應能力的臨床判斷。確定護理診斷不僅是護理措施的方向依據，同時也是獨立性護理功能的展現。

　　美國護理學會(The American Nurses' Association; ANA)在 1973 年將護理診斷(nursing diagnosis)列入專業性護理功能的臨床標準；同年，在聖路易召開第一屆護理診斷分類國際會議，將護理人員能獨立處理的病人健康問題進行分類，為國際護理標準化及統合跨出重要的第一步。該會議團體後來更名為國際北美護理診斷協會(North American Nursing Diagnosis Association International; NANDA-I)，每兩年召開一次護理診斷分類會議，順應社會型態的發展與病人健康問題的演變，審核及汰換更新，讓護理診斷更符合臨床實務現況的需求，如2021年NANDA就通過了267個護理診斷的臨床使用、測試及優化。

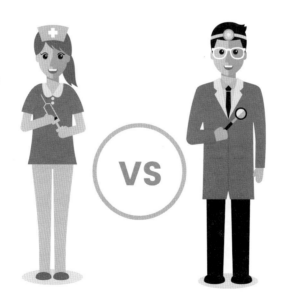

護理診斷與醫學診斷的差別

護理診斷

是護理師以其獨立性護理功能，對特定病人身體現況的反應所做出的判斷，包含生理、心理及心靈上的反應。此診斷主要以照護(care)為導向

VS

醫學診斷

是由醫師透過專業知識、檢查及經驗，對病人的疾病進行診斷。此診斷主要以疾病治療(treatment, cure)為導向

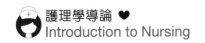

發展護理診斷的理由如下：

1. 確立護理專業在社會中的合法地位。

2. 促進醫療服務。

3. 增進同業人員的溝通。

4. 協助護理研究的發展。

5. 促進護理專業標準化。

6. 有利作業電腦化。

7. 病人收費標準參考。

(一) 概念性定義

以國際北美護理診斷協會(NANDA-I)公布的分類與定義為主要概念來呈現病人的健康問題，可分為四類：現存性護理診斷(actual nursing diagnosis; problem-focused nursing diagnosis)、潛在危險性(risk nursing diagnosis)、健康促進(health promotion diagnosis)、症候群(syndrome diagnosis)(NANDA-I, 2014/2015)。

註：症候群診斷是比較高階的概念，目前NANDA-I目錄上有慢性疼痛症候群、年老體弱症候群及創傷後症候群等，使用時機通常與某特定情況或事件有關(Matt Vera, 2022)。

(二) 結構性定義

護理診斷在結構上需包含幾個要素：健康問題(P: health problem)、導因(E: etiology)或相關因素(R: related factor)、徵象與症狀(S/S: signs & symptoms)（即P，E/S或P，R/S）。

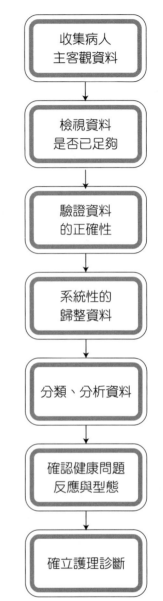

圖13-1　闡述護理評估與護理診斷相關性之概念流程圖

1. E/R：找出護理能力可以直接處理的原因或預防健康問題的發生、或減輕傷害的程度或合併症或相關的健康影響等來診斷與處理。

2. S/S的呈現須能對導因或相關因素具有鑑別力，且應來自真正對病人護理評估的內容，而不是直接從護理診斷書上抄錄。

3. 導因(E/R)並不是重述健康問題(P)。例如：(P)特定性知識缺失（糖尿病傷口照護），(E/R)與糖尿病的知識不足有關／(S/S) O1、S1、S2、S3（代號意義請見下列 S/S 說明）。上例中的 P 與 E/R 的陳述是一樣的，無法從這個問題的陳述中知道病人為什麼會出現知識缺失，護理人員就無法對這個問題「對症下藥」；所以，此時應該針對為什麼病人會有知識缺失的原因加以了解，才能知道應該怎麼幫忙病人解決問題，例如可能是缺乏接觸知識管道或機會、缺乏正確知識來源等。

4. S/S需能支持 E/R 的成立，如：「O1 左腳大拇指外側有一2×2×1 (cm)紫黑色潰爛性傷口……」，「S1 以前也有赤腳被石頭割到的情形啊！田土或芭蕉葉敷一敷就好了，哪知道這次沒效？」「S2 以前有小傷口都是自己好的，卡大坑或是拖卡久的才會問藥來敷，大部分都是親戚用好相報的！」「S3 很少去病院看病啦！衛生所及大病院很遠，看個病要轉三趟車，太麻煩了！」

(三) 確認並分析評估所得的資料

　　確認評估所得資料的正確性及完整性並進行資料歸整與分析，再與常模做比較，以確定病人對健康狀態的反應與能力是否能適當的維持病人在最大的健康狀態，最後才能確立相關的護理診斷。因此，對常模有正確概念是很重要的。常模是指統計資料中，與病人年齡、性別相仿的族群裡，多數健康良好的人呈現的狀態，例如血壓及心跳會因年齡、性別與活動狀態而有不同的常模。舉例來說，60歲長者的心跳62次／分鐘，與同年齡的成人來說是正常，若誤與嬰兒的常模數據（110~140次／分鐘）相比，自然會有很大的落差而被誤判為異常。

(四) 依馬斯洛 (Maslow) 人類基本需要階層理論來排定處理的優先順序

　　對生命有立即性威脅的現存性健康問題須優先處理，如心跳停止、呼吸困難、大出血等；對於預期繼續發展下去可能會出現合併症或健康受到危害者，則可歸類為高危險性或潛在性健康問題，應加以監測與預防。在確認病人沒有生命危急或急迫需求時，在不影響病人生命安全的原則下，可考量病人的意願，適度的調整問題處理的順序，以增加病人合作的意願及參與自我健康管理的積極性。例如吃飯時間到了，先吃飯還是先泡澡？一般可依病

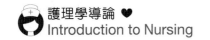

人意願行事，但對於糖尿病的病人就要審慎評估了（吃飯時間若沒吃飯先泡澡，可能會出現低血糖的致命性危險）。

(五) 書寫方式

護理診斷的書寫或敘述方式依各醫院及單位的要求而有差異。但一般而言，護理診斷的描述法可依下述原則來選擇 (NANDA-I, 2014/2015)。

1. **一段式－適用於健康促進性護理診斷：**病人目前並無特別需處理的健康問題，只是以健康安適的觀點，病人可以擁有更健康的人生；所以屬於促進健康性的護理診斷，沒有相關因素(E/R)，也沒有定義性特徵(S/S)。

> P：（前可加上「潛在增進」）……

2. **二段式－適用於潛在危險性及症候群護理診斷：**潛在危險性護理診斷是由危險因素所支持；危險因素應能顯示出其易受傷害性。書寫時，需寫出其所呈現的高危險因子或導因，但沒有定義性特徵（如已出現症狀與徵象則應屬於現存性問題）。護理措施的重點在**預防該潛在性健康問題變成現存性的健康問題**。

> P，R：……，與……有關

症候群護理診斷(P)則需有兩個（含）以上同時發生、性質類似、處理措施相近的護理診斷作為定義性特徵(S/S)。

> P：……，兩個（含）以上性質相似護理診斷

3. **三段式－適用於現存性護理診斷：**病人對其健康狀況已經出現明顯可辨識的無法因應反應，需寫出導致無法因應的原因或相關因素，並須寫出認定是該原因造成病人現存性問題的定義性特徵。

> P，R/S：……，與……有關／臨床表現……

4. **書寫範例**：P，E(R)/S。便祕，不適當的排便習慣／S1（我常常會在上班途中突然想大便，可是忍到了公司就又不想了），S2（平均一星期大便兩次，每次大便都很痛，還會有血），O1（3/10病人自解1~2公分大的顆粒狀糞便，表面有少許鮮血，計約15~20顆）。

註：若連結護理評估內容，則可不必書寫括弧內之內容，僅以代碼(S1, S2, O1)呈現即可。

> 護理診斷＝資料信度再驗證與補足＋資料系統性分類、分析資料＋
> 確認病人對健康問題的反應＋確立相關護理診斷

三、護理計畫

　　護理計畫(nursing planning)包括目標(nursing goal; NG)與計畫(nursing care plan; NP)兩部分。

(一) 步　驟

1. 設定問題(P、E/R、S/S)處理的優先順序。
2. 針對健康問題及導因擬定護理目標。
3. 依據護理目標擬定護理活動與策略。
4. 寫下完整護理計畫。

(二) 目　的

1. 促進醫護團隊間的溝通。
2. 建立護病間的護理活動共識。
3. 引導護理活動的進行與執行後的觀察與再評估
4. 執行成效評值時的依據與記錄。
5. 提供日後評價和研究之文件。

(三) 護理目標

　　是具體可觀察或可測量的、是以病人為中心的；是成效測量（評值）的指標、是護理措施的指引、是引發護理活動的動機。

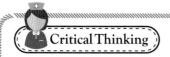

Critical Thinking

♥ 呂麗卿／羅筱芬

　　A病人，闌尾炎破裂，手術後送到病房，右下腹部傷口以10×10紗布覆蓋，傷口引流容器內有少量微紅液體。病人禁止進食(NPO)，左手臂有0.9% N/S（生理食鹽水）1,000 mL 點滴持續滴注，流速 80 mL/hr。病人意識清醒，但顯得疲倦，氧氣導管 2 L/min 使用，導尿管留置，尿袋中有澄清淡黃色尿液約 250 c.c.。

　　現在，如果你是負責照顧這位病人的護理師，你要如何知道這位病人的需要？你要給病人什麼護理？

　　首先，你要知道病人現在的生命徵象（與生命安危有關）如何？身上有哪些管路及傷口？面對這些管路及傷口（與現存性的健康問題有關）的立即性護理及注意事項是什麼？什麼是一般腹腔手術後病人常見的健康問題（可能與生命安危、現存性及潛在性健康問題有關）？腹腔手術後病人可能出現什麼併發症（可能與生命安危、現存性及潛在性健康問題有關）？什麼是闌尾炎？闌尾破裂可能引起什麼併發症（可能與生命安危、現存性及潛在性健康問題有關）？併發症出現時的表現是什麼（可能與生命安危、現存性及潛在性健康問題有關）？

　　以上的答案你可以用馬斯洛的「基本需求階層理論」來決定健康問題的處理順序。以下列出相關線索供讀者一起思考，病人的健康問題和可提供的護理措施：

1. 術後有出血、感染的可能（監測生命徵象、觀察引流液的顏色性質量）。

2. 身上現存管路有滑脫的危險（提供避免管路牽扯及預防滑脫的注意事項及知識）。

3. 有傷口，會有疼痛，所以需要緩解疼痛及預防傷口裂開（提供舒適，避免腹部用力等牽扯傷口的動作，準備緩解疼痛的藥物）。

4. 術前闌尾破裂、術後有開刀傷口及引流管留置，可能引起感染／腹膜炎／敗血症（持續觀察生命徵象，注意觀察腹膜炎徵象、傷口感染及管路感染的徵象）。

5. 暫時不能進食，可能會沒有得到足夠的營養及水分（由靜脈點滴補充，觀察輸入及輸出量）。

6. 無法執行部分日常生活活動，如洗澡、下床活動及如廁等（提供日常生活活動的照顧與協助）。

　　護理過程是一個運用科學方法，有系統地去了解及思考病人的健康問題，並依問題對病人生命的影響程度，解決病人一個或多個健康問題的過程。

1. 依護理診斷訂出目標：針對導因或相關因素擬定，但至少需有一項目標是針對護理診斷（健康問題）的解決、改善或控制。例如，病人因長期偏食出現嚴重便祕的問題，此時，除了改變病人的飲食習慣（處理導因），解決現存的便祕可能會是病人更在意的目標。

2. **依馬斯洛(Maslow)理論來處理優先順序：危及生命者優先；在性命安全無虞之下，可依病人自覺困擾的程度來排定處理順序。**

3. 目標與優先順序盡可能由病人與護理人員共同擬定，以提高病人對自己健康照顧的參與性。

4. **以病人為中心的目標：**是病人需要的，而非護理人員期望或護理人員想給的。

5. 合理可達：需是依病人目前的能力或潛在能力，在合理運用周遭可用資源下或努力後可達到的目標。

6. **書寫時應簡潔且扼要，並使用可測量或可觀察到的具體用詞來敘述。**

7. 需符合具體可評估的要求

   (1) 何時前（**預期目標完成的時間底限，這時間點也是評價此項護理目標的最後時間點，病人應該在這時限之前達成了此項護理目標**）。

   (2) 誰（是否需呈現「病人」仍有爭議：護理計畫原即屬於病人的，護理目標原即以病人為中心陳述，部分學者認為不需刻意寫出「病人」；但若該護理計畫的執行對象是家屬或主要照顧者時，則宜寫明對象是誰，例如，案母或褓姆或主要照顧者）。

   (3) 能……（接可具體測量的動詞，如辨識、描述、示範、執行、說出、討論、沒有、增加、減少、列舉、行走等；不宜為不易測量或驗證的動詞，如知道、想、了解、接受、感覺等）。

   (4) 何事（盡量單純化，一個目標僅針對一件事）。

   (5) 何標準（訂出目標達成的下限，盡可能量化及可測量）。

範 例

1. 5/3 前（病人）能在沒有扶持下獨自站立床緣，至少 5 分鐘。
2. 5/3 前（病人）液體攝取量能增加至 1,500 c.c.。

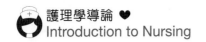
(四)護理計畫

護理計畫＝擬定及排序護理目標＋妥善計畫護理措施

護理計畫應依具體可行、量身訂做及有學理依據等原則擬定。

範 例

每天早上 10:20~10:30，下午 2:20~2:30 由護理師或家屬陪同下，練習下床站立。

說明：訂定具體時間表時需同時考量病人的治療常規時程及護理師的工作常規時程（如上例），讓護病雙方都很清楚約定的護理時間，以便雙方盡可能將該時段空出來進行練習（此即本章節所說的與病人的護理契約）。

四、護理執行

護理執行(nursing implementation)，又叫護理活動，是將護理計畫付諸於行動表現出來；而即時、完整且真實的記錄，更是執行階段不可或缺的一部分。

(一)護理活動的內容（步驟）

1. 護理計畫之溝通與執行。
2. 對病人最新的健康狀況與反應能力進行評價（再評估）與記錄。
3. 對病人的健康問題及護理需求進行再確認與修正。
4. 對護理計畫進行再檢視與修正。

(二)護理活動的性質（詳見第 9 章）

1. 獨立性護理活動。
2. 合作性（協同性、相依性）護理活動。
3. 非獨立性（依賴性）護理活動。

(三)執行過程

1. **執行前期**（準備期）：了解病人現況及護理計畫，確認可行性及安排護理活動的優先順序。

2. **執行期**：給予護理活動，並觀察病人的立即性反應。

3. **執行後期**：即時記錄(charting)所給的護理活動及病人的反應，以利其他醫療專業人員能隨時得到病人最新的狀況可參考。

　　當執行後期記錄完病人最新的反應之後，隨即又進到另一個執行過程：執行前期（準備期）－執行期－執行後期的循環。

(四) 記錄 (Charting) 的種類

1. 來源導向記錄法(source-oriented charting)。

2. 問題導向記錄法(problem-oriented charting)。

3. 多種專業人員記錄法(multidisciplinary charting)。

4. 流程單張記錄法(flow-sheet charting)。

5. 附加單張記錄法(charting by use of addendum sheets)。

6. 電腦輔助記錄法(computer-assisted charting)。

7. 護理記錄：直敘法、SOAP格式、焦點記錄法(focus charting)（詳見下一節護理記錄）。

　　理想中，如果護理計畫能確實做到量身訂做，則不應出現計畫與實際執行的活動不一的現象，故有些學派會將執行期與計畫期合併，而出現將護理過程分為四期的論述；但不管如何劃分步驟，護理過程的概念與內容是一致的。此外，無論運用何種理論或評估工具來落實護理過程，詳實且即時的護理記錄是非常重要且絕不能被遺漏的步驟。

> 護理執行＝實際執行的護理活動＋再評估病人的反應+再檢視與修正提供的護理計畫／活動＋詳實即時的護理記錄

五、護理評值（價）

　　護理評值（價）(nursing evaluation)為判斷病人護理目標達到的程度，是對病人所提供健康照護的一種成效探討，需存在護理過程的每個步驟中。依評值重點不同又可分為過程評值法、目標評值法。

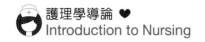
（一）目標評值法

1. **以目標成就(goal achievement)來評值病人健康狀態的進展**：將病人經護理活動之協助後的反應及變化與原先設定的護理目標相比較，對達成情形做一描述，如完全未達成？部分達成？雖達成但不熟練⋯⋯？完全達成？

2. 分析與確認影響目標成就的因素（再評估，亦即進入下一循環的護理過程）。

3. 依分析所得的資料決定繼續或修正或終止該照護計畫。

4. 落實繼續或修正或終止該照護計畫。

（二）過程評值法

以護理計畫是否被執行作為評值的重點，現已較少使用於臨床護理上。主要與其不符合以病人中心的護理概念--病人的情況與反應才應是評值的重點：若病人情況有變化，即使某護理計畫還沒被完全執行，也應因應實際狀況立即終止或進行修改原有的護理計畫。

範 例

5/2 8 pm 病人已連續 3 天，每天 2 次在護理人員或家屬不扶持的陪同下，獨立站於床緣；執行過程中及後均無不適之主訴，生命徵象穩定，予病人正向肯定。目標達成，但因病人仍有繼續執行的需要，故再持續執行。

 13-4 護理過程與護理記錄法間的相關性

一、常用護理記錄內容簡介

（一）SOAP 格式 (SOAPIER)

包括：Subjective data（S，主觀資料）、Objective data（O，客觀資料）、Assessment（A，評估）、Planning（P，護理計畫）、Intervention（I，護理措施）、Evaluation（E，護理評值）、Re-assessment或Revision（R，再評估或修正）。

(二) 焦點記錄法（ # DART ）

包括：# Problem（ # ，健康問題）、Data（D，資料，包括S & O）、Action（A，護理活動）、Response（R，給予護理活動後病人的反應）、Teaching（T，護理指導，也就是過去所說的衛教，教導病人自我照顧的相關知識）。

二、護理過程步驟與護理記錄各要素間的相關性

護理過程是一個具有明確方向的程序，可以整合及引導臨床護理實務的發展。護理記錄是照護者將所有協助恢復及促進病人達最佳健康狀況的所有活動與反應審慎而誠實的記錄下來，是對護理過程最清晰而具體的描述，也是護理標準化過程的重要參考資料。

每個醫療單位會依各自不同的特性而採用不同的記錄方式，但多半是在格式上做調整，護理過程的架構仍明顯可見。護理人員需依各模式或格式之要求，將資料重新分類或統整擺放入適當的位置，如在 SOAP 格式中的 S 與 O 是分開的項目，但在焦點記錄法中則合併為項目 D。其他項目亦然，讀者只需熟習本章節第一段對於記錄法各元素的定義稍加了解，就能輕易的由圖13-2中習得此節之全貌。

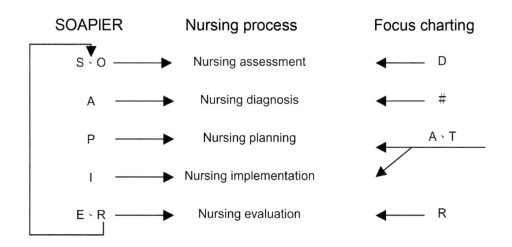

圖13-2　護理過程與護理記錄(SOAPIER & #DART)相關性之概念圖

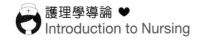
結　語

　　護理過程是一動態的、持續的、循環的科學性問題解決過程，先是利用邏輯性思考，進行有系統、有目的、有計畫的收集病人資料，進一步確認、分析、歸整資料，以找出病人的健康問題，形成護理診斷，並訂定合宜的護理目標與計畫，執行護理活動後，檢視病人的變化，評值病人的健康問題是否已被解決，再決定繼續、修正或停止目前的護理計畫。護理人員藉由護理過程的架構，可規劃出一縝密而個別化的護理計畫，在溝通與執行的過程中，護病雙方應共同付出，為讓病人擁有更佳的健康狀態而努力。

　　護理過程所應用的是一個適用性很廣的問題解決模式，不僅能用在臨床護理實務上幫助病人解決健康問題；也可以用來分析及解決在自己日常生活中碰到的事件。平時多練習，將護理過程的思維內化成自己自然的思考習慣，相信未來進入護理職場時，必能因平日的練習而將護理過程發揮的得心應手喔！

參考資料 *References*

陳月枝、胡文郁、林碧珠、徐菊枝、林艷君、羅梅芳、李雅玲(2000)·*實用性護理過程順序指南*·藝軒。

陳月枝、張媚、林明珍、吳麗芬、李選、蔡闓闓…徐曼瑩(2012)·*當代護理學導論*·華杏。

Gordon, M. (2003)·*Gordon護理診斷手冊*（劉雪娥、鍾麗娟譯）·華騰。

Leahy, J. M., & Kizilay, P. E. (2002)·*基本護理學*（林素蓉等譯）·華騰。

NANDA-I (2021)·*NANDA International護理診斷：定義與分類2021~2023*（曾詩雯等譯）·華杏。（原著出版於2021）

Ackley, B. J., & Ladwig, G. B. (2015). *Nursing diagnosis handbook: an evidence-based guide to planning care* (10th ed.). Mosby.

Carpenito, L. J. (2012). *Nursing diagnosis: application to clinical practice* (14th ed.). USA: Lippincott Williams & Wilkins.

Gordon, M. (2002). *Manual of nursing diagnosis* (10th ed.). Mosby.

Gulanick, M., & Myers, J. L. (2014). *Nursing care plans: Diagnoses, interventions and outcomes* (8th ed.). Mosby.

Leathy, J. M. (1998). Introduction to the nursing process. *Foundations of nursing practice: A nursing process approach* (1st ed.). Saunders.

Long, B. C., Phipps, W. J., & Cassmeyer, V. L. (1993). *Medical-surgical nursing - A nursing process approach* (3rd ed.). Mosby.

Matt Vera (2022). *Nursing diagnosis guide and list: All you need to know to master diagnosing*. https://nurseslabs.com/nursing-diagnosis/#h-differentiating-nursing-diagnoses-medical-diagnoses-and-collaborative-problems

NANDA-I (2021). NANDA *International nursing diagnosis: Definitions and classification 2021-2023*. Thieme.

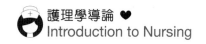
🧠 **腦力激盪**　　　　　　　　　　　　　　　　　　　　　*Review Activities*

( ) 1. 有關護理診斷之敘述，下列何者錯誤？(A)描述病人對疾病過程或健康問題的反應　(B)應隨時因病人反應做修正　(C)急性疼痛為護理診斷　(D)以治療為目標

( ) 2. 有關護理過程之敘述，下列何者錯誤？(A)護理過程以生物化學模式為依據　(B)護理過程收集全人基本需求的資料　(C)護理問題包括即將或可能會出現的身、心、靈、社會各方面的健康問題　(D)護理過程針對病人健康問題進行護理處置，並協助醫療處置

( ) 3. 有關護理目標（預期成果）的敘述，下列何者最完整？(A)病人能用拐杖走路　(B)能促進傷口癒合　(C)病人 2 天內能減輕疼痛程度　(D)病人能於 3 週內減少 1 公斤體重

( ) 4. 「病人身體僵硬、無法放鬆、不願下床活動」，此為何種型態的資料呈現？(A)主觀資料　(B)客觀資料　(C)實驗室資料　(D)醫療記錄

( ) 5. 有關徵象(signs)與症狀(symptoms)的敘述，下列何者正確？(A)徵象是不需使用特殊儀器測量的異常情形　(B)症狀是指病人的憂慮、無力、疼痛等情形　(C)血壓、脈搏次數是客觀症狀　(D)病人皺眉、愁苦的表情是客觀徵象

( ) 6. 有關護理師收集資料中的主觀資料和客觀資料之敘述，下列何者正確？(A)病人很明確地主訴自身的疼痛應屬客觀資料　(B)護理師觀察病人面部潮紅應屬主觀資料　(C)檢驗報告單是佐證病人的健康問題應屬主觀資料　(D)護理師觀察病人傷口紅腫的現象應屬客觀資料

( ) 7. 有關護理評估之敘述，下列何者錯誤？(A)不可作為護理計畫執行後之評值　(B)需包括主、客觀資料　(C)收集資料的方法包括身體評估與檢查　(D)資料來源包括醫療小組成員

( ) 8. 有關護理計畫的敘述，下列何者錯誤？(A)是指護理活動的設計　(B)是執行護理評估的依據　(C)護理人員依照護理目標設計護理計畫　(D)使病人得到連續性的個別性護理

( ) 9. 有關S.O.A.P.I.E.R.記錄法的敘述，下列何者正確？(A)病人「常有呻吟聲，對呼叫無反應、疼痛刺激會睜眼」，屬於主觀資料　(B)病人「有吞嚥反射，但易有嗆食現象，需持續注意餵食情形」，屬於評值　(C)病人「無法自行翻身下床」，屬於「活動功能障礙」問題的導因　(D)「家屬表示早上吃飯時病人手上的碗突然掉到地上」，屬於客觀資料

( ) 10. 有關護理過程的敘述，下列何者正確？(A)始於照護目標，終於評值成效　(B)有持續性但無循環性　(C)以治療為主要目的　(D)以病人或家屬為中心

( ) 11. 大夜班巡房時，聽到盧女士於病房內哭泣，上前詢問，盧女士主訴：「今天乳房開刀切除後，我再也不是女人了。」先生在旁協助回答：「她已經哭好幾天了。」盧女士的先生所提供的資料為：(A)初級來源、客觀資料　(B)初級來源、主觀資料　(C)次級來源、客觀資料　(D)次級來源、主觀資料

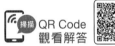

掃描 QR Code 觀看解答

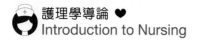

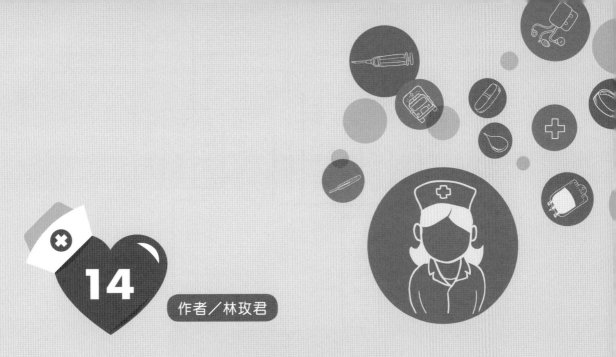

14

作者／林玫君

治療性人際關係與溝通

名人語錄

要有吸引人的雙唇，需口說好話。

───── 奧黛莉赫本

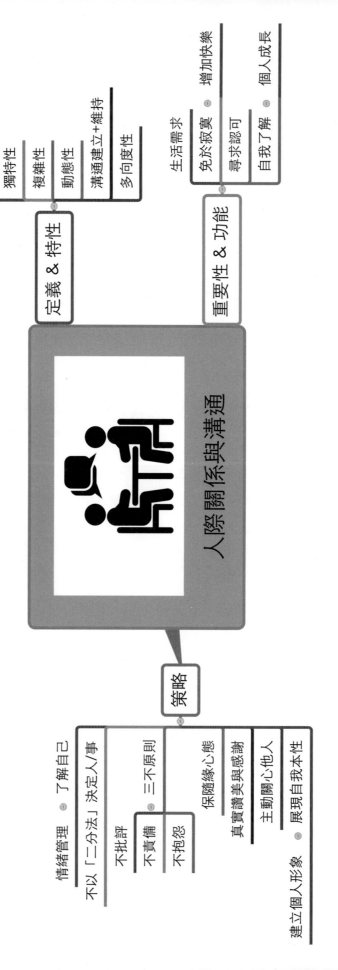

人際關係與溝通

定義 & 特性

階段性
獨特性
複雜性
動態性
溝通建立＋維持
多向度性

重要性 & 功能

生活需求
免於寂寞
尋求認可
自我了解

增加快樂
個人成長

策略

情緒管理 ‧ 了解自己
不以「二分法」決定人/事
不批評
三不原則
不責備
不抱怨
保隨緣心態
真實讚美與感謝
主動關心他人
建立個人形象 ‧ 展現自我本性

林玫君製作

治療性人際關係

通則

特性
- 專業關係
- 助人關係
- 維持病人功能
  - 自我照顧
  - 解決問題

VS 社交性
- 設定目標
- 非批判價值觀
- 計畫性
  - 具特定時間
  - 有關係結束

過程

1. 介紹前期
   - 與病人尚未接觸
   - 確認病人的期待
2. 介紹期
   - 與病人第一次接觸
   - 試探性行為
   - 信任期（初期）
3. 工作期
   - 共同目標已達成
   - 解決問題
4. 結束期
   - 出院－終止關係

溝通

定義
- 訊息傳達
- 共同瞭解

重要性
- 收集資料
- 信任建立
- 情緒抒發
- 個別護理指導
- 維持N-P-R
- 醫療團隊成效
- 過程

要素
- 訊息傳遞者
- 訊息
- 媒介
  - 口語
  - 書面
- 途徑
- 訊息接收者
- 反應/回饋

（影響因素：口語、書面）

模式
- 雙向（較有效）
- 單向

原則
- 安全/隱密
- 了解的詞彙
- 尊重＋接納
- 非語言反應
- 合宜的時間

林玟君製作

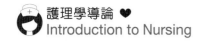
 前言

　　自古以來人們都渴望成功、渴望友誼、渴望被愛，但在這錯綜複雜、競爭激烈的社會中，想要生活平順、歡喜自在、工作順遂和諧，單靠個人單打獨鬥，成效是有限的，很難與團隊合作成果相比。醫療業務是一個和人互動的行業，醫療從業人員所照顧的是人，不是一個病，也不是一台機器，故在臨床醫療實務工作中非常強調溝通能力與技巧，並藉以幫助建立、維持信任性的治療性人際關係。有了圓融的溝通技巧與信任性的治療性人際關係，不但能使治療過程更順利進行，也可減低醫療糾紛的發生。

 14-1　人際關係的基本概念

一、人際關係的定義與特性

　　人際關係(interpersonal relationship)係指人與人間互相交往，在一段過程中，藉由彼此的思想、情感、行為產生吸引、合作、競爭、排斥、領導、服從等，所形成的一種動態的互動關係。廣義的說，人際關係內容包括親子關係、手足關係、配偶關係、師生關係、勞資關係、朋友、同事、同儕等人際間任何互動的社會關係與文化制度模式。

　　人際關係不僅存在於熟識者之間，也可能發生在陌生的人事情境裡（徐、連、陳、劉，2002）。人際關係的特性，歸納如下（陳，1997；楊，1999）：

1. 人際關係的發展是有階段性的：人際關係的建立與發展是具有階段性的，不管雙方的關係是溫馨的友誼或交惡的嫌棄，都是經由一定階段所產生，從初次見面時的陌生感，隨著一次又一次見面的互動，逐漸到熟識後的熱絡後，繼續維持友善的交往、或因故分離而再度陌生、或衝突而憎厭；當然也有從初次見面時的陌生感轉為討厭對方，或初次見面時雙方就發生衝突、產生厭惡，後因了解彼此而修好。

2. **人際關係是獨特的、複雜的和不斷改變的**：在這世界上，每一個人都是單一的、獨特的，即是說個人不可能有兩個完全相同的朋友，兩段完全相同的愛情或友誼。人際間的親疏遠近、情誼濃薄是會隨著彼此的利害關係，以及人、事、物及時空等因素的變遷而不斷改變，也就是說今日並肩作戰的盟友，明日可能是短兵相交的敵人。很多時候人際關係是沒有絕對和永遠不變的。

3. **人際關係是經由溝通所建立和維持的**：人際關係的開始、維持至結束都有賴於溝通來運作，它不僅是建立人際關係的基石，同時也影響著人際關係的正向與負向的發展。很多男生最怕服兵役時發生「兵變」，即女友在個案服兵役期間變心。故當人際關係建立後，是否可繼續維持、發展，持續的溝通是其中一個極為重要的因素。

4. **人際關係是多向度性的**：不同性質的人際關係，所產生的互動作用與影響力是不同的。古代論語上說「君君、臣臣、父父、子子」。Hingsburger認為人際關係的種類有：朋友型的人際關係、愛情型的人際關係、性愛型的人際關係及職員／專業型的人際關係（曾，1998）。

一個人的人際關係可因角色、身分、職位、關係等的不同，同時兼具有上述不同種類的人際型態。不同種類的人際型態，其互動的深度與廣度會有不同的區別，也就是說彼此間話題的多寡、深淺、範圍會不同。而人際間彼此訊息分享的多寡及互動的頻繁程度、熟悉程度，也會影響到彼此間的關係好壞程度。

二、人際關係的重要性及功能

人際關係的重要性不僅在於是人類基本社會之需求；在人際互動中，個人也可以開放自己內心真實的情感，發揮情感作用，增強情感發展，滿足情感需求，也可經由人際間的互動，透過他人的看法及反應，增加個人對自己的了解，達到自知與成長，以及學習到人際互動的方式。故人際關係有以下幾個功能（楊，1999）：

1. **滿足生活需求**：人類從出生至死亡，無時無刻不受團體保護，小時候，我們受雙親保護與扶養，至成人後仍受到政府及各種不同團體機構所保護，

使我們免於受威脅及能自主生活。人們組成各種不同的團體，目的就是在提供相互保護、減低威脅情境、維持生存的資源。

2. **免於寂寞，增加快樂**：生活的經營與規劃掌握在自己手中，若有志同道合的朋友可相伴相隨，是何等的可喜可賀。成功固然欣慰，但若無人可分享，總有些遺憾；在與他人分享辛酸、苦辣、快樂、成功的歷程中，可讓彼此間擁有更多的滿足及幸福感。

3. **尋求認可**：在人生旅途中，當有人主動想要與我們為友時，或有人主動向我們要求協助時，我們的自尊、自信會因此而提高，因此得到很多的快樂與滿足；反之，當我們缺乏他人認可時，就會產生挫敗感，甚至於有被忽略的感覺。故個人若想滿足其認可的需求，與他人建立良好的人際關係是絕對必要的。

4. **增進自我了解，促進個人成長**：在透過他人的回饋過程中，個人能由此認清自己的言行舉止，學習別人的長處，避免和別人犯相同錯誤；也可學習到人際關係的互動方式，進而達到自我成長。

三、經營人際關係的策略

1. **了解自己，做好情緒管理**：若個人常採負面的思考、悲觀的想法來看自己、外在環境或與他們有關的訊息時，就容易傾向於低估自己、批評自己、悲觀消極、沒自信；對於問題，就容易選擇吸收負面的、不好的訊息，做偏執的詮釋，當然就較難表現出來適當的情緒及行為。這樣的一個無法開闊心胸、悲觀消極的人，在人際互動間往往會有不良的影響，當然也較難與人建立滿意的友誼。

2. **不以「二分法」來思考**：現代社會有很多人會用「二分法」去判斷人或事，如最常見的「人的二分法」，認為不是好人，就是壞人。「二分法」只能做分析事件時的參考，個人千萬不可迷失其中，對於人、事、物應以多重角度去看，不可侷限一隅。

3. **秉持不批評、不責備及不抱怨的三不原則**：當我們發現別人的過錯、缺失時，不宜公開給人難堪，更不要「得理不饒人」，過於批評、指責或抱怨。很多時候得饒人處且饒人，給別人台階下，甚至在別人可能不好下台時，巧妙地提供恰當的「台階」給他人下台，如此，人際關係定可越來越好。

4. **常保隨緣心態**：「隨緣」是指入境隨俗，隨遇而安，以自由心、平常心、平等心看待世間萬物；為人處事不過分執著、不比較，自然自得其樂。

5. **真誠讚美與感謝**：每個人都希望被愛、被接受、被讚美、被肯定的需求，不希望被忽視、被批評。人際之間，不管是哪一種關係，應該多多鼓勵對方、讚美對方。

6. **主動關心他人**：開展人際網路，必須主動積極、身體力行、真誠關心別人，讓別人感受到被重視、被關懷，之後別人自然而然會對你感興趣，會歡迎你，人脈也就因此不斷的累積。

7. **展現自我本性，建立個人形象**：人不是完美的，天生就會有些缺點。要讓別人喜歡自己之前，先要自己喜歡自己。有些人為了討好別人，偽裝自己，讓自己失去原本的自我，但最終並不能贏得別人衷心的喜愛，反而迷失了自己。

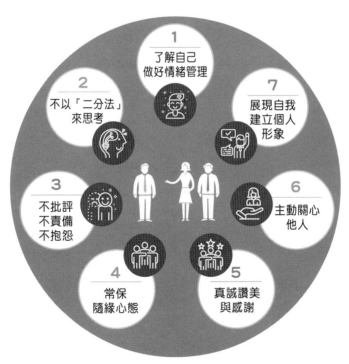

圖14-1　經營人際關係的策略

14-2 治療性人際關係建立過程

治療性人際關係(therapeutic relationship)是指護理人員與病人相處後所發展出來的專業性關係，與朋友間的人際關係有許多類似的地方，因具有助人與治療的意義，故有時又稱為**助人關係(helping relationship)**。在此關係中，病人能夠感覺到被護理人員認為是一個有價值的個體，對其產生信任感，可以自由表達自己，傾訴內心困境，而不必害怕遭受到拒絕或批評。而護理人員也可藉由此關係達到：

1. 協助病人維持自我照顧能力。

2. 協助病人解決症狀，促進病人健康。

3. 協助病人自我開放，與他人建立良好的人際關係。

4. 協助增強病人自我功能，提高其自尊、自信。

5. 加強病人解決問題的能力。

一、治療性人際關係與社交性人際關係的比較

治療性人際關係與一般社交性人際關係之不同點在於：**治療性人際關係發生在特定的時間、場合與人物之間**，兩種關係在目的、目標、價值觀、責任、會晤等特性上也有差異，詳見表 14-1。

表14-1　治療性人際關係與社會性人際關係的比較

特　性	治療性人際關係	社交性人際關係
目的	**協助病人解決問題**，促進健康	滿足雙方的需求及友誼
目標	**共同設定目標以滿足病人需求**	無明確目標，或依雙方的需求，共同或分別設定目標
價值觀	非批判性的接受病人的價值觀	分享彼此的價值觀
責任	護理人員以目標為導向，以引導而非控制，並維持此種關係	維持關係是雙方的責任
會晤	計畫性的、規則的，有特定的時間、地點，有時會有訂定的主題	隨性、隨機的，或可能為有事先計畫的

表14-1　治療性人際關係與社會性人際關係的比較（續）

特　性	治療性人際關係	社交性人際關係
會晤內容	以病人的需求或相關問題為主題，內容可包括生活事件、行為、情緒、感受及想法等	隨興或依彼此需求，無須刻意安排
自我開放	鼓勵病人做深度自我開放，護理人員在有利於病人的情況下，作有限度、有目的的自我開放	依彼此關係之深淺，作不同程度的自我開放
技巧	護理人員運用專業的理念及相關技巧	隨興，不需特別專業技巧
關係維持期間長短	**有時間限制**，當病人出院或目標達成時即結束	有彈性，可長可短，視雙方的關係而定
關係結束	在治療計畫安排下，妥善處理關係結束，有助於病人成長	漸進性的，少有計畫且無需討論，或因外在因素而終止

二、治療性人際關係的建立過程

　　治療性人際關係的建立過程，雖然可分為：**介紹前期、介紹期、工作期及結束期**，但事實上過程的進展是連續的且互相重疊，並沒有很清楚的分界，但為了方便說明，還是依各期做介紹。

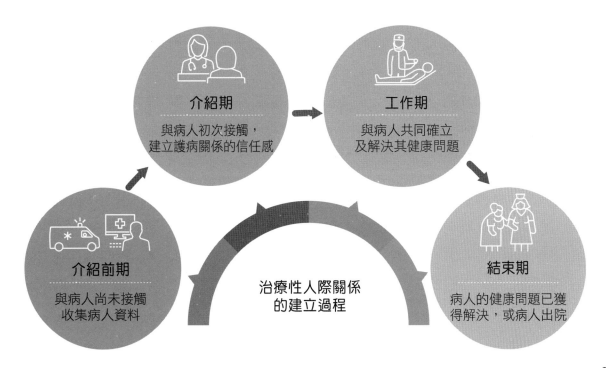

介紹期
與病人初次接觸，建立護病關係的信任感

工作期
與病人共同確立及解決其健康問題

介紹前期
與病人尚未接觸收集病人資料

治療性人際關係的建立過程

結束期
病人的健康問題已獲得解決，或病人出院

(一) 介紹前期 (Preorientation Phase)

　　介紹前期是指護理人員與病人尚未接觸之前的這段短暫時間。在這階段內，護理人員必須盡可能**收集病人的相關資料**，病人的基本資料可從病歷、交班活動或其他醫療人員等處得到。並計畫與病人的第一次會談；第一次與病人接觸相當重要，會影響日後病人對護理人員的印象與接受度。此外，護理人員還必須事先準備好自己，認清楚自己的感受與知覺、專業知識與技能，了解自己的缺點與限制。以免在得到病人資料後，因為病人是特殊疾病或特殊案例，如愛滋病、某黑幫老大等，而產生害怕、拒絕等情緒反應，產生不理性的行為。**此階段的護理重點需確認病人對治療性關係的期望。**

　　病人在此階段也可能因為對自己健康狀況的無知、擔心，對治療的不確定感，不清楚醫療作業流程及不認識護理人員等，而有不安、焦慮的情緒反應。

(二) 介紹期 (Orientation Phase)

　　介紹期是指護理人員與病人第一次接觸到關係建立的初期，時間仍然很短暫。本階段護理人員必須向病人做自我介紹，及介紹醫療機構的環境、醫療作業流程與注意須知，以避免病人因陌生環境而產生不安、焦慮的情緒。同時護理人員透過對病人的真誠關懷與尊重，協助病人解決各種身體不適反應，滿足其生理需求，進而與病人**建立信任的治療性人際關係**。藉此信任性的治療性人際關係，護理人員可進一步了解病人尋求醫療的原因，**確立病人的健康問題**，並與病人一起訂定治療契約。

　　此期，病人與護理人員仍處在陌生階段，在互動中，病人不知道護理人員是真誠關懷自己，還是只想收集資料、了解病情，以完成其各項護理記錄及常規工作。因此**病人常會出現一些試探性的行為**來測試護理人員的真誠度，如「謝謝你的關心，我很好，你去照顧別人好了。」或出現抗拒行為，來防禦、保護自己，避免受到干擾與侵犯，如對護理人員的問話避重就輕的回答，或以身體不適、想休息來拒絕護理人員的接近與談話等。此時，護理人員應以真誠、不批判及傾聽的態度來關懷病人，並觀察分析病人的行為，了解病人言語中所要傳達的真正含意是什麼，在可能範圍內盡量滿足病人的需求，以建立病人的信任感。

（三）工作期 (Working Phase)

工作期是指護理人員與病人彼此已熟悉、不再陌生的階段，有時很難與介紹期做清楚的劃分。此期時間可長可短，視臨床實際情況需要決定之。此期，護理人員與病人已建立信任感，故護理人員應充分應用所擁有的專業知識與技能，在護理過程中，與病人共同確立其健康問題，探討造成健康問題的壓力源、解決問題的推力與阻力，以增加病人的現實感；改善病人舊有的行為適應模式，協助病人學習新的行為因應方法，恢復及維持其健康。在此階段中，因為會碰觸到病人的問題核心，病人往往會因為不敢面對自己的真正問題，而採取逃避方式來面對護理人員。此時，護理人員應多觀察病人言行反應，以了解隱藏在背後的動機及真正的需要。

在互動過程中，病人往往會在不知不覺中將過去在生活經驗裏，對某些人的感覺、態度和希望投射在對方的身上，產生所謂的情感轉移現象，如病人將護理人員當作是自己的母親、姊妹、女友的正向情感轉移，或將護理人員視為情敵、破壞者的負向情感轉移。而護理人員有時也會在無意間將自己的期待或衝突轉移到病人身上，產生所謂的情感反轉移現象，如將病人視為自己的親友般來呵護的正向情感反轉移，或對病人的行為產生反感、厭惡、排斥的負向情感反轉移。一般而言，正向情感轉移對病人的治療比較有幫助，而負向情感轉移會影響治療效果，但不管是何種情感轉移現象都需妥善處理。護理人員在處理病人的情感轉移問題，或自己的情感反轉移現象時，若有問題應尋求醫療成員協助解決，若情感轉移問題相當嚴重無法克服時，就須終止與病人的人際關係，請求其他醫療成員代替自己繼續照顧病人。在專業性人際關係的工作期，護理師為了協助病人能更進一步了解自己的問題及需要，**最理想的方法為協助病人面對及確認自己的態度和行為的一致性。**

（四）結束期 (Termination Phase)

結束期是指護理人員與病人共同訂定的目標已達成，或病人需要協助解決的問題已經獲得解決，或者病人出院而終止關係。此期的工作內容是與病人共同回顧整個治療過程，評值目標的達成程度，及探討彼此分離的感覺。

治療性人際關係的結束必須謹慎處理，因為病人已經習慣某位護理人員的照顧，對她（他）已經產生信賴感與安全感，突然要病人接受分離事實是有困難的。當然護理人員在照顧病人時，往往也可從中獲得相當程度的滿足

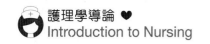
感與成就感，面對分離事實，有時難免也會有失落感。因此，如何讓彼此都能夠接受分離事實，**順利終止治療性人際關係是此階段的工作目標**。

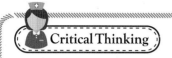 **Critical Thinking**

♥ 呂麗卿

治療性人際關係（情感轉移現象）

　　身為護理人員，我們被教導說，我們是專業人員，必須和病人保持一定的情感距離，維持治療性人際關係。在工作上，多數時刻我的專業界限是很明確的，但有些時候，這專業界線也會變得模糊不清。

　　我工作的單位是患者進出頻繁的外科病房。常常讓我很難去對病人了解的太清楚。但最近，我照顧一位病人，他深深影響我，讓我無法維持一個專業的情感距離。我的爺爺剛去世不久，而這個病人讓我想起他。我的爺爺，是我見過最善良，最慷慨，最有趣的人。他有聽力障礙，但他經常玩弄他的助聽器，所以跟他說話時，總要隨時準備重複說好幾遍。

　　有天，一個 75 歲男性病人剛完成全髖關節置換手術入住到我的病房。當我幫他作入院照護時，他的房間裡擠滿了半打家人。我問他關於他的家庭，他告訴我他有 8 個孩子、30 個孫子和幾個曾孫子。不可思議的，這個人讓我想起我的爺爺，他也擁有一個 6 個孩子、28 個孫子和 3 個曾孫子的大家庭。

　　跟他談幾句話後，我笑了而且淚水盈滿了我的眼睛，因為我看到他在玩弄他的助聽器，他還用一個熟悉的語句「你說什麼？」回答我所有的問題，我並不介意重複多說幾遍，當時就好像是我再次跟我爺爺說話。當我完成了入院照護，我發現自己不斷地回到他的房間，詢問他好不好以及是否還需要什麼？住院期間，他復原得很好，從來沒有真正需要過多的照顧。

　　兩個星期後，這病人要轉到一個護理之家去安養。當家人來接他時，我開始感到情緒，就像我愛的家人正要離開我。我們把他移到擔架上，幫他蓋上舒適的毯子。我看著他的擔架走到拐角處，淡出視線，淚水卻不斷湧上，感覺我不僅在跟他說再見，也好像是在跟我的爺爺說再見……。

　　回想起來，我仍然不知道我是否做了正確的事情。我知道，最終，我還只是護理人員，他仍然只是我的病人。我成為一名護理人員，是因為我想要照顧人，感動則是我在照顧病人過程中一個無價的回報。

　　關係的終止，如果是因病人病癒出院而終止關係，那會是個愉快的關係結束，如果不是因出院而終止關係，那就需要一段時間來準備。一般而言，護病關係越是深厚，就越需要更長的時間讓雙方來接受分離事實。面對分離事實，個案的個性如果是屬於獨立、成熟型的，大部分都可自行解決問題，但對於少數個性較幼稚、依賴性較高的病人，就必須協助處理其情緒上的問題。有些病人因無法面對分離事實，會對護理人員大發脾氣，或出現動作化行為來宣洩其內在焦慮、不滿情緒，如亂摔東西、破壞行為、要求出院等。也有些病人面對分離事實，表現得很淡漠、毫無反應，好像事不關己，當然也有部分病人在此時期，過去的症狀會重新出現，企圖藉此無言的抗議、**退化的行為來挽回護理人員的照顧**。面對病人因無法接受分離事實而出現的各種反應，護理人員切勿過度焦慮或對病人失望，應與病人討論對分離事實的感受，鼓勵病人以建設性、非傷害性的方式表達其需求，並盡可能給予心靈需求上的滿足。

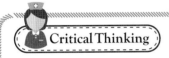

Critical Thinking

　　臨床上常聽到護理師進行照護時，熱情的病人想介紹自己的兒女給護理師認識；或有病人向護理師表達好感，想進一步交往，甚或結婚。當面臨此一情況時，你該怎麼回應？

三、目前臨床實務上的困境

　　十幾年前病人及家屬對醫師的態度是必恭必敬，對護理人員的態度也很好、很溫和，但隨著消費者意識抬頭及醫療服務的商品化，如今醫病的互動關係已從從前的尊重醫威逐漸走向平等地位。

　　近些日子來，醫療糾紛頻傳，病人及家屬動不動就對醫院、醫護人員提出訴訟、惡言威脅、糾眾抗議，或在醫院門口丟雞蛋、灑冥紙，甚至於抬棺抗議，造成醫病及護病關係越來越壞，再則法律對醫療過失採無過失賠償主義及未能除罪化，醫院到最後不管有無醫療過失，均要賠上一筆錢了事。表面上這樣的結果看似病人及家屬贏了，但最後輸家、受害者必定是病人；如

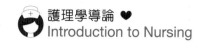

今不僅是小醫院會拒收嚴重、麻煩的病人，連很多大醫院也怕收嚴重、麻煩的病人。而護理人員只要把規定的業務、護理工作完成即可，能夠少管事，就不要太多事，以免招惹不必要的麻煩，這又會是誰的損失？當然還是病人。

2003 年 2 月 18 日行政院衛生署（現衛生福利部）和中華民國醫師公會全聯會合辦的一場「如何建構病人安全環境研討會」中，當時與會的三峽恩主公醫院陳榮基院長表示，因法律對醫師的罰則太重，造成醫病關係日益緊張，連醫學中心都可能拒收嚴重的心臟病人者；還曾有一位醫師的弟弟，車禍外傷送醫，結果被三家醫院拒收，最後死在輾轉送醫的路上（聯合晚報，2003.02.18）。

影響醫病關係的因素很多，包括醫師對病人特質的主觀認知，醫師在問診過程所呈現的人性互動，病人本身的因素，如疾病的嚴重度、對病情資訊的了解程度、對醫師的期待、過去的求醫經驗等。但當今醫病關係日益變壞的一個主因是醫病間的溝通不良；最常出現的溝通模式是問答式的對話，醫師發問－病人回答，這時病人往往是處在被動的等待醫師給他機會發言，或病人發問－醫師回答，但當病人提出問題時，醫師卻常未能給予適當、清楚的回應。另一原因就是「知情同意」沒做好，造成病人及家屬對醫療的不確定感。因此，想要改善目前的醫病關係，應從改善醫師的溝通技巧做起。

Critical Thinking
良好的醫病關懷與溝通

影片觀賞

14-3 溝 通

一、溝通的基本概念

(一) 溝通的定義與重要性

溝通(communication)是指人與人之間藉著語言(verbal)及（或）非語言(non-verbal)訊息傳達、澄清自己的意念、思想、感情給別人，以獲得雙方共同了解的過程。它不僅存在於人際、團體互動之間，也會發生在自我的

身上，即所謂的「自我對話」、「自省」，同樣也能產生訊息交換作用。換句話說，溝通就是個人或團體與其內外在環境、其他的團體或別人之間，透過語言或非語言的訊息傳達、交換與相互影響的過程。

有效的溝通技巧是經營與突破人際關係的重要因素。在臨床醫療照護專業上也相當的重要，其重要性如下（黃，2002）：

1. **透過溝通，醫護人員可收集到病人的相關資料**，了解病人的問題及需求。
2. **透過溝通，醫護人員能表達對病人的關懷與支持**，幫助醫護人員與病人建立信任感，減少醫療糾紛的發生。
3. 透過溝通，病人可陳述自己的健康問題，表達心中感受，發洩情緒，抒解壓力。
4. 透過溝通，**病人能獲得適當的、個別性的護理照顧與健康指導**。
5. 有效的溝通技巧，可幫助醫護人員與病人建立及維持治療性人際關係。
6. 有效的溝通技巧，可提升醫療小組成員間的合作成效，減少醫療資源浪費，提高醫療服務品質。

（二）溝通的要素

溝通就是人際之間傳達思想、感受，或交換訊息、情報的過程。完整且有效的溝通過程，必須要有訊息傳遞者、訊息、媒介、途徑、訊息接收者、反應或回饋等要素（圖 14-2）。分述如下：

◆ 訊息傳遞者

就是發出訊息的一方，可以是一個人，也可是一個團體或一個組織；透過溝通的回饋過程，發訊者有時也是接收者。

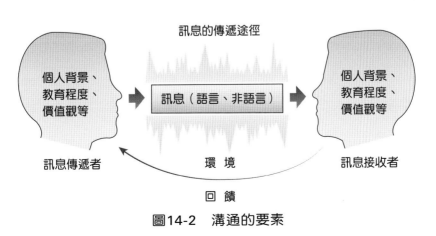

圖14-2　溝通的要素

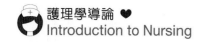

◆ 訊息

就是溝通時所要傳達的內容，包括感情、思想、概念、見解等。

◆ 媒介

溝通訊息可透過各種媒介來傳送，如面對面溝通、電話、網路、書信等，其主要方式為口語與書信兩種。口語溝通是指運用口語或肢體動作等動態動作與他人進行訊息交流的溝通型態（徐、連、陳、劉，2002）；書面溝通是指運用文字、符號、圖表等靜態的書面資料與他人進行訊息交流的溝通型態。不管以何種媒介來傳送訊息，都有其優缺點。

◆ 途徑

即溝通訊息傳送的管道。溝通管道可分成正式的和非正式的兩種：

1. 正式的溝通途徑：是指法定或由組織機關設定的管道，包括：
   (1) 上行溝通：是一種下對上的溝通；部屬以報告或建議等方式對主管反映其意見，提供部屬參與的機會，符合民主精神。
   (2) 下行溝通：是一種上對下的溝通；組織中的上級主管將員工所需知道的政策、計畫、目標及指導等，下達給基層員工。
   (3) 平行溝通：指平行階層間的溝通，常發生在不同命令系統間而職位相當的人員間，可彌補上行、下行溝通之不足，培養彼此之友誼。例如單位病房會議討論或溝通病房業務及問題。
   (4) 斜行溝通：不屬於同一組織層級上的單位或個人之溝通方式。

2. 非正式的溝通途徑：經由一組織內的各種社會關係，並不是透過組織層級、部門、結構所定義的資訊傳遞管道。例如員工會將資訊傳給特定幾個人員，而特定幾個人員又會傳達給其他特定幾個人。

◆ 訊息接收者

就是接受訊息那一方，可以是一個人，也可是一個團體或一個組織。透過溝通的回饋過程，收訊者有時也是發訊者。

◆ 反應或回饋

即發訊者發出的訊息給收訊者，收訊者接收後對此訊息產生反應，再將此反應遞送給原發訊者，即稱為回饋(feedback)。事實上，發訊者發出訊息給收訊者時，自己同時也接收到自己發出的訊息，同樣也會產生反應再傳給自己，此稱為內在回饋(internal feedback)。

（三）溝通的模式

溝通的互動模式可分為：**雙向溝通模式與單向溝通模式，完整且有效的溝通應是雙向溝通模式**。雙向溝通模式是指溝通雙方同時是發訊者，也是收訊者，即發訊者將訊息傳達給收訊者，收訊者將收到的訊息加以解釋後再回饋給發訊者，彼此訊息交流互相影響，達到雙方互相了解彼此的看法與感受，如電視台現場 call in 節目。單向溝通模式是指發訊者將訊息傳達給收訊者，而收訊者只接收訊息，沒有回饋給發訊者，雖然也可以傳遞訊息，但雙方無法產生訊息交流互相作用，如看新聞報導、教官對學生訓話。

二、影響溝通的因素

人際溝通過程中，由於發訊者與收訊者的個別性差異，加上訊息傳送過程中受到外界環境的影響與干擾，難免會有「有溝沒有通」、「雞同鴨講」的溝通不周延的現象發生，不僅阻礙人際交流，甚至因為訊息交換錯誤，引發人際衝突，不可不慎。影響溝通的因素有：

（一）訊息傳遞者

訊息傳遞者及訊息接收者（簡稱收訊者）雙方是否建立信任關係，若未建立關係將無法獲得對方內心真實的想法。另外，互動當時收訊者的生理與情緒狀態，例如：氣切、失語症者無法將訊息經語言溝通方式表達出來，而感覺功能障礙者，如聾、啞、盲等，其溝通方式將受到限制。

在臨床醫療照護的溝通過程中，醫療從業人員及病人的個人屬性特徵（如性別、年齡、教育程度、文化背景、價值觀、使用語言的種類、人格特質等）、生理健康狀況（如疼痛、睡眠剝奪、藥物使用等）及心理健康狀況（如緊張、焦慮、害怕等），也都會影響到溝通及表達的方式。

（二）訊息的表達

訊息的表達與溝通效果最具關連性，要達到有效的溝通，必須要能適當的運用**語言溝通方式**（包括口頭語言及書面文字）、**非語言溝通方式**（包括臉部表情、眼睛接觸、身體姿勢或動作、說話音調或音量等）及溝通的基本原則。

1. 溝通的內容應求簡單明瞭、具體明確，避免含意不明，敘述不清。例如：告知病人做檢查前「不要進食」，護理人員需說明是「不要吃東西但是可以喝水」，或是「什麼東西都不能吃包括喝水」。

2. 使用雙方熟悉慣用且喜歡的語言，避免艱澀或技術性的用詞。例如：護理人員對年長的病人說：「阿公，我幫您量vital signs（生命徵象）」，年長的病人可能就無法理解。

3. 選用具體、有用的辭彙，必要時可利用圖表或範例輔助說明，以增加理解度。

4. 溝通時，應注意語言與非語言訊息要一致，以減少收訊者的迷惑及誤解，同時也要注意收訊者內在與外在所要表達的訊息及其非語言行為。

5. 訊息的內容應和收訊者動機相符合，且足以引起收訊者的注意。

(三) 訊息的傳送

　　有效的訊息表達，尚需適當有效的傳送，才能達到溝通的效果。訊息在傳送過程中會受到外界環境因素所影響，使得收訊者接收到訊息時的感覺與知覺會產生偏差，繼而影響到收訊者對訊息的反應。

　　傳達訊息的途徑選擇因人而異，較內向、害羞者常選擇書面的溝通方式，而活潑外向或文筆略差者則較喜好口頭的表達，另外，現代人也常利用電腦、手機來傳遞訊息。

(四) 訊息接收者

　　有效的溝通，除了訊息來源明確、訊息表達合適、傳送過程無誤外，收訊者的反應也很重要。收訊者常見的問題有：

1. 心有旁鶩，不能專注聽取他人的話語。

2. 選擇性注意溝通的訊息。

3. 情緒化，採不合作的態度，或不顧慮對方的立場與感受。

　　此外收訊者的個人特質、生理及心理健康狀況，溝通能力、對溝通訊息的了解、興趣與動機，也都會限制收訊者接受訊息的品質。

（五）回饋作用

完整且有效的溝通應是有回饋作用的雙向溝通模式。透過回饋作用，可讓溝通雙方有修正或澄清溝通疑問的機會，及評值溝通的有效性。但要發揮回饋作用的功能，需注意以下幾點：

1. 回饋作用不一定會主動發生，訊息傳遞者應積極鼓勵收訊者參與溝通及反應，並藉此檢討自己的溝通方式及內容。

2. 注意所謂的「假回饋」發生。如沉默並不代表了解或是同意，點頭也不一定代表收訊者真正了解訊息本義。

Critical Thinking
溝通出了甚麼問題？

影片觀賞

14-4 治療性溝通技巧

治療性溝通與一般社交性溝通不同，兩者的關係就如同前面所提的治療性人際關係與社交性人際關係一樣。**治療性溝通是經過審慎考慮與設計的，在溝通過程中，醫療工作人員有責任協助病人解決其健康問題及促進健康；**而社交性溝通則是雙方無責任或義務要協助對方解決問題。**治療性溝通是有時間性、有目的、有計畫的溝通，而溝通結果受益者為個案。**

欲達到治療性溝通，必須注意以下幾個原則：

1. **提供安全、隱密、溫暖、舒適的溝通環境，以減輕病人的不安。**

2. 選擇病人能夠了解的語言及詞彙，不要使用醫學術語或縮寫名詞。少用說理、說教的方式，也不要給予不恰當的保證。

3. **鼓勵病人主動表達其感受；**在溝通過程中，不要隨意干擾、打斷病人的談話，不隨便轉移話題。

4. 尊重及接納個案；在溝通過程中，不妄加批評、不亂下定論、**不加入自己的主觀價值判斷。**

5. 討論到病人問題之癥結所在或極為敏感的問題時，勿直接碰觸病人的痛處，宜用間接方式避開病人抗拒及防衛的心理，以免造成溝通中斷。

6. 注意病人的感受及想法，留意病人非語言的訊息。

7. 會談時的語氣應維持能繼續再談的機會，**盡量使用開放式的問句**。

8. 會談內容應以病人為主，內容宜集中在病人關心的話題，盡量鼓勵病人表達其感受，護理人員勿過度自我表露。

9. 會談方式越正式效果越佳，**依行為過程記錄分析與個案會談過程內容，每次會談以20～30分鐘較適當**。

10. 遵守保密原則。

表14-2　治療性溝通技巧

治療性溝通技巧	說明	舉例
利用沉默	• 沉默是很好的溝通技巧，但要運用得恰到好處是相當不容易，用得恰當，可讓病人有時間重整思緒，讓病人體會即使沉默不語，仍被接受、尊重，還是有人願意陪伴他 • 對護理人員而言，可藉機觀察病人非語言的訊息，反省思考自己對病人的反應，及修正其護理計畫	陪伴在病人身旁，並非語言地傳達出興趣與關懷，讓病人知道即使沉默不語，仍然被尊重接納
接受	• 護理人員以中立、不批評的態度與病人溝通，讓病人在無需感到焦慮害怕，被尊重接受的情況下，可盡情地表達心中感受 • 接受並不表示護理人員完全認同病人所說的一切，而是已將病人所說的話聽進去了，並可接納病人的感受及需求	病人批評他的親友怎麼都不來醫院看他，護理人員點頭回答：「嗯～我知道你很生氣。」
提出觀察到的及給予認可	• 藉著護理人員提出所觀察到的病人行為或改變，可讓個案有受重視的感覺，以及協助病人了解其不自覺的行為，如生氣、焦慮不安、喜樂等 • 對於病人好的表現，藉著護理人員的指出，具有強化此行為持續的功效	護理人員：「很高興你今天主動跟我說早安。」「我看到你自己整理床鋪！」

表14-2　治療性溝通技巧（續）

治療性溝通技巧	說明	舉例
提出現實狀況	• 當病人受症狀干擾導致現實感不足時，護理人員以客觀且堅定的態度將事實說出，將有助於個案建立現實感 • 在未與病人建立信任感前，或當病人處在症狀嚴重固著時，不宜使用此技巧，否則病人容易產生防衛機轉，認為護理人員是故意不信任他，雙方容易發生爭執	護理人員：「你說你口袋有蛇鑽來鑽去，可是我沒看到。」
集中話題	• 在會談時，當病人脫離主題時，或話題跳來跳去時，護理人員可將會談話題集中在某一較有意義的主題或病人的問題上，以將話題導入正題	• 護理人員：「等一下，我們現在是在討論你與孩子的相處問題，你可否多描述一下？」 • 病人主訴：「我覺得我很無助。」護理人員回答：「你提到很無助，是什麼事情讓你有這樣的感覺？」
重述會談重點	• 護理人員將個案說話的重點重述一次 • 有助於病人重整思緒，也可讓病人知道護理人員有在聽他講話；若有誤解，也可藉此機會當場澄清	• 病人：「我每次都要泡熱水才能解出大便，每次大便都一顆顆，很痛。」護理人員：「你是說你有解便上的困難嗎？」 • 病人對護理人員說：「我睡不好，昨天整晚都沒睡。」護理人員回應：「你昨晚都沒入睡。」 • 當病人說：「我昨晚數羊數了一整夜。」護理師回答：「你昨晚是不是睡不好？」
反應出問題核心	• 護理人員將病人的問題、想法、感覺等反問個案 • 此種溝通技巧，可讓病人有機會獨立反省自己行為、感覺和想法，及協助病人自己做決定的機會	• 病人：「我該不該告訴我母親我得了肺結核？」護理人員：「你想告訴她嗎？」 • 當病人問及：「我該怎麼辦呢？要不要換另外一種治療方式呢？」此時護理人員回答：「您認為呢？」

表14-2　治療性溝通技巧（續）

治療性溝通技巧	說明	舉例
澄清	• 可讓護理人員確認所獲得之資料的意義及正確性，同時也可讓病人感受到護理人員的關心，及對他的話題感興趣 • 當病人敘述的情形，護理人員不明瞭或有疑問時的提問	護理人員：「我還是不太了解您的意思，可不可以麻煩你再多說一些？」
提供自己	• 即在會談過程中，護理人員有目的、有限度的以本身作為治療性工具陪伴病人。此可表示自己服務的熱忱及對病人主動提供協助	護理人員：「我是負責照顧的護理師，若需要幫忙，可以隨時到護理站來找我。」
加寬話題	• 會談時，採開放式的問話，鼓勵病人多做描述，表達內心感受，將問題呈現出來 • 對於思考有障礙的病人，則必須縮小範圍給予病人一個方向，如「今天我們來討論你與阿嬤的相處問題。」	護理人員：「今天，你想要談些什麼？」「關於這件事，你能多告訴我一些嗎？」
綜合結論	• 會談告一段落或結束前，護理人員將之前討論的重點做綜合結論 • 此技巧可讓雙方對會談內容進行確認，是否需要澄清，並作為下次會談的參考	護理人員：「今天我們談到……等問題，結論是……。」

結　語

　　人際關係是人與人之間互相交往所形成的一種互動關係，人際關係的發展是屬於一種動態的溝通歷程，透過人際間意見的交流、經驗的分享、情感的激盪，達到交流而自然形成。人際關係的良善與否與個人的溝通技巧好壞有息息相關，圓融的溝通技巧，可助長人脈，促進人際關係的成長，但拙劣的溝通技巧，不僅無法促進人際關係，反而容易與他人心生間隙、仇恨。故個人若想要生活幸福、身心安康、家庭美滿，就必須懂得妥善運用溝通技巧，建立良善的人際關係，想要工作快樂、成大功、立大業，更需要他人的協助，要爭取他人認同及協助，必須先做好個人的人際關係。

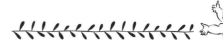

心 靈 小 語　　♥屈 蓮

論說話

1. 你見言語急躁的人麼、愚妄人比他更有指望。（箴言書29：20）

2. 好氣的人挑啟爭端、暴怒的人多多犯罪。（箴言書29：21）

3. 恨能挑啟爭端，愛能遮掩一切過錯。（箴言書10：12）

4. 說話浮躁的如刀刺人。（箴言書12：18）

5. 口吐真言永遠堅立，舌說謊話只有一時。（箴言書12：19）

6. 說出真話的顯明公義，假見證的顯出詭詐。（箴言書12：17）

7. 愚妄人口中驕傲，如杖責打己身，智慧人的嘴必保守自己。（箴言書14：3）

8. 回答柔和使怒消退，言語暴戾觸功怒氣。（箴言書15：1）

9. 溫良的話是生命的樹，乖謬的嘴使人心碎。（箴言書15：4）

10. 未曾聽完先回答的，便是他的愚昧和羞辱。（箴言書18：13）

11. 謹守回與舌的，就保守自己免受災難。（箴言書21：23）

12. 一句話說的合宜，就如金蘋果在銀網子裏。（箴言書25：11）

13. 你與鄰舍爭訟，要與他一人辨論，不可洩漏人與密事。（箴言書25：9）

14. 恒常忍耐，可以勸動君王，柔和的舌頭能折斷骨頭。（箴言書25：15）

15. 要別人誇獎你，不可用口自誇，等外人稱讚你，不可用嘴自稱。（箴言書12：18）

16. 往來傳舌的洩漏密事，大張嘴的不可與他結交。（箴言書20：19）

摘錄自聖經箴言書

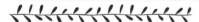

參考資料   *References*

王玉女(2020)‧觀察與溝通‧於曹麗英等合著‧*新編基本護理學－學理與技術（上）*
（三版）‧新文京。

周燦德(2000)‧增進人際溝通效果的有效策略‧*國立國父紀念館館刊*，*6*，4-10。

林怡萱譯(2003)‧*關鍵對話：活用溝通技巧、營造無往不利的事業與人生*‧全球智
慧。

林原賢(2001)‧溝通分析諮商理論的探討與應用－以輔導兩性關係障礙個案為例‧*環
球技術學院學報*，*1*，147-160。

徐西森、連廷嘉、陳仙子、劉雅瑩(2002)‧*人際關係的理論與實務*‧心理。

張美惠譯(2005)‧*你的桶子有多滿？樂觀思想的神奇力量*‧商智。

許惠珠(2006)‧*人際關係*‧華杏。

陳月枝、張媚、林明珍、吳麗芬、李選、蔡閩閩…徐曼瑩(2012)‧*當代護理學導論*‧
華杏。

陶然(2009)‧*把話說進心坎裡*‧今天。

曾騰瀧(1998)‧校園人際關係之探討‧*大安高工學報*，*10*，112-120。

黃國儀(2002)‧關持與溝通‧於許秀月等合著，*當代基本護理學*（上冊，103-142
頁）‧華杏。

楊中芳(1999)‧人際關係與人際情感的構念化‧*本土心理學研究*，*12*，105-179。

楊錦登(1999)‧論述人際關係‧*國教輔導*，*38*(3)，48-53。

廖春文(2002)‧論述人際關係‧*國教輔導*，*41*(5)，2-11。

趙寧(2001)‧親子雙向溝通的技巧‧*學生輔導月刊*，*72*，36-43。

蔡美慧、盧豐華(2001)‧適當的回應病人：從言談技巧改善醫病關係‧*醫學教育*，
5(3)，245-252。

黎淑慧(2013)‧*人際關係*（三版）‧新文京。

聯合晚報，2003.02.18。

謝靜蕙(2001)‧危機到轉機－由溝通理論談親師溝通衝突的化解方法與具體策略‧*學
生輔導*，*72*，64-77。

( ) 1. 下列關於人際關係的敘述，何者有誤？(1)人際關係影響心理健康 (2)人際關係是人生成功的要件之一 (3)家庭人際關係是心理需求滿足的基地 (4)人際關係對身心健康沒有影響。(A)(1)(2)(3) (B)(2)(3)(4) (C)(1)(2)(4) (D)(1)(3)(4)

( ) 2. 晨間護理時，李先生向主護護理師抱怨說：「昨天夜裡，我開刀傷口很痛，夜班護理師態度很差，都不理會我」，護理師此時最適當的反應為：(A)李先生您不可以批評護理師，夜班護理師人手不足 (B)不要想昨天的事，您現在傷口感覺如何？ (C)您能告訴我，昨天夜裡當時的情況嗎？ (D)我等會兒去找夜班護理師問清楚，您現在心情還很差嗎？

( ) 3. 護理師因處置不當導致醫療糾紛，直接向病患及家屬道歉，並哭著請求原諒，則此行為會產生溝通上何種障礙？(A)地位上之障礙 (B)語文與語意障礙 (C)情緒上之障礙 (D)資訊之障礙

( ) 4. 護理師與病人建立關係的過程，下列敘述何者正確？(A)開始期先介紹自己並直呼病人全名或床號 (B)工作期主要是執行病人護理計畫，病人只需被動參與 (C)建立關係的初期就應為結束期做準備 (D)結束期時為避免病人傷心不需特別告知病人

( ) 5. 治療性會談中個案突然保持沉默，此時護理人員最合宜的處理是：(A)立即結束會談 (B)陪伴並等待其反應 (C)繼續引發其他話題 (D)提出具體建議

( ) 6. 專業性人際關係不具有下列哪一項特點？(A)用於協助解決個案問題而存在的關係 (B)彼此會隨著目標的完成而發生變化 (C)必須有一致的想法才能進行 (D)以滿足個案需求為目標下成立

( ) 7. 有關護病專業性人際關係開始期的敘述，下列何者正確？(A)盡速讓病人了解自己對健康應負的責任 (B)依據病人問題多給家屬一些照護建議 (C)請教家屬對於病人本次住院的期待 (D)教導病人及家屬均衡飲食和規律運動

( ) 8. 最有利於專業性人際關係順利結束的護理措施，下列何者正確？(A)避免只稱呼病人名字，應連同姓氏一起稱呼 (B)勿以主護護理方式安排病人的護理人員 (C)建立關係過程經常向病人提醒護病關係的期限 (D)協助病人具備面對個人健康問題的能力

( ) 9. 陳先生剛由醫師口中得知自己罹患末期癌症,護理師此時應如何表示最適
當?(A)輕握病人的手或是輕拍其肩膀表示支持與關懷　(B)鼓勵病人面對現
實,盡量協助個案完成未完成之願望　(C)告訴病人目前醫療進步非常快,應
抱持希望接受持續醫療照顧　(D)主動詳細告訴病人其後續所應做的準備

( ) 10. 病人表達「我吃不下飯,一點胃口也沒有!」在建立專業性護病關係時,護
理師如何回應較恰當?(A)你不餓嗎?我可是餓死了!　(B)怎麼可能?你已
經兩餐沒吃了?這樣可能有問題喔!　(C)我認為你這樣做對你的病一點好處
都沒有!　(D)你哪裡不舒服?我幫你檢查看看!

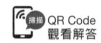

掃描 QR Code
觀看解答

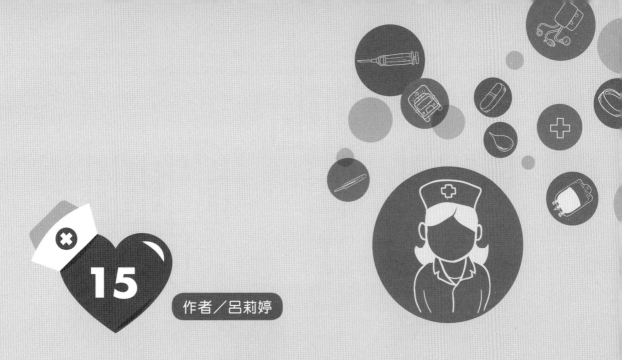

15

作者／呂莉婷

生涯規劃概論

名人語錄

小心你的心思，它們將轉為言詞，它們將化為行動；小心你的行動，它們將化為習慣；小心你的習慣，它們將變成個性；小心你的個性，它們將成為你的命運。

— Dr. Laura Schlessinge

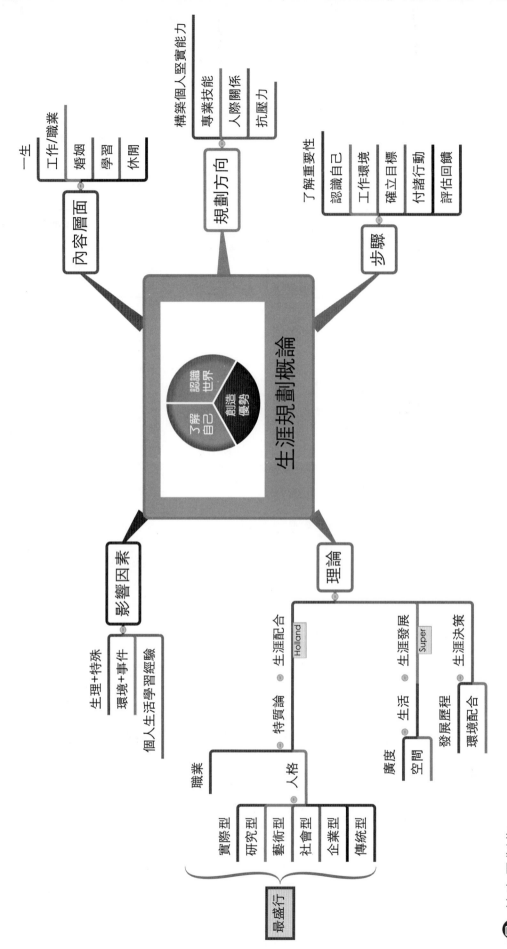

生涯規劃概論

認識世界
了解自己
創造優勢

內容層面 — 一生
- 工作/職業
- 婚姻
- 學習
- 休閒

規劃方向 — 構築個人堅實能力
- 專業技能
- 人際關係
- 抗壓力

步驟 — 了解重要性
- 認識自己
- 工作環境
- 確立目標
- 付諸行動
- 評估回饋

影響因素
- 生理+特殊
- 環境+事件
- 個人生活學習經驗

理論
- 特質論 ① — 生涯配合 Holland
  - 職業
  - 人格 ①
    - 實際型
    - 研究型
    - 藝術型
    - 社會型
    - 企業型
    - 傳統型

    最盛行
- 生涯發展 ② Super
  - 廣度 ① — 生活
    - 空間
  - 發展歷程
  - 生涯決策 ①
    - 環境配合

林玟君製作

前言

　　近年來，隨著台灣經濟之快速成長，社會、經濟、科技、文化價值觀的多變，如何就業？如何成長？如何生活？如何學習？如何謀生？待解決的問題種類繁多，且以教育部青年發展署每年針對大專畢業生的調查發現：21%學非所用、40%學用不配合、55.72%學用少部分或完全不配合，學生自我探索未定向問題呈現出嚴重化的程度，且學生就業、學習和生活輔導之需求，也相對的提高。因此「生涯規劃」就成了我國社會上相當大眾化的時髦名詞，「生涯規劃」、「生涯輔導」、「生涯教育」及「生涯管理」的觀念，普遍地於社會各階層、角落引起熱烈迴響與討論。

15-1 何謂生涯

　　「生涯(career)」一詞，就其特性來看，是一個與我們「如影隨形」，但又「視而不見」的名詞。「生涯」之「如影隨形」，是因為它與我們的發展經驗密不可分；「生涯」之「視而不見」，是一旦我們要去清楚的畫出它的輪廓，又覺得影像模糊。國內外學者專家給「生涯」一詞所下的定義相當繁多，早在 16 世紀末的文獻上即提到，Career 係指當時運動員搏鬥的競技場或人們參加賽跑的場所或路徑；接著逐漸演變成人員進出或貨物運送所經過的通路或道路。至 19 世紀後，英語 Career 受到法語 Carriere 的影響，生涯之意義進而演變成「專家或企業雇用的人，在所屬的領域內升遷或進展的路徑」，其意沿用至今（羅等，1994）。在西方 Career 一詞，原意如同在馬場上馳騁競技，隱含有未知、冒險、犯難的精神。在東方 Career 若用中文詞彙中的「生涯」或「生計」來表達，都不是很恰當的；生涯的意思有過之，生計的意思有不及。較貼近的大概是「志向」或「志業」（金，1997）。從上所述，我們可以了解生涯依據原意分析，可謂「道路」或「方向」，亦可引申為人一生中從工作志業中，所應行走的道路、方向或生活方式（鄭、邱，2004）。

　　從這些定義中可以看出生涯的意義，不僅隨時代的不同而略有轉變，且個人之間的看法也不完全一致。就整體而言，生涯的理念已從過去單指個人

終生所從事的工作或職業的總稱，逐漸擴大至包含非工作或非職業的活動，即整體生活型態的開展。因此，**生涯涵義包含五個層面：一生的、工作或職業的、婚姻的、學習的、休閒的**，在這五個層面中找出適當的生活方式，而非傳統就業安置，亦即「**生涯」是指一個人所有教育、職業、工作與生涯角色等各種經驗的整合**。一個人在自我發展的過程中，試圖統整這些經驗，發展出對工作的認同，並透過工作，實現一個有目標的人生。

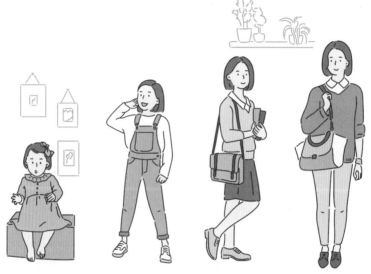

在自我發展過程中，整合各種經驗，規劃個人生涯

15-2 如何規劃生涯

周(2001)指出人們常用知識爆炸來形容我們這個年代，新的技術不停的轉換，知識與技術的生命週期越來越短。過去人們用快馬驛站傳送訊息用了數千年之久，改成動力車輛也用了數百年，再改成飛機用了數十年，卻在幾年內已改成了Internet網際網路。不僅傳送速度大幅提高，所傳送資訊的質和量，其改進創新的速度更超乎我們的想像。更重要的是，它們的使用期間越來越短，且是以幾何級數在變化，知識的折舊觀念於是產生。然而，當中仍有一些不變的東西，如人們總是需要流通訊息，而語言文字在某一個特定區域變化並不那麼大。因此在這些變與不變中，到底就個人的生涯規劃應如何進行？

一、構築個人堅實的核心能力

首先需要建構個人堅實的核心能力，每一項知識技術必然有它的基礎與重心所在，如電子技術必築基於電學及電子學，而電學及電子學築基於數學、物理，越是基礎的東西它的變化越小，電子技術可能日新月異，但電學與電子學的發展與演變卻不是那麼快，數學與物理相對就更穩定了。把基礎核心的東西學好，就可以無限延伸，適應變化，就如同蓋房子要把基礎打好，練功夫要把馬步蹲好是一樣的道理。

二、加強核心的專業技能

就技職體系而言，專業技能的培養亦是一大重點，每一個人都要在特定的領域學得一項技能，所謂「一技在身」，而這**一技也就是所謂的專業核心技能**。既然在這個領域裡，就必須達到該領域專精知識與技術的「入門水準」，技能越專精則越能創新，因此科技知識與技術之創新是每一個學習者在學習過程中必須要念茲在茲的。

三、強化人際關係能力

人際關係對每一個人非常重要，在求學過程中，人們通常把注意力集中在每一個學科的學習上，很在意成績是否高分，這是值得肯定的。但在真實的世界中只有好的知識技術是不夠的。專業的知識技術是一個門檻，是一個入門的敲門磚，具備這樣的條件，才有資格進入這個行業，然而進去之後能不能在工作上有好的發展，就得看你是否有能力處理在這個團隊中的人與事，也就是所謂的待人處事。然而，我們卻很難有機會在課室教學中，利用考試、寫作業的方式便可習得這項能力，必須透過真實的生活，實際在人際互動中去體會與學習。

四、具備抗壓的能力

就學習的角度來看，有挫折的學習反較容易使人進步，亦即是每經過一次挫折就會成長一些，因此當壓力來臨時，最好的方法就是面對它。在日常工作上有一種現象稱為 80/20 法則，也就是說在我們日常生活上只有 20% 的事情是重要而且急迫的，而另外的 80% 的不重要且不急迫的事情，卻是花

了 80% 的時間與精神去完成，所以經常使自己處於壓力的狀態之下。因此應學習有效的時間管理，以充分掌握效率，減少壓力。另外，由於社會型態轉變，使大家壓力越來越大，而物質的需要增加，提供滿足的管道多且容易，致使身心忍受磨難的能力相形降低，所以必須要學習降低需求的慾望，並要求自我訓練堅強的身體及意志以抵抗壓力的侵襲。

總之，生涯規劃是從心靈上確實做好未雨綢繆的工作，規劃自己的人生，了解自我，再訂定逐步實踐的目標與策略，排除影響因素，持續不斷充實自我以開拓個人潛能。

15-3 生涯規劃常見理論與步驟

一、生涯規劃理論概說

當今生涯規劃理論眾多，舒波於1980年依職業選擇和生涯觀點，將之分為三大類：

(一) 生涯配合理論 (Career Matching Theory)

以何倫(Holland)的生涯類型論為代表，以個人特質與工作特質的契合為重點，**又稱特質論**。何倫以職業類型和人格類型的分析以協助個人做最配合的生涯選擇。

(二) 生涯發展理論 (Career Development Theory)

以**舒波(Super)**為代表，強調生涯選擇是一個長期的發展歷程，在不同生命階段中，個人有不同的自我定位、生活角色和發展任務，應從個人整體發展觀點來看生涯發展成熟的意義。因此，**舒波提倡應含括生活廣度及生活空間考量的生涯發展觀點**。

(三) 生涯決策理論 (Career Decision-making Theory)

強調個人的決策理念及技巧對生涯發展歷程與個人和環境配合程度的影響，由個人自行決定最佳生涯選擇的決策歷程。

其中以**何倫(Holland)生涯配合理論為現今最盛行的理論**，以下就此理論進行說明。

二、何倫的生涯配合理論

(一) 起源與前提

何倫(Holland)運用個人人格特質的獨特類型，嘗試尋找適合的工作類型，其理論前身為特質論，特質論主張每個人都有相當的個別差異，但個人行為有一致性，可用性向、興趣、能力等特質來描述。而每一種職業有特定的理想人格特質，長久處於某一職業中的人，會因職業活動和氣氛而調適發展出類似的人格特質，也就是指同一職業中每個人待人接物所顯現出來獨特而持久的表現頗為相似。因此正確選擇職業的方式，就是調查從事各種不同職業類別人員的獨特人格特質，做為該工作要求的特質，再與求職者的人格特質做比較，挑選出配合的工作。何倫之生涯配合理論之基本前提為：

1. **人格會影響職業的選擇**：職業興趣就是人格傾向，所以選擇某一種職業就是某種人格特質的表現。

2. **職業生活說明個人行為型態的實際表現**：職業的生活方式及生活型態會形成大多數人對職業的刻板印象。比方說護理人員是溫柔、善於照料別人，推銷員善於言詞，商人處事圓滑、機伶等各種的印象。

3. 職業本身特定的活動和氣氛，會促使從業人員醞釀出不同於其他職業的特定人格特質，而符合大多數人對此職業的刻板印象。

4. 大多數人以其對職業的刻板印象及接觸職業的經驗，投射於職業界，作為職業選擇的基礎。

5. 個人對職業的滿意度、穩定性及成就感，取決於個人的人格特質和職業環境的生活方式之間的適合與配合程度。

(二) 人格類型

林等(1992)在其研究中提到何倫的分類是以工作者的人格特質來區分，假設個人所選擇的職業，就是其人格的一種表現。它將美國社會中的 456 種職業歸納成六大類型。物以類聚，也自然有六種不同類型的人會去從事和自己

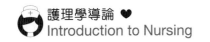

類型相同的職業。這六大類型字首的字母，照固定的順序"RIASEC"排成一個六角形：

1. **實際型(Realistic Type)**：實際型的人需要機械能力或體力，以便處理機器物體、工具、運動設備及動物有關的工作，比較屬於清楚、具體、實在及體力上的工作。大部分的工作需在戶外進行，比較不需要與人有深入的接觸，所以其社交技能並不十分重要，智力及藝術能力也不那麼需要。這種人比較不善社交，屬於情緒穩定、具體化的人，適合從事技術、體力性的工作。

    常有以下的特徵：順從、重視物質、溫和、坦白、自然、害羞、誠實、有恆、穩定、謙虛、實際、節儉等。

2. **研究型(Investigative Type)**：研究型的人運用其智能或分析能力去觀察、評量、判斷、推理以解決問題。他們喜歡與符號、概念、文字有關的工作，不必與人有太多的接觸，具有數理及科學能力，但缺乏領導能力。

    常有以下特徵：分析、獨立、溫和、謹慎、智力、精細、批判、內向、理性、好奇、重視方法、保守等。

3. **藝術型(Artistic Type)**：藝術型的人需要藝術、創造、表達及直覺能力，藉文字、動作、聲音、色彩、型式來傳達思想及感受。他們需要敏銳的感覺能力。具有文學、音樂、藝術的能力，但通常缺乏文書事務能力。

    常有以下特徵：複雜、崇尚理想、獨立、無條理、富幻想、直覺、情緒化、不實際、不從眾、善表達、衝動、獨創性等。

4. **社會型(Social Type)**：社會型的人具有與人相處、交往的良好技巧。他們對人關懷、有興趣，具備人際技巧，並能了解、分析、鼓勵及改變人類的行為。他們對自我肯定，並有積極正向的自我概念，喜歡從事與幫助他人有關的工作，具有社會技能，但通常缺乏機械和科學能力。

    常有以下特徵：令人信服、助人、有責任、合作、溫暖、社會化、友善、同理、善體人意、寬宏、仁慈、敏銳等。

5. **企業型(Enterprising Type)**：企業型的人運用其規劃能力、領導能力及口語能力，組織、安排事物及領導管理人員，以促進機構、政治、經濟或社會利益。他們喜歡銷售、督導、策劃、領導方面的工作及活動，以滿足他們的需要。具有領導能力及口才，但缺乏科學能力。

　　常有以下特徵：冒險、精力充沛、善於表達、野心、衝動、自信、引人注意、樂觀、社交、武斷、外向、熱情等。

6. **傳統型(Conventional Type)**：傳統型的人需要注意細節及事物技能，以便記錄、歸檔及組織文字或數字資料。他們通常不是決策人員，而是執行人員；給人的印象是整潔有序、服從指示、保守謹慎的。喜歡從事資料處理、文書及計算方面的工作，但缺乏藝術能力。

　　常有以下特徵：順從、抑制、實際、有良知、缺乏彈性、節儉、謹慎、有條理、缺乏想像力、保守、有恆、守本分等。

　　何倫這六種類型，代表六種不同興趣與人格特質，它可以幫助個體了解自己對哪種類型的工作較適合，同時也協助個體了解工作環境及內容。然而人不是很單純只具備某一種特質或某一種興趣而已，常常是同時具備兩種或更多方面的興趣與特質；不過其中一種會最強，而其他則較弱。假如個體比較偏向其中某一興趣類型，則對在六角形中與其相鄰的類型之興趣，通常大過與其相對之類型。

　　某一種類型若能配合某種類型的職業，則個人會如魚得水，不僅工作績效良好，也能樂在其中。反之，如果配合不當，則個人不僅不會有滿足感，績效也差，早晚會轉換職業（如圖15-1）。

三、生涯規劃的步驟

　　規劃強調的是明確的目標、執行的方法、成效的評估與計畫的修訂，因此在生涯的規劃步驟方面應該包括：

(一) 了解生涯規劃的重要性

　　首先要先領悟到生涯規劃的重要性，並且願意花上一段時間，來規劃自己的生涯，也要了解到，想找到一份如魚得水的工作，需要投注大量的精力和努力；藉著各種測驗來剖析自己，了解職業的相關訊息，並在過程中，不斷修正自己的目標。以訂定合約的方式，要求自己對目標的確定，堅持到底，不輕言放棄。

	問題解決風格	個性特徵	適合職業
01 實際型(R)	理性思考者	穩重的 物質化的 堅持的 實際的	建築師 水電工 機械工 森林管理員
02 研究型(I)	直覺思考者	分析的 批評的 好奇的 智慧的 理性的	物理學家 人類學家 化學家 數學家 生物學家
03 藝術型(A)	直覺情緒者	情緒的 理想化的 好想像的 易受感情衝動的	詩人 小說家 音樂家 雕刻家 劇本寫作者 指揮家 舞台導演
04 社會型(S)	理性情緒者	合作的 友善的 好社交的 善體人意的	教授 心理學家 顧問 傳教士 老師
05 企業型(E)	理性思考者 直覺思考者	好冒險的 有野心的 精力充沛的 樂觀的 自信的 健談的	經理 銷售人員 政治人士 律師 採購人員
06 傳統型(C)	理性思考者	有誠意的 服從的 有條不紊的 自我節制的	職業會計師 統計學家 簿記員 行政助理 郵局職員

資料來源：榮泰生(2001)．完美生命之鑰：專業生涯規劃．*管理雜誌*，*323*，98-100。

圖15-1　個性與職業

（二）認識自己

誠實的自問：

1. 我是誰？

2. 我的興趣是什麼？

3. 我有哪些技能是可以賴以維生的？是高人一等的？

4. 我有哪些人格特質，使我獨樹一格，與眾不同的？

5. 哪些東西是我生命中不可或缺的？

6. 我的優點是什麼？缺點是什麼？

可以透過自我反省來評估自己，也可以透過親朋好友的建議來定位自己，更可以透過各種客觀的測驗來剖析自己。

（三）認識工作環境

除了要認識自己身處的政治、經濟、社會和文化因素，還要了解：

1. 職業的分類和內容。

2. 各類職業所需的技能。

3. 各類職業所需的人格特質。

4. 各類職業的報酬率。

（四）確立目標

在了解自我、認識工作環境後，要整合各種因素，並評估其可行性、修訂方向，訂出一個具體可行的目標和方案。這些過程是一個生涯決定的過程。

（五）付諸行動

一半以上生涯規劃未能成功者，都是因為無法付諸行動。當生涯計畫的企劃部分完成後，便要採取行動，因為「坐而言」是不夠的，這時要考慮到自己現有的教育與訓練，是否能應付工作所需？如果答案是否定的，就必須考慮到有哪些機構可以提供這些服務？努力去補足自身的不足以付諸行動。

（六）評估回饋

生涯規劃的最後一步，是評估實行的效果。當找到一個適合自己志趣的工作，所得到的正面回饋，便會多於負面的回饋；對自己感到滿意，自信也隨之增高。當你修正自己在負面回饋的步調後，如果還是成效不彰，無法平

復內心的不滿、壓力和倦怠感，那麼應該體會到：下一波的生涯規劃又該展開了。畢竟「生命是一段旅程，不是目的地」。因此生涯規劃也應該是一個周而復始的歷程。

面對社會多元發展，呈現複雜而無絕對標準的世界，如何建立個人正確的人生觀與價值觀，如何培養適切的行為角色，如何有效安排生涯計畫以充分發揮個人潛能，實為現代人重要的課題。路是人走出來的，人常言道「條條大路通羅馬」，到羅馬的路不只有一條，不要任意跟著別人走，多思考人生的意義，及早做好自己的生涯規劃就能及早享受生命豐碩的花果。

四、影響生涯規劃的相關因素

生涯發展理論的形成，其實是由許多的學者在不斷的實際工作中經過重複的驗證而成的。為什麼有些人會情有獨鍾於某一種職業，為什麼有些人在做了選擇後，又會改變其職業？何倫認為個人的職業選擇實際上是其人格的反應，而所謂的「職業興趣測驗」就是一種人格特質測驗，個人基於過去的經驗，逐漸探索並發展出獨特的能力、興趣與價值觀，再加上人格特質的影響而使其做職業的選擇（嚴，1999）。就社會學習的觀點來說，則有三大因素影響生涯規劃：

1. **生理因素和特殊能力**：種族、性別、智力及伴隨學習經驗而來的興趣技能等。

2. **環境的情況和事件**：非個人可以控制的外在環境，如社會、經濟、文化發展與資源等。

3. **個人的生活學習經驗**：日常生活中的某些刺激引發個人情緒上積極或消極的反應，這些連結學習的經驗，使得個人對於某些職業產生刻板印象，這些刻板印象會影響其人生抉擇。

生涯規劃為一連串決定的過程，在面對各種選擇的情況時，要能界定問題，必須先培養決策及判斷的思考及技巧，並運用各類資訊，以提高生涯規劃正確的決定力。須針對個人特質、興趣、教育程度、能

Critical Thinking

護理生涯

影片觀賞　　　　　影片觀賞

力及生活背景等相關因素，做出最適切的決定，找出最適合自己的職業，以達到如魚得水之境地。

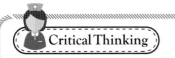

Critical Thinking

♥ 呂麗卿

築夢踏實

你有一個護理的生涯目標嗎？在我從事護理工作 20 年來，我並沒有一個特別的目標。為什麼呢？因為當我第一次開始當護理人員，就認定當一名護理人員將是我全部的職業生涯。當時我是在一間教學醫院的腫瘤病房工作，雖然工作很繁忙，但我很喜愛那個工作，我想我會在那裡工作到退休。然而，工作經歷 8 年後，我卻意識到，我想要不同的東西，也就是在那個時候，我轉到了居家護理。長話短說，我確實是需要有一個計畫，我後悔沒有在我早年的護理生涯就採取更加積極的作為。

現在，我要跟你分享一些我學到的經驗，希望在你的護理生涯發展上可以避免犯跟我同樣的錯誤。首先，你需要有一個書面的計畫，寫下你從畢業後到開始從事護理工作的計畫。你如何看自己從現在到未來的 3~5 年？把它寫下來，常常檢視它、進行調整，並繼續計畫你的下一步行動。例如：假設回到我在念五專的時候，我計畫畢業後先工作，然後再繼續念二技護理系，我的目標將是：

- **短期目標**：五專順利畢業，然後通過專技人員護理師高等考試。待取得執照後，我希望能在一個內外科病房工作，磨練自己臨床技能。我選擇內外科病房作為我護理生涯的出發點，因為這個領域的工作將有助於發展我的臨床技能及增進未來護理發展潛力。

- **長期目標**：希望在未來 5 年左右的時間內，我將有一個護理的大學文憑，然後在一間醫學中心的急診室工作。我希望能積極參與護理專業團體，參加台灣護理學會，參加研討會和替護理人員的專業及權益作出貢獻。

你必須做出選擇，去規劃安排自己的護理生涯，寫下你的短期和長期目標，定下一個開始日期和結束時間，並寫下你要實現自己目標所需的步驟。像我一樣，很長一段時間的「無為」，環境將會幫你作一個選擇，然而，它可能不是你想要的。

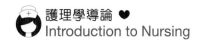

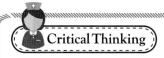

Critical Thinking

　　是什麼原因使你選擇踏入護理這個領域？你未來的生涯規劃是什麼？影響護理生涯規劃的因素相當多，除了臨床之外，護理科、系學生尚可選擇教師、廠護、校護、航護、獸醫護理、健檢中心、公務員、出版社編輯、保險核保人員、醫療器材銷售員、研究助理、藥廠臨床試驗專員、補習班老師、空服員等職業，甚或創業，同學們不妨多請教老師、學長姊，試著規劃屬於自己最美好的護理專業之路！

結　語

　　長久以來，在求學過程中，大部分多在父母的安排與期望中行進，很少人能配合自己內心的想法、性向去選擇職業，因此對於有心想找出一套適合自己前途與掌握自己命運的人而言，應及早進行生涯規劃。進行規劃前，須先知己知彼方能百戰百勝。「知己」包括了解自己內在的需要、性向、能力、優缺點與潛力；而「知彼」則是包括對事業、家庭、朋友、周圍環境、社會與世界的了解，一旦認清自己與環境後，將有助於釐清方向與擬定具體的目標（陳，2008）。除了確定目標外，要能付諸行動，並配合專業的知識與技能、人際溝通的技巧、學習解決問題的能力與接受壓力、挫折的能力以及面對環境變遷的勇氣，如此一來，方能面對此多元發展的社會環境，實踐生涯目標的理想，使自己的夢想成真，更為個人長遠的人生之旅譜上美好的樂章。

心靈小語 ♥屈蓮

只要我喜歡，有什麼不可以？

　　曾經有一個電視飲料廣告，它的一句廣告詞引起當時社會的討論「只要我喜歡，有什麼不可以？」最後這個廣告被禁止播出，原因是這句廣告詞不合宜，對社會風氣不具有正面影響，也許廣告創作者僅純以藝術觀點設計廣告內容，而未深究這句廣告詞之意義，因此，可能未料到最後被禁播之結果。但無論如何，由法治與自由之平衡角度而言，人類是不可以有「只要我喜歡，有什麼不可以？」的過度個人自由意識，否則豈不天下大亂，而最後自己也會受到傷害。試想在馬路上開車，若沒有交通規則和交通號誌，那豈不太危險了，太沒保障了。因此，適度的約束有益於人類生活秩序的維持。所以，國有國法，家有家規，學校自然也應該有校規，這是對的，也是好的，但遺憾的是人通常不喜歡受約束，因此社會上常有脫序事件的產生，脫序現象多了，令人感嘆公權力不張，社會道德敗落，沒有愛心，但這眾多的責備，其實很諷刺地指出一個矛盾現象，那就是人在責備自己的不當行為。所以，人最大的敵人是自己，若能多點自我反省，自我要求與約束，就能減少脫序與傷害的發生。

參考資料 *References*

周談輝(2001)·技職教育前景下的學生生涯規劃·*技術及職業教育雙週刊，64*，2-5。

林幸台、金樹人、陳清平、張小鳳(1992)·生涯興趣量表之初步編製研究·*國立台灣師範大學教育心理與輔導學系教育心理學報，25*，111-124。

金樹人(1997)·*生涯發展與時間管理*·業強。

徐曼瑩、秦慧珍、林綺雲、李玉嬋(2004)·*生涯規劃*·華杏。

陳月枝、馬鳳歧、李引玉、杜敏世、尹裕君、陳玉枝…張曼玲(2008)·*護理專業問題研討（五版）*·華杏。

榮泰生(2001)·完美生命之鑰：專業生涯規劃·*管理雜誌，323*，98-100。

鄭金謀、邱紹一(2004)·*全方位生涯規劃：建構多角化的人生藍圖*·新文京。

羅文基等(1994)·*生涯規劃與發展*·空中大學。

嚴敏秀(1999)·協助學生做好生涯規劃時應有的基本認識·*輔導文摘，65*，76-85。

Holland, J. L. (1973). *Making vocational choice: A theory of vocational career*. Prentice Hall.

Super, D. E. (1980). A life-span, life-span approach to career development. *Journal of Vocational Behavior, 16*, 282-298.

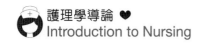

腦力激盪　　　　　　　　　　　　　　　　　　　　*Review Activities*

( ) 1. 以下對於生涯的敘述何者較不適用於現今的社會中？(A)包含一生的、工作或職業的、婚姻的、學習的、休閒的五個層面　(B)指一個人所有教育、職業、工作與生涯角色等各種經驗的整合　(C)指個人終生所從事的工作或職業的總稱　(D)包含非工作或非職業的活動，即整體生活型態的開展

( ) 2. 就個人的生涯規劃能力與技能的敘述，以下何者為非？(A)構築個人堅實的核心能力　(B)加強核心的專業技能　(C)強化同儕關係能力　(D)具備抗壓的能力

( ) 3. 以下哪位學者提倡生涯規劃應含括生活廣度及生活空間考量的生涯發展觀點？(A)馬斯洛(Maslow)　(B)韓德森(Henderson)　(C)何倫(Holland)　(D)舒波(Super)

( ) 4. 以下對何倫(Holland)的生涯配合理論敘述何者為非？(A)人格會影響職業的選擇　(B)職業生活說明個人行為型態的實際表現　(C)少數人以其對職業的刻板印象及接觸職業的經驗，作為職業選擇的基礎　(D)個人對職業的滿意度，取決於個人的人格特質和職業環境的生活方式之間的適合與配合程度

( ) 5. 小玉今年剛畢業，其個性順從、缺乏彈性、謹慎、有條理、有恆、守本分，請問以下哪個職業最適合她？(A)行政助理　(B)森林管理員　(C)銷售人員(D)老師

( ) 6. 承上題，小玉屬於哪一類的職業類型？(A)傳統型　(B)社會型　(C)實際型(D)藝術型

( ) 7. 以下就個性與職業的配對何者為是？(A)實際型－機械工　(B)傳統型－採購人員　(C)研究型－教授　(D)社會型－人類學家

( ) 8. 請依生涯規劃步驟排序？(1)了解生涯規劃的重要性 (2)認識工作環境 (3)認識自己 (4)確立目標 (5)評估回饋 (6)付諸行動。(A)(1)(3)(2)(4)(6)(5)　(B)(3)(1)(2)(4)(6)(5)　(C)(4)(1)(3)(2)(6)(5)　(D)(1)(2)(3)(4)(5)(6)

( ) 9. 規劃強調的是：(A)明確的目標、執行的方法、成效的評估與計畫的修訂(B)依個人興趣選擇職業　(C)要求自己對目標的確定，堅持到底，永不放棄(D)建立個人正確的人生觀與價值觀

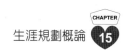

(　) 10. 就社會學習的觀點來說，以下何者非影響生涯規劃的因素？(A)遺傳因素和特殊能力　(B)環境的情況和事件　(C)同儕團體的關係　(D)個人的生活學習經驗

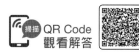

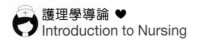
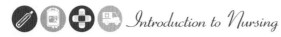

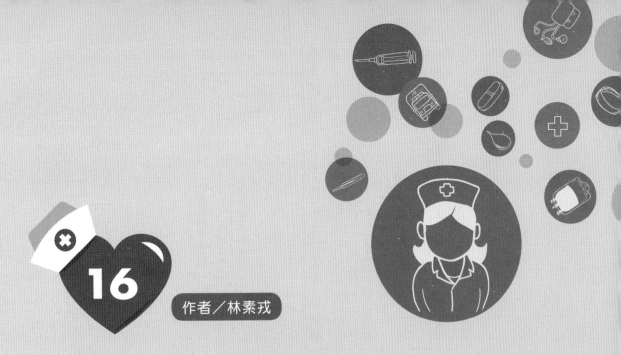

16

作者／林素戎

醫療保健體系

名人語錄

一所醫院不是只為了醫療，也要具有教育、休閒及信仰功能。

—— 南丁格爾

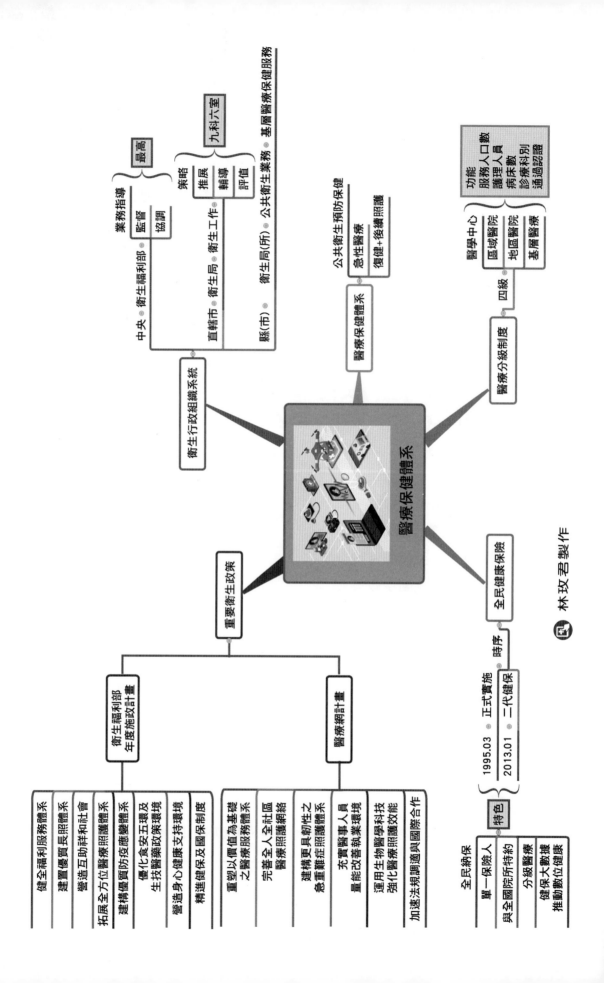

醫療保健體系

衛生行政組織系統

業務指導 ── 最高
- 監督
- 協調

中央 ● 衛生福利部 ●

九科六室 ── 策略
- 推展
- 輔導
- 評值

直轄市 ● 衛生局 ● 衛生工作

縣(市) ● 衛生局(所) ● 公共衛生業務 ● 基層醫療保健服務

醫療保健體系

公共衛生預防保健
- 急性醫療
- 復健＋後續照護

醫療分級制度

醫學中心 ── 四級
- 區域醫院
- 地區醫院
- 基層醫療

功能
- 服務人口數
- 護理人員
- 病床數
- 診療科別
- 通過認證

重要衛生政策

衛生福利部年度施政計畫
- 健全福利服務體系
- 建置優質長照體系
- 營造互助祥和社會
- 拓展全方位醫療照護體系
- 建構優質防疫應變體系
- 優化食安五環及生技醫藥政策環境
- 營造身心健康支持環境
- 精進健保及國保制度

醫療網計畫
- 重塑以價值為基礎之醫療服務體系
- 完善全人社區醫療照護網絡
- 建構更具韌性之急重難症照護體系
- 充實醫事人員量能改善職業環境
- 運用生物醫學科技強化醫療照護效能
- 加速法規調適與國際合作

全民健康保險

時序
- 1995.03 ● 正式實施
- 2013.01 ● 二代健保

特色
- 全民納保
- 單一保險人與全國院所特約
- 分級醫療
- 健保大數據
- 推動數位健康

Ⓡ 林玫君製作

護理本身雖然有其個別性與獨特性，但它仍是醫療體系之一環，護理業務的執行環境與過程受整個醫療環境和政策之影響。但大多數護理人員傾向埋首於每月繁忙的專業工作中，並沉浸於永無止盡的專業發展與訓練，似乎鮮少注意全面醫療體系之運作，這是一個很可惜的現象。護理專業不斷地提升，護理人員之資格由護士、護理師延伸至臨床專科護理師，顯示護理界之擴展是配合著國家醫療政策與社會整體性發展的需求。基於這些理念，醫療保健體系之介紹成為本書章節之一，期望給予各學習者一整體觀。

 衛生行政組織系統

　　我國現行衛生行政組織分為中央（衛生福利部）、直轄市（衛生局）及縣（市）（衛生局、衛生所）等三個層級，期待透過普及健康知識、促進健康行為、養成健康習慣、塑造健康環境、打造健康台灣等行動方針，以達成全民均健的目標前進。下列分別敘述各階層的組織及執掌。

一、中央衛生機關：行政院衛生福利部

　　行政院衛生福利部為我國最高衛生福利行政機關，掌理全國衛生福利行政業務與指導各層級地方衛生福利機構相關業務，落實行政院施政方針、整合國家資源，並對各級地方衛生機關負有業務指導、監督和協調的責任，以「促進全民健康與福祉」為使命，「落實品質、提升效率、均衡資源、關懷弱勢、福利社會、回饋國際」為願景，並以此發展出策略目標。相關組織架構請見圖 16-1。

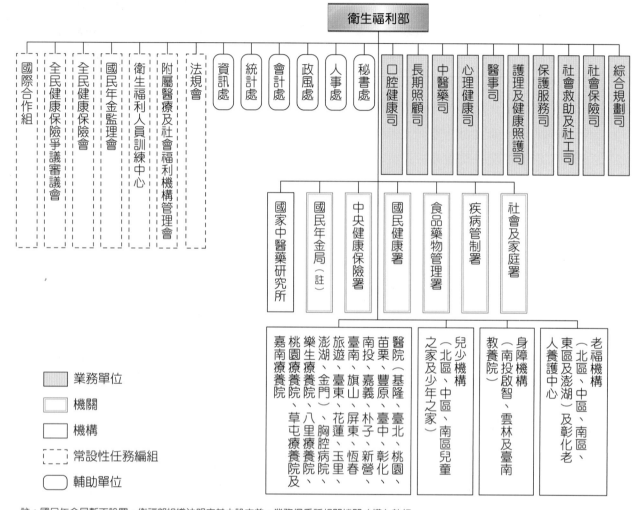

圖16-1　行政院衛生福利部組織架構

資料來源：行政院衛生福利部（2022，5月4日）・*行政組織圖*。http://www.mohw.gov.tw

　　其中護理及健康照護司於2004年成立，下設有：第一科為法規及機構管理科，第二科為護理科，第三科為原住民族及離島健康科。主要掌理事項如下（全國法規資料庫，2022）：

1. 護理、助產人力發展與政策之規劃、推動及相關法規之研擬。

2. 護理、助產人員執業環境、制度與品質促進之規劃及推動。

3. 護理機構管理政策之規劃、推動及相關法規之研擬。

4. 原住民族地區醫事人力與服務體系之發展及推動。

5. 離島地區醫事人力與服務體系之發展及推動。

6. 身心障礙鑑定與醫療輔具服務之發展、推動及相關法規之研擬。

7. 其他有關護理及健康照護事項。

二、直轄市衛生主管機關－衛生局

　　台灣目前有台北市、新北市、桃園市、台中市、台南市及高雄市等六個直轄市衛生局。其下的衛生主管機關為衛生局，責掌該直轄市衛生工作的策略、推展、輔導及評值。以台北市衛生局為例，現有編制為九科六室，其中醫事管理科和健康管理科的工作職掌分別為：

1. **醫事管理科**：掌理醫政管理、醫事品質、緊急醫療等業務。

2. **健康管理科**：掌理成人保健、兒童及青少年保健、健康促進、婦幼及優生保健、菸害防制、癌症防治等業務。

三、縣（市）衛生主管機關－縣（市）衛生局、衛生所

　　縣（市）衛生局、衛生所**主要以提供民眾連續性、整理性及綜合性的基層防疫和預防保健等公共衛生業務，屬於基層醫療保健服務單位，為台灣地區基層保健服務的體系運作之主軸。**

　　各地區衛生所其功能依都市化層級之差異稍有不同，大致可分為三類：

1. **都市地區**：以建構優質的**預防保健**網絡、強化社區保健業務為主，為市民健康管理的維護者。例如台北市 12 個區健康服務中心（由12個衛生所轉型而來），分為個案管理及健康促進兩組，其服務業務項目為：

   (1) 個案管理組：掌理家戶健康管理、弱勢族群服務、優生保健、中老年防治及個案管理等事項。

   (2) 健康促進組：掌理學校衛生、婦幼衛生、癌症防治、生命統計、社區健康營造、急救技能訓練、衛生教育宣導及研考、文書管理、庶務、出納等事項。

2. **一般鄉鎮地區**：以**預防保健為主**，醫療工作為輔。例如宜蘭市衛生所、羅東鎮衛生所、五結鄉衛生所、蘇澳鎮衛生所、三星鄉衛生所等。

3. **山地、偏遠及離島地區**：行政院衛生福利部在「醫療保健計畫－籌建醫療網」的 15 年計畫中，於山地、偏遠或離島設立**群體醫療執業中心**，由附近醫院醫師或公費生分發擔任，其他業務由衛生局指定當地衛生所兼辦。在群體醫療執業中心之下設有**基層保健服務中心**，其內配置兩名護理人力，以提供當地整體性的護理服務。主要以**預防保健與醫療業務兩者並重**，屬於第一線醫療保健的單位。

衛生所護理人員工作職責總括如下：

1. **保健**：優生保健諮詢、婦幼衛生、家庭計畫指導、癌症防治宣導、子宮頸抹片檢查、乳房觸診及中老年人保健等。

2. **防疫**：預防接種、結核病防治、B 型肝炎防治、AIDS 防治、性病防治、登革熱防治、腸病毒防治及法定傳染病防治等。

3. **精神病個案管理**：有性侵害、家庭暴力、自殺、精神疾病等個案，依精神狀況分別列管與訪視。

4. **食品安全衛生管理**：各飲食店衛生之管理及學校營養午餐之檢查。

5. **幼兒園健康管理**：推行兒童口腔衛生保健、定期健康檢查、兒童視力保健、寄生蟲檢查、加強腸病毒防治宣導。

6. **衛生教育**：宣導衛生政令及舉辦衛教宣導活動。

7. **慢性病個案管理**：高血壓、糖尿病等慢性疾病之個案，予以追蹤管理。

16-2 醫療保健體系

台灣地區隨著經濟生活水準的迅速提升，社會結構與價值亦趨多元化，整體國民的健康水準與疾病結構，不僅反映時代的趨勢，亦關係到國民的醫療需求和醫療費用甚鉅，故政府必須提供完整的醫療保健服務，促進國民健康福祉。台灣人口的老化和疾病慢性化，再加上全民健保醫療給付逐步採總額預算及論人計酬制度，健康之需求不再局限於醫院內所能提供之服務，「醫療社區化」是現今醫療保健服務之趨勢，門診醫療、預防保健、老人照顧及居家護理等以「社區」為導向之醫療服務將是未來醫療保健服務的重點。民眾要得到良好的健康照護全有賴於完善的醫療保健體系，一個完善的

醫療保健體系必須具備有易近性、即時性、持續性、日常性、有效性、機動性和整合性等的功能。

我國目前的醫療保健體系包括三大部分：(1)公共衛生預防保健服務；(2)急性醫療服務、中期照顧服務；和(3)復健及後續性服務。如果依三級照護來區分，初級照護包含一般診所、衛生所等為提供民眾最基本的醫療照護單位；次級照護包含地區醫院、區域醫院和醫學中心；三級照護則包含慢性醫院、護理之家、居家照護和安養護機構等（圖16-2）。

1. **公共衛生預防保健服務：**護理人員應發揮「公共衛生護理人員」的角色，主要提供社區民眾促進健康、篩檢及預防和緊急救護等三項服務。

2. **急性醫療服務、中期照顧服務：**護理人員應發揮「臨床護理人員」的角色，服務範圍包括衛生所（室）、基層醫療、地區醫院、區域醫院和醫學中心等場所。

3. **復健及後續性服務：**護理人員應發揮「居家護理師」的角色，主要提供復健、居家照護、長期照護和安寧照護等服務。

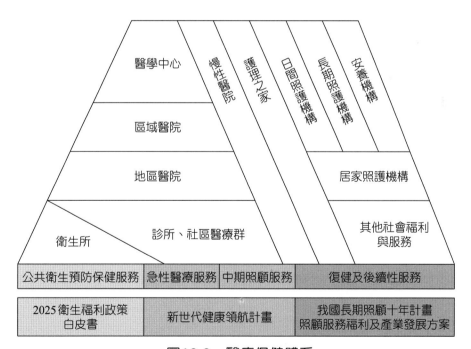

圖16-2　醫療保健體系

資料來源：行政院衛生福利部(2020)・*中華民國108年版衛生福利年報*。http://www.mohw.gov.
　　　　　tw

16-3 醫院機構分級制度

　　醫院機構分級制度主要是透過各級醫療院所（包括醫學中心、區域醫院、地區醫院及基層診所）分工合作，藉由轉診制度（圖16-3），提供病人連續性、整合性的醫療照護，協助病人找對醫師、看對科，使醫療資源能有效的運用並提升醫療照護品質，更可避免不必要的醫療花費與就醫時間。

　　例如民眾生病可先至社區醫療院所就醫，經醫師專業診療後，如病情需要，則轉診至其他院所繼續照護，病患經轉診治療後，應依醫師建議轉回原院所或其他適當院所，接受後續治療。

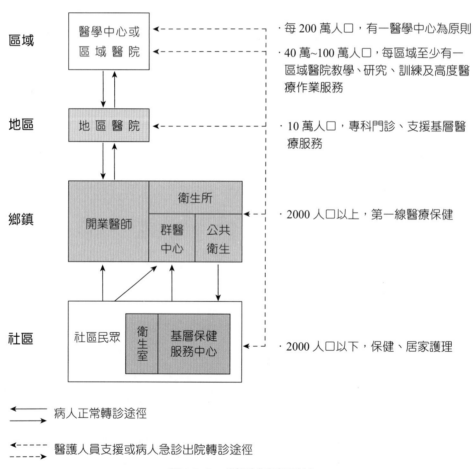

圖16-3　轉診制度系統

資料來源：盧美秀(1998)·醫療體系中護理人員之角色與功能·於盧美秀、吳盈江、徐美玲編著，*簡明基本護理導論*（72頁）·匯華。

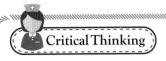

♥ 呂麗卿

Critical Thinking

　　我是一個英國人，在英國遇到我太太，3年前跟太太搬到台灣來，居住在台灣北部的一個大都市。在台灣這段時間，讓我印象深刻的是台灣的醫療系統。台灣大大小小的醫院診所很多，看病也很方便，不論你想去大醫院或是小診所看病都可以。

　　記得有一次我感冒咳嗽得很厲害，太太帶我到我家附近的一個醫學中心看耳鼻喉科。很驚訝的，我看到醫院到處都是人。雖然我們已經事先掛號，但還是等了好一會兒才輪到看診。看到醫師很親切，但可能因為外面還有很多人在等候，他沒有花太多時間在我身上，簡單幫我檢查問診後就說：「我開藥給你吃，下個禮拜再回來複診。」有了這次經驗，要給我們剛出生幾個月的 Baby 打預防針時，我就建議太太不要再去太大的醫院，於是，我們帶 Baby 去社區的衛生所打預防針。雖然那是一個基層的醫療保健中心，但是那裡的醫師非常親切，每次都很有耐心且仔細的幫 Baby 做檢查，讓我覺得他很關心我們。

　　從跟台灣醫療系統接觸的經驗，我覺得在台灣看病雖然很方便，但是看病品質就得要看情況了。想想看，如果一個醫師需要在 3 小時內看診超過 50 人，如何要他一直都保持著專心跟耐心呢？這讓我想到在英國，我們看病都需要先去看家庭醫師，家庭醫師先做評估檢查，若是問題不嚴重，就不需要到大醫院去；若需要到大醫院看診，家庭醫師會幫我們安排及轉診。在醫院不會看到像這裡那麼多的病人，而醫師也不會讓你感覺到他很忙需要趕時間。當然，因為英國實施轉診制度，如果你沒有透過家庭醫師轉診就直接去大醫院看病，醫院是可以不讓你掛號的。

　　我國醫療院所的層級，按照衛生福利部分類，目前分為醫學中心、區域醫院、地區醫院及基層醫療單位，為提升醫療服務品質，以及奠定分級醫療之基礎，於1978年開始實施醫院評鑑。醫院評鑑制度隨著環境的變遷歷經多次改革，新版醫院評鑑制度從「簡化」、「優化」、「日常化」著手，藉由現場查證病人之照護流程，評核醫院之醫療品質，持續推行病人安全及醫療品質之促進。醫療服務品質的評鑑標準列於表16-1，以資參考。

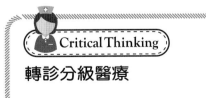

Critical Thinking

轉診分級醫療

影片觀賞

表16-1　醫療服務品質的評鑑標準

標準	醫學中心	區域醫院	地區醫院	基層醫療單位
功能	有教學、研究、重症醫療服務(tertiary medical care)、訓練專科醫師及支援區域醫院	有教學、研究、訓練及支援基層醫療服務之任務	有門診、住院醫療、居家照護和轉介服務	提供第一線醫療服務、保健、居家護理和轉介服務
服務人口數	每一醫學中心服務人口數為 100 萬人	每一區域醫院服務人口數為 40 萬人	每一地區醫院服務人口數為 10 萬人	每一單位服務人口數為 2,000~50,000 人
護理人員	(1) 應有專任護理人員每 2 床至少 1 名 (2) 下列單位人員另計： ・加護病房：每床 2.5 名 ・手術室：每班每床 2.5 名	(1) 應有專任護理人員每 2.5 床至少 1 名 (2) 下列單位人員另計： ・加護病房：每床 2 名 ・手術室：每班每床 2 名	(1) ≦49床，每4床應有1人以上；≧50床，每3床應有1人以上 (2) 下列單位人員另計： ・加護病房、燒傷病房：每床應有1.5人以上 ・手術室：每床應有 2 人以上	―
護理時數合理	全日平均每位護理人員照顧病人數≦9人，且白班照顧病人數≦7人	全日平均每位護理人員照顧病人數≦12人	全日平均每位護理人員照顧病人數≦15人	―
病床數	500 床（含）以上	250 床（含）以上	20床以上99床（含）以下	無

表16-1　醫療服務品質的評鑑標準（續）

標準	醫學中心	區域醫院	地區醫院	基層醫療單位
診療科別	至少應能提供家庭醫學、內、外、婦產、兒、骨、神經外、整形外、泌尿、耳鼻喉、眼、皮膚、神經、精神、復健、麻醉、放射診斷、放射腫瘤、臨床病理、解剖病理、核子醫學、牙、急診醫學、職業醫學、齒顎矯正、口腔病理、口腔顎面外科等26 科之診療服務	至少應能提供家庭醫學、內、外、婦產、兒、骨、耳鼻喉、眼、精神、復健、麻醉、放射線、病理、牙等14 科之診療服務	至少應能提供內、外、婦產、兒等 4 科之診療服務，並應具備急診處理之能力	包括群體醫療執業中心（小型醫院、診所、鄉鎮衛生所）、基層保健服務中心（鄉鎮衛生室）
通過認證	(1) 重症級急救責任醫院 (2) 癌症診療品質認證 A 級醫院 (3) 通過人體試驗審查會訪視（或同體系醫院或學校亦可採證）	中度級急救責任醫院	—	—

16-4　全民健康保險

　　實施全民健康保險是為了能提供全體國民適切的醫療保健照護，以增進全民健康，全民健康保險法於 1994 年 7 月 19 日由立法院三讀通過，於 1995 年 3 月正式實施，並經多次修正，其中「二代健保」於 2013 年 1 月 1 日開始實施。政府積極推動**全民健康保險本著全體國民一起分擔風險的標神，主要目的是為了達到民眾就醫的公平性及可近性**，使民眾不致因為經濟上或地理上的限制，而阻礙就醫的權利，並使國家能使用最少的投資，而**達到全國國民最良好的健康狀態**，且能掌握醫療費用的成長，使成本維持在整體社會可接受或可負擔的範圍內，以**達經濟效率及成本控制之目的**。

全民健保醫療服務涵蓋西醫、中醫及牙醫門診醫療服務、住院醫療服務及預防保健、分娩等項目。近年來醫院醫療服務量持續呈現成長趨勢，台灣人口結構趨於老化，慢性疾病的增加，使慢性病床、血液透析及安寧療護病床的使用率上升，再加上生活及環境種種因素，許多壓力源無法適當調適，所造成的精神疾患亦日趨增加，故此，精神病床數的需求亦往上增幅。

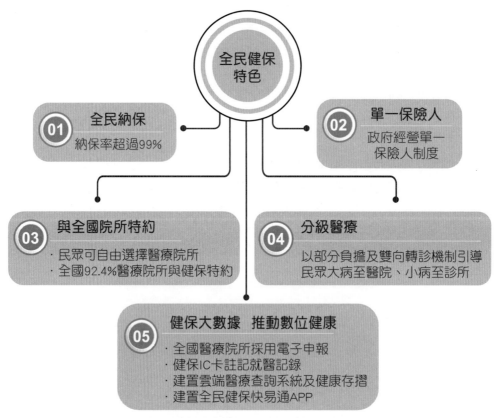

資料來源：衛生福利部中央健康保險署（2022，7月14日）‧全民健康保險。https://covid19.mohw.gov.tw/ch/cp-4832-53631-205.html

一、全民納保

目前全民健保納保率已超過99%，達成全民有保之首要目標，不再發生因病而貧、因貧而無法就醫之情形。

二、單一保險人制度

　　健保制度成立單一的保險人－中央健康保險署，基本保險費依每月薪資按照保險費率計算，並由被保險人、雇主、政府分攤，對於弱勢族群的保險費及部分負擔則由政府補助或減免。

三、與全國院所特約

　　全民健保與全國約92.4%的醫療院所特約（醫院100%、基層診所92.19%、藥局80.79%），民眾可以自由選擇就醫，平均每年每人就醫次數達14.2次以上（衛生福利部中央健康保險署，2022）。

四、分級醫療

　　分級醫療制度除強化基層醫療院所服務量能，並調高醫院重症支付標準，導引醫院減少輕症服務。也建構醫院與診所間的垂直整合策略聯盟，由大型醫院帶頭與鄰近基層院所進行垂直整合的策略聯盟，建立病人上、下轉診的合作管道，醫療院所各司其職，提供民眾全方位的醫療健康照護（衛生福利部中央健康保險署，2022）。

五、健保大數據，推動數位健康

1. 自全民健保開辦以來，健保署即鼓勵特約醫事服務機構採用網際網路、媒體、健保署建置健保資訊網(virtual private network, VPN)等方式申報費用，統計資料顯示，特約醫事服務機構採醫療費用電子申報之比率已近100%。

2. 健保署採用IC晶片卡做為保險憑證，提供民眾多重智慧功能，亦是病人及醫療院所之間的重要連結，醫師可快速取得病人近期的就醫資訊，同時也可用作疫情爆發時追蹤病人之用。

3. 全民健保透過「健保雲端醫療資訊」分享服務，把分散在不同醫院與診所的就醫資料，進行跨院所、跨縣市、不分假日與晝夜即時共享，以避免醫師重複開立，並提供醫師查詢病人的就醫記錄、用藥記錄、檢查檢驗記錄與結果、手術明細記錄、醫療影像上傳及調閱查詢等，並主動提醒醫師重複處方或過敏藥等功能，不但能有效提升醫療效率及品質，更能保障病人

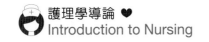

安全（衛生福利部中央健康保險署，2018）。且在2020年年初COVID-19疫情發生時，雲端系統彙集內政部移民署、衛生福利部疾管署等跨部會資訊，提供醫事機構等單位旅遊及接觸史等防疫資訊，協助醫事人員發現、追蹤病人，防堵疫情擴散。

4. 為便利民眾申請健康存摺，只要是本國籍保險對象，手機門號是自己的名義申辦，且為月租型搭配行動上網，就能透過「全民健保行動快易通」APP認證身分。

　　「健康存摺」可查詢個人健康資料，包括就醫記錄、手術、用藥、檢驗檢查資料、生理量測記錄、就醫提醒、過敏、器官捐贈及安寧緩和醫療意願等功能。此外，還可查詢「健保居家醫療照護」服務之居家醫療院所、健保用藥及特殊醫療材料之資訊，並可比較自費醫療材料之費用，以選擇適切的醫療服務。

　　為因應智慧化需求和減少接觸風險，政府現積極推廣「虛擬健保卡」，只要下載「全民健保行動快易通」APP便可輕鬆完成申請。目前虛擬健保卡試辦場域包括「遠距醫療」、「居家醫療」和「居家隔離檢疫及擴大視訊診療」3種，民眾接受虛擬健保卡試辦醫療院所提供上述之醫療服務時，即可使用虛擬健保卡就醫（方，2022）。

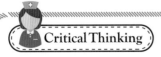
Critical Thinking

　　夏伯伯81歲，育有一女二男，目前女兒未嫁，兒子皆已成家，主要照顧者為女兒。夏伯伯罹患糖尿病20年，皆規律至住家附近的醫院就醫，並使用口服藥物與筆型胰島素控制。

　　近期因COVID-19疫情，醫院減少門診量，導致不能如期至醫院複診拿藥，讓夏伯伯十分苦惱。直到護理師建議，可以使用電腦或手機下載全民健保行動快易通App搭配虛擬健保卡，進行線上視訊診療。首先選擇欲視訊診療的科別及時間進行掛號，接著在約定好的時間與醫生視訊，看診後醫生會開立處方箋，夏伯伯的女兒再到醫院進行健保卡過卡、繳費、領藥及領取慢性病連續處方箋。讓有醫療需求的病人，即使不出門，仍能獲得零接觸的醫療服務。

16-5 重要衛生政策

一、衛生福利部年度施政計畫

　　衛生福利部從福利服務、長期照顧、社會安全、醫療照護、疫病防治、食品藥物管理到健康促進等攸關全民福祉之議題，配合行政院年度施政方針，並針對經社情勢變化及本部未來發展需要，編定年度施政計畫。2022年施政目標及策略如圖16-4所示。

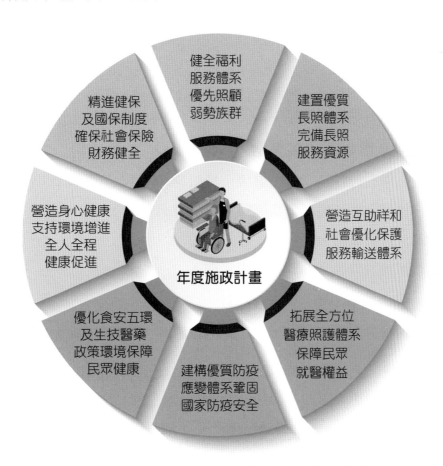

圖16-4　衛生福利部年度施政計畫（111年）

資料來源：衛生福利部（2021，9月2日）．*衛生福利部111年度施政計畫*。https://www.mohw.gov.tw/lp-11-1.html

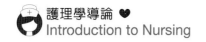
二、醫療網計畫

為促進醫療資源均衡發展，劃分醫療區域，建立分級醫療制度，因此我國自1986年起開始分期推動醫療網計畫。目前進行至第九期「建構敏捷韌性醫療照護體系計畫（2021~2024年）」，期能保障全體國民不論身處何地，均能享有周全性(comprehensive)、持續性(continuity)及協調性(coordinated)的健康照護服務之願景邁進。實施計畫如下（衛生福利部，2021）：

◆重塑以價值為基礎之醫療服務體系

1. 檢討病床分類及功能定位。
2. 建構急性後期照護體系。
3. 優化醫療品質管理機制。
4. 公立醫院體系之定位與強化。

◆完善全人全社區醫療照護網絡

1. 推動以人為中心社區為基礎的健康照護服務網絡。
2. 提升原住民族及離島地區健康照護服務品質與效率。
3. 發展多元友善就醫環境。
4. 強化兒童初級醫療照護品質與健康管理。

◆建構更具韌性之急重難症照護體系

1. 精進區域急重症醫療體系與緊急事件應變。
2. 持續強化偏鄉與資源不足地區緊急醫療量能。
3. 深化社區緊急醫療應變能力與災難救助量能。

◆充實醫事人員量能改善執業環境

1. 精進醫事人員培育及整合照護能力。
2. 提升資源不足地區之醫事人員羅致及留任。
3. 改善醫事人員執業環境。
4. 改善專科護理師及護產人員職場環境。
5. 強化非訴訟之醫療糾紛處理。

◆運用生物醫學科技強化醫療照護效能

1. 加速智能科技於醫療照護應用。

2. 建立精準醫療照護環境。

3. 推動再生醫學及新興醫療科技發展與法規調適。

◆加速法規調適與國際合作

1. 醫事機構及人員管理全面電子化。

2. 推廣醫事人員繼續教育線上學習。

3. 促進醫療法人健全與永續發展。

4. 強化國際醫衛政策交流及合作。

結　語

　　在台灣的醫療體系中，醫療資源的浪費與重複使用之情形乃是不爭的事實，全民健保自從開辦以來，一直面臨沉重的財務負擔，國人平均每人每年的國民醫療保健支出年年上升，為改善此現象，國人應有「小病至診所或小醫院」之觀念，並減少無謂的重複就醫行為。在醫療機構的分級制度下，醫療院所應相互合作與整合，落實轉診制度，發揮醫療網之最大功能，此不僅可提高個案照護品質，並可減少醫療資源的浪費。

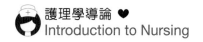
參考資料　References

方郁文(2022)·健康照護體系與健康政策·於陳靜敏總校閱·*社區衛生護理學*（12版）·新文京。

台北市政府衛生局（2022，8月2日）·*機關介紹*。https://health.gov.taipei/Content_List.aspx?n=6A9B44ADE3B14C5C

全國法規資料庫（2022，5月2日）·*衛生福利部處務規程*。https://law.moj.gov.tw/LawClass/LawAll.aspx?pcode=L0010053

行政院衛生福利部(2020)·*中華民國108年版衛生福利年報*。http://www.mohw.gov.tw

行政院衛生福利部（2022，5月4日）·*行政組織圖*。http://www.mohw.gov.tw

衛生福利部（2021，7月）·*建構敏捷韌性醫療照護體系計畫*。https://www.mohw.gov.tw/dl-71293-e2a28e6e-f5c8-442f-b28b-4ed0fff80289.html

衛生福利部（2021，9月2日）·*衛生福利部111年度施政計畫*。https://www.mohw.gov.tw/lp-11-1.html

衛生福利部中央健康保險署（2018，5月1日）·*健保醫療資訊雲端查詢系統*。https://www.nhi.gov.tw/Content_List.aspx?n=8FD3AB971F557AD4&topn=CA428784F9ED78C9

衛生福利部中央健康保險署（2021，12月）·*2021-2022全民健康保險年報*。https://www.nhi.gov.tw/Content_List.aspx?n=9223A12B5B31CB37&topn=4864A82710DE35ED

衛生福利部中央健康保險署（2022，7月14日）·*全民健康保險*。https://covid19.mohw.gov.tw/ch/cp-4832-53631-205.html

盧美秀(1998)·醫療體系中護人員之角色與功能·於盧美秀、吳盈江、徐美玲編著，*簡明基本護理導論*（72頁）·匯華。

🧠 腦力激盪

( ) 1. 依照衛生福利部所規劃之健康照護體系，「居家照護」是屬於何種照顧體系？(A)預防保健體系　(B)疾病醫療體系　(C)持續照護體系　(D)復健醫療體系

( ) 2. 由於人口老化及慢性病增加，護理人員的角色在那些方面更可發揮空間？(A)護理教育　(B)後續照顧　(C)急性醫療照顧　(D)護理研究

( ) 3. 下列何者不屬於預防保健體系？(A)職業衛生護理　(B)衛生所護理工作　(C)居家護理　(D)學校衛生護理

( ) 4. 台灣地區醫療網籌建計畫中，負責第一線醫療保健的單位是：(A)群體醫療中心　(B)地區醫院　(C)區域醫院　(D)醫學中心

( ) 5. 台灣地區的健康照護體系中，緊急救護服務是屬於：(A)預防保健服務　(B)急性醫療服務　(C)復健照顧服務　(D)後續照顧服務

( ) 6. 我國醫療機構中負責第一線醫療工作，保健及公共衛生、慢性病人的居家照護及復健指導等任務者為下列何者？(A)醫學中心　(B)區域醫院　(C)地區醫院　(D)基層醫療單位

( ) 7. 具有精密診斷與高技術醫療服務，且估計約須服務四十萬人的醫療機構，稱為：(A)醫學中心　(B)區域醫院　(C)地區醫院　(D)基層醫療單位

( ) 8. 在我國醫療保健體系中，衛生所是屬於何類體系？(A)預防保健體系　(B)疾病治療體系　(C)繼續照護體系　(D)居家護理體系

( ) 9. 有關目前台灣地區全民健康保險的敘述，錯誤者為：(A)使國人有公平的就醫權利　(B)使醫療成本維持在整體社會可負擔的範圍　(C)是社會保險但非強制投保　(D)政府代替民眾監督醫療提供者的服務品質

( ) 10. 我國最高衛生行政機關在中央為：(A)衛生局　(B)衛生處　(C)衛生福利部　(D)內政部

QR Code
掃描
觀看解答

附錄 ① 護理人員法

中華民國80年4月30日立法院三讀通過
中華民國109年1月15日總統華總一義字第10900003691號令修正公布

第一章 總則

第 1 條 　中華民國人民經護理人員考試及格，並依本法領有護理人員證書者，得充護理人員。

前項考試得以檢覈行之；其檢覈辦法，由考試院會同行政院定之。

第 2 條 　本法所稱護理人員，指護理師及護士。

第 3 條 　經護理人員考試及格者，得請領護理人員證書。

第 4 條 　請領護理人員證書，應具申請書及資格證明文件，送請中央主管機關審核後發給之。

第 5 條 　本法所稱主管機關：在中央為衛生福利部；在直轄市為直轄市政府；在縣（市）為縣（市）政府。

第 6 條 　有下列情形之一者，不得充護理人員；其已充護理人員者，撤銷或廢止其護理人員證書：

一、 曾犯肅清煙毒條例或麻醉藥品管理條例之罪，經判刑確定。

二、 曾犯毒品危害防制條例之罪，經判刑確定。

三、 依本法受廢止護理人員證書處分。

第 7 條 　非領有護理師或護士證書者，不得使用護理師或護士名稱。

非領有專科護理師證書者，不得使用專科護理師名稱。

第 7-1 條 　護理師經完成專科護理師訓練，並經中央衛生主管機關甄審合格者，得請領專科護理師證書。

前項專科護理師之甄審，中央主管機關得委託各相關專科護理學會辦理初審工作。領有護理師證書並完成相關護理師訓練者，均得參加各該專科護理師之甄審。

專科護理師之分科及甄審辦法，由中央主管機關定之。

第二章 執業

第 8 條 　護理人員應向執業所在地直轄市、縣（市）主管機關申請執業登記，領有執業執照，始得執業。

護理人員執業，應每六年接受一定時數繼續教育，始得辦理執業執照更新。但有特殊理由，未能於執業執照有效期限屆至前申請更新，經檢具書面理由及證明文件，向原發執業執照機關申請延期更新並經核准者，得於有效期限屆至之日起六個月內，補行申請。

第一項申請執業登記之資格、條件、應檢附文件、執業執照發給、換發、補發、更新與前項繼續教育之課程內容、積分、實施方式、完成繼續教育之認定及其他應遵行事項之辦法，由中央主管機關定之。

第 9 條 　有下列情形之一者，不得發給執業執照；已領者，撤銷或廢止之：

一、 經廢止護理人員證書。

二、 經廢止護理人員執業執照未滿一年。

三、 有客觀事實認不能執行業務，經直轄市、縣（市）主管機關邀請相關專科醫師、護理人員及學者專家組成小組認定。

前項第三款原因消失後，仍得依本法規定申請執業執照。

第 10 條　護理人員非加入所在地護理人員公會，不得執業。

護理人員公會不得拒絕具有會員資格者入會。

第 11 條　護理人員停業或歇業時，應自事實發生之日起三十日內，報請原發執業執照機關備查。

前項停業之期間，以一年為限；逾一年者，應辦理歇業。

護理人員變更執業處所或復業者，準用關於執業之規定。

護理人員死亡者，由原發執業執照機關註銷其執業執照。

第 12 條　護理人員執業，應在所在地主管機關核准登記之醫療機構、護理機構或其他經中央主管機關認可之機構為之。但急救、執業機構間之支援或經事先報准者，不在此限。

第 13 條　護理人員執業，其登記執業之處所以一處為限。

第三章　護理機構之設置及管理

第 14 條　為減少醫療資源浪費，因應連續性醫療照護之需求，並發揮護理人員之執業功能，得設置護理機構。

第 15 條　（刪除）

第 16 條　護理機構之設置或擴充，應先經主管機關許可；其申請人之資格、審查程序與基準、撤銷、廢止及其他應遵行事項之辦法，由中央主管機關定之。

護理機構之分類及設置標準，由中央主管機關定之。

第 17 條　護理機構之開業，應依左列規定，向所在地直轄市或縣（市）主管機關申請核准登記，發給開業執照：

一、 公立護理機構：由其代表人為申請人。

二、 財團法人護理機構：由該法人為申請人。

三、 私立護理機構：由個人設置者，以資深護理人員為申請人；由其他法人依有關法律規定附設者，以該法人為申請人。

第 18 條　護理機構名稱之使用或變更，應以主管機關核准者為限。

非護理機構不得使用護理機構或類似護理機構之名稱。

第 18-1 條　護理機構廣告，其內容以左列事項為限：

一、 護理機構之名稱、開業執照字號、地址、電話及交通路線。

二、 負責護理人員之姓名、性別、學歷、經歷、護理人員證書及執業執照字號。

三、 業務項目及執業時間。

四、 開業、歇業、停業、復業、遷移及其年、月、日。

五、 其他經中央主管機關公告容許事項。

非護理機構，不得為護理業務之廣告。

第 18-2 條　護理機構不得使用下列名稱：

一、 在同一直轄市或縣（市）區域內，他人已登記使用之護理機構名稱。

二、 在同一直轄市或縣（市）區域內，與被廢止開業執照未滿一年或受停業處分之護理機構相同或類似之名稱。

三、 易使人誤認其與政府機關、公益團體有關或有妨害公共秩序或善良風俗之名稱。

第 19 條　護理機構應置負責資深護理人員一人，對其機構護理業務，負督導責任，其資格條件由中央主管機關定之。

私立護理機構由前項資深護理人員設置者，以其申請人為負責人。

第 19-1 條　護理機構負責護理人員因故不能執行業務，應指定合於負責人資格者代理之。代理期間超過一個月者，應報請原開業執照機關備查。

前項代理期間，最長不得逾一年。

第 20 條　護理機構應與鄰近醫院訂定轉介關係之契約。

前項醫院以經主管機關依法評鑑合格者為限。

第一項契約終止、解除或內容有變更時，應另訂新約，並於契約終止、解除或內容變更之日起十五日內，檢具新約，向原發開業執照機關報備。

第 21 條　護理機構之收費標準，由直轄市、縣（市）主管機關核定之。但公立護理機構之收費標準，由該管主管機關分別核定。

護理機構不得違反收費標準，超額收費。

第 22 條　護理機構停業、歇業或其登記事項變更時，應於事實發生之日起三十日內，報請原發開業執照機關備查。

護理機構遷移或復業者，準用關於設立之規定。

第 23 條　護理機構應依法令規定或依主管機關之通知，提出報告，並接受主管機關對其人員配置、設備、收費、作業、衛生、安全、紀錄等之檢查及資料蒐集。

第 23-1 條　中央主管機關應辦理護理機構評鑑。直轄市、縣（市）主管機關對轄區內護理機構業務，應定期實施督導考核。

護理機構對前項評鑑及督導考核，不得規避、妨礙或拒絕。

第一項之評鑑、督導考核，必要時，得委託相關機構或團體辦理。

第 23-2 條　中央主管機關辦理護理機構評鑑，應將各機構評鑑之結果、有效期間及類別等事項公告之。

護理機構於評鑑合格有效期間內，違反本法或依本法所發布之命令，經主管機關令其限期改善，屆期未改善或其違反情節重大者，中央主管機關得調降其評鑑合格類別或廢止其評鑑合格資格。

護理機構評鑑之標準，包括對象、項目、評等、方式等，與評鑑結果之撤銷、廢止及其他應遵行事項之辦法，由中央主管機關定之。

第四章　業務與責任

第 24 條　護理人員之業務如左：
一、 健康問題之護理評估。
二、 預防保健之護理措施。
三、 護理指導及諮詢。
四、 醫療輔助行為。

前項第四款醫療輔助行為應在醫師之指示下行之。

第 25 條　護理人員執行業務時，應製作紀錄。

　　　　前項紀錄應由該護理人員執業之機構依醫療法第七十條辦理。

第 26 條　護理人員執行業務時，遇有病人危急，應立即聯絡醫師。但必要時，得先行給予緊急救護處理。

第 27 條　護理人員受有關機關詢問時，不得為虛偽之陳述或報告。

第 28 條　除依前條規定外，護理人員或護理機構及其人員對於因業務而知悉或持有他人秘密，非依法、或經當事人或其法定代理人之書面同意者，不得洩漏。

第五章　懲　處

第 29 條　護理機構有下列情形之一者，處新台幣二萬元以上十萬元以下罰鍰；其情節重大者，並得廢止其開業執照：

　　　　一、容留未具護理人員資格者擅自執行護理業務。

　　　　二、從事有傷風化或危害人體健康等不正當業務。

　　　　三、超收費用經查屬實，而未依限將超收部分退還。

　　　　四、受停業處分而不停業。

第 30 條　護理人員受停業處分仍執行業務者，廢止其執業執照；受廢止執業執照處分仍執行業務者，廢止其護理人員證書。

第 30-1 條　護理人員將證照租借予不具護理人員資格者使用，廢止其護理人員證書；租借予前述以外之人使用者，處新台幣二萬元以上十萬元以下罰鍰，得併處一個月以上一年以下之停業處分或廢止其執業執照。

　　　　前項情形涉及刑事責任者，並應移送該管檢察機關依法辦理。

第 31 條　護理機構受廢止開業執照處分，仍繼續開業者，得由中央主管機關吊扣其負責護理人員證書二年。

第 31-1 條　違反依第十六條第二項所定設置標準者，應令其限期改善；屆期未改善者，處新台幣六萬元以上三十萬元以下罰鍰，並再令其限期改善；屆期仍未改善者，得處一個月以上一年以下停業處分；停業期滿仍未改善者，得廢止其設置許可。

第 31-2 條　護理機構依第二十三條之一第一項規定接受評鑑，經評鑑不合格者，除違反依第十六條第二項所定設置標準，依前條規定處罰外，應令其限期改善；屆期未改善者，其屬收住式護理機構，處新台幣六萬元以上三十萬元以下罰鍰，其他護理機構，處新台幣六千元以上三萬元以下罰鍰，並得按次處罰；情節重大者，得處一個月以上一年以下停業處分，停業期滿仍未改善者，得廢止其設置許可。

第 32 條　違反第十六條第一項、第十七條、第十八條第一項、第十八條之一第一項、第二十條第三項、第二十二條或第二十三條規定者，處新台幣一萬五千元以上十五萬元以下罰鍰，並得限期令其改善；屆期未改善或情節重大者，處一個月以上一年以下之停業處分或廢止其開業執照。

第 33 條　違反第八條第一項、第二項、第十條第一項、第十二條、第十九條之一第一項、第二十三條之一第二項或第二十五條至第二十八條規定者，處新台幣六千元以上三萬元以下罰鍰，並令其限期改善；屆期未改善者，處一個月以上一年以下之停業處分。

護理人員公會違反第十條第二項規定者,由人民團體主管機關處新台幣一萬元以上五萬元以下罰鍰。

第 34 條　護理機構受廢止開業執照處分者,其負責護理人員於一年內不得申請設置護理機構。

第 35 條　護理人員於業務上有違法或不正當行為者,處一個月以上一年以下之停業處分;其情節重大者,得廢止其執業執照;其涉及刑事責任者,並應移送該管檢察機關依法辦理。

第 36 條　違反第十八條第二項或第二十一條第二項規定者,處新台幣一萬五千元以上十五萬元以下罰鍰。

違反第二十一條第二項規定者,並應限期退還超額收費。

第 37 條　未取得護理人員資格,執行護理人員業務者,本人及其雇主各處新台幣一萬五千元以上十五萬元以下罰鍰。但在護理人員指導下實習之高級護理職業以上學校之學生或畢業生,不在此限。

第 38 條　違反第七條或第十八條之一第二項規定者,處新台幣一萬元以上六萬元以下罰鍰,並令限期改善;屆期未改善者,按次連續處罰。

第 39 條　違反第十一條第一項規定者,處新台幣三千元以上三萬元以下罰鍰。

第 40 條　護理人員受廢止執業執照之處分時,應自事實發生之日起三日內將執照繳銷;其受停業之處分者,應將執照送由主管機關將停業理由及期限記載於該執照背面,仍交由本人收執,期滿後方准復業。

第 41 條　本法所定之罰鍰、停業、撤銷或廢止執業執照、開業執照,除本法另有規定外,由直轄市、縣(市)主管機關處罰之;撤銷、廢止或吊扣護理人員證書,由中央主管機關處罰之。

第 42 條　(刪除)

第六章　公　會

第 43 條　護理人員公會分直轄市及縣(市)公會,並得設護理人員公會全國聯合會。

第 44 條　護理人員公會之區域,依現有之行政區域,在同一區域內,同級之公會以一個為限。但於行政區域調整變更前已成立者,不在此限。

第 45 條　直轄市及縣(市)護理人員公會,由該轄區域內護理人員九人以上發起組織之;未滿九人者,得加入鄰近區域之公會或共同組織之。

第 46 條　(刪除)

第 47 條　護理人員公會全國聯合會應由三分之一以上之直轄市、縣(市)護理人員公會完成組織後,始得發起組織。

前項護理人員公會聯合會成立後,本法第四十五條之直轄市及縣(市)護理人員公會應加入之。

第 48 條　各級護理人員公會,由人民團體主管機關主管。但其目的事業,應受主管機關之指導、監督。

第 49 條　各級護理人員公會置理事、監事,均於召開會員(會員代表)大會時,由會員(會員代表)選舉之,並分別成立理事會、監事會,其名額如下:
一、 直轄市、縣(市)護理人員公會之理事,不得超過二十七人。

二、 護理人員公會全國聯合會之理事，不得超過三十五人。

三、 各級護理人員公會之理事名額，不得超過全體會員（會員代表）人數二分之一。

四、 各級護理人員公會之監事名額，不得超過各該公會理事名額三分之一。

各級護理人員公會得置候補理事、候補監事；其名額不得超過各該公會理事、監事名額三分之一。

理事、監事名額在三人以上者，得分別互選常務理事、常務監事，其名額不得超過理事或監事總額三分之一，並應由理事就常務理事中選舉一人為理事長；其不置常務理事者，就理事中互選之。常務監事在三人以上者，應互選一人為監事會召集人。

第 50 條　理、監事任期均為三年，連選連任者不得超過二分之一；理事長之連任，以一次為限。

第 50-1 條　上級護理人員公會理事、監事之當選，不限於下級護理人員公會選派參加之會員代表。

下級護理人員選派參加上級護理人員公會之會員代表，不限於該下級護理人員公會之理事、監事。

第 51 條　護理人員公會每年召開會員（會員代表）大會一次，必要時得召開臨時大會。護理人員公會會員人數超過三百人時，得依章程之規定，就會員分布狀況劃定區域，按其會員人數比率選定代表，召開會員代表大會，行使會員大會之職權。

第 52 條　護理人員公會應訂立章程，造具會員名冊及選任職員簡歷名冊，送請所在地人民團體主管機關立案，並分送中央及所在地主管機關備查。

第 53 條　各級護理人員公會之章程，應載明下列事項：

一、 名稱、區域及會所所在地。

二、 宗旨、組織、任務或事業。

三、 會員之入會及出會。

四、 會員應納之會費及繳納期限。

五、 會員代表之產生及其任期。

六、 理事、監事名額、權限、任期及其選任、解任。

七、 會員（會員代表）大會及理事會、監事會會議之規定。

八、 會員應遵守之公約。

九、 經費及會計。

十、 章程之修改。

十一、 其他依法令規定應載明或處理會務之必要事項。

第 54 條　護理人員公會違反法令或章程者，人民團體主管機關得為下列之處分：

一、 警告。

二、 撤銷其決議。

三、 撤免其理事、監事。

四、 限期整理。前項第一款、第二款處分，亦得由主管機關為之。

第 54-1 條　直轄市、縣（市）護理人員公會對護理人員公會全國聯合會之章程及決議，有遵守義務。

第 55 條　護理人員公會之會員有違反法令或章程之行為者，公會得依章程、理事會、監事會或會員（會員代表）大會之決議處分。

第 55-1 條　中央或直轄市、縣（市）主管機關依本法核發證書或執照時，得收取證書費或執照費；其費額，由中央主管機關定之。

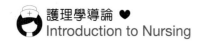

第 55-2 條　本法中華民國九十六年一月九日修正之條文施行前已立案之護理人員公會全國聯合會，應自本法修正施行之日起四年內，依本法規定完成改組；已立案之省護理人員公會，應併辦理解散。

第 55-3 條　外國人得依中華民國法律，應護理人員考試。

前項考試及格，領有護理人員證書之外國人，在中華民國執行護理業務，應經中央主管機關許可，並應遵守中華民國關於護理與醫療之相關法令及護理人員公會章程；其執業之許可及管理辦法，由中央主管機關定之。

違反前項規定者，除依法處罰外，中央主管機關並得廢止其許可。

第七章　附　則

第 56 條　本法施行細則，由中央主管機關定之。

第 57 條　本法自公布日施行。

附錄 ② 護理人員法施行細則

中華民國81年4月29日行政院衛生署衛署保字第819951號令、內政部台內社字第8172847號令
會衛訂定發布
中華民國110年10月12日衛生福利部衛部照字第1101561377號令修正發布

第 1 條　本細則依護理人員法（以下簡稱本法）第五十六條規定訂定之。

第 2 條　依本法第四條規定請領護理人員證書者，應填具申請書，檢附考試院頒發之護理人員考試及格證書，並繳納證書費，向中央主管機關申請核發。

第 3 條　護理人員證書滅失或毀損者，應填具申請書，並繳納證書費，向中央主管機關申請補發。
　　　　護理人員證書損壞者，應填具申請書，並繳納證書費，連同原證書，向中央主管機關申請換發。

第 4 條　護理人員停業、歇業，依本法第十一條第一項規定報請備查時，應填具申請書，並檢附執業執照及有關文件、資料，送由原發給執業執照機關依下列規定辦理：
　　　　一、停業：登記其停業日期及理由後，發還其執業執照。
　　　　二、歇業：註銷其執業登記及執業執照。

第 5 條　護理人員執業時，應配戴身分識別證明或顯示足以識別其身分之標誌。

第 6 條　本法第十七條所定護理機構核准登記事項如下：
　　　　一、名稱、地址及開業執照字號。
　　　　二、申請人之姓名、國民身分證統一編號、出生年月日、住址；申請人為法人者，其名稱、事務所所在地及其代表人姓名。
　　　　三、負責資深護理人員之姓名、國民身分證統一編號、出生年月日、證書字號及住址。
　　　　四、依本法第十六條規定申請審核許可之床數、總樓地板面積、日期及字號。
　　　　五、依本法第二十條規定訂定契約醫院之名稱、地址及開業執照字號。
　　　　六、業務項目。
　　　　七、其他中央主管機關指定之事項。

第 7 條　本法第十八條所定護理機構名稱之使用或變更，應依下列規定辦理：
　　　　一、護理機構，依護理機構分類設置標準所定之分類，標明其名稱。
　　　　二、財團法人護理機構，冠以「財團法人」字樣。
　　　　三、依本法第十七條第三款由其他法人依有關法律規定附設者，冠以其法人名稱，並加註「附設」字樣。
　　　　四、其他經中央主管機關核准使用之名稱。
　　　　本辦法中華民國一百十年十月十二日修正施行前，主管機關已核准護理機構冠以醫療機構附設之名稱者，得繼續使用原名稱。

第 8 條　護理機構開業執照滅失或遺失者，應填具申請書，並繳納開業執照費，向原發給開業執照機關申請補發。
　　　　開業執照損壞者，應填具申請書，並繳納開業執照費，連同原開業執照，向原發給開業執照機關申請換發。

第 9 條　　　本法第十九條第一項所定護理機構負責資深護理人員之資格條件，應具備從事臨床護理工作年資七年以上，或以護理師資格登記執業從事臨床護理工作年資四年以上。

第 10 條　　本法第二十條第一項所稱契約，其內容應包括緊急醫療、轉診、出診或其他有關醫療照護事項。

第 11 條　　護理機構停業、歇業或其登記事項變更，依本法第二十二條第一項規定報請備查時，應填具申請書，並檢附開業執照及有關文件、資料，送由原發給開業執照機關依下列規定辦理：

　　　　　　一、 停業：於其開業執照註明停業日期及理由後發還。

　　　　　　二、 歇業：註銷其開業登記及開業執照。

　　　　　　三、 登記事項變更：辦理變更登記。

　　　　　　前項第三款登記事項變更，需換發開業執照時，申請人應依規定繳納開業執照費。

　　　　　　護理機構停業或歇業時，第一項應檢附文件、資料，包括對於其服務對象予以適當轉介之說明。

第 12 條　　護理機構停業、歇業或受停業、撤銷、廢止開業執照處分者，其所屬護理人員，應依本法第十一條第一項、第三項規定辦理停業、歇業或變更執業處所。

第 13 條　　護理機構歇業或受撤銷、廢止開業執照處分者，應將其招牌拆除。

第 14 條　　主管機關依本法第二十三條規定執行檢查及蒐集資料時，其檢查及蒐集資料人員應出示有關執行職務之證明文件或顯示足資辨別之標誌。

第 15 條　　直轄市或縣（市）主管機關依本法第二十三條之一規定辦理護理機構業務督導考核，應訂定計畫實施，每年至少辦理一次。

第 16 條　　本細則自發布日施行。

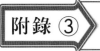

附錄 ③　醫事人員執業登記及繼續教育辦法

中華民國102年7月1日行政院衛生署衛署醫字第1020269815號令訂定發布
中華民國111年8月26日衛生福利部衛部醫字第1111665068號令修正發布

第一章　總則

第 1 條　本辦法依醫師法第八條第三項與第四項、藥師法第七條第三項至第四項及第四十條、護理人員法第八條第三項、物理治療師法第七條第三項、職能治療師法第七條第三項、醫事檢驗師法第七條第三項、醫事放射師法第七條第三項、營養師法第七條第三項與第四項、助產人員法第九條第三項、心理師法第七條第三項與第八條第二項、呼吸治療師法第七條第二項與第八條第二項、語言治療師法第七條第三項、聽力師法第七條第三項、牙體技術師法第九條第三項及驗光人員法第七條第三項規定訂定之。

第 2 條　本辦法所稱醫事人員，指醫師、中醫師、牙醫師、藥師、藥劑生、護理師、護士、物理治療師、物理治療生、職能治療師、職能治療生、醫事檢驗師、醫事檢驗生、醫事放射師、醫事放射士、營養師、助產師、助產士、心理師、呼吸治療師、語言治療師、聽力師、牙體技術師及牙體技術生、驗光師及驗光生。本辦法所稱多重醫事人員，指領有二種以上醫事人員證書者。

第二章　執業登記

第 3 條　領有醫事人員證書，且未有各該醫事人員法律所定不得發給執業執照情形之一者，得申請醫事人員執業登記。

第 4 條　醫事人員申請執業登記，應填具申請書，並檢附下列文件及繳納執業執照費，向所在地直轄市、縣（市）主管機關申請，發給執業執照：
一、　醫事人員證書正本及其影本一份（正本驗畢後發還）。
二、　身分證明文件影本一份。
三、　最近三個月內之一吋正面脫帽半身照片二張。
四、　擬執業機構出具之證明文件。
五、　執業所在地醫事人員公會會員證明文件。
六、　完成第十三條第一項各款繼續教育之證明文件。
七、　中央主管機關發給且仍在有效期間內之專科醫事人員證書。但醫事人員無專科制度者，得免檢附。

第 5 條　醫事人員申請執業登記，有下列情形之一者，得免檢具前條第六款規定之文件：
一、　領得醫事人員證書五年內申請執業登記。
二、　物理治療師（生）或職能治療師（生）於中華民國九十七年五月二十三日前、護理師及護士於九十七年六月二十日前，已取得該類醫事人員證書，且於該日期起算五年內申請首次執業登記。
三、　醫事人員歇業後重新申請執業登記之日期，未逾原執業處所執業執照所載應更新日期。

第 6 條　醫事人員申請執業登記，其依第四條第六款所定繼續教育證明文件，有下列情形之一者，得以該類醫事人員申請執業登記前一年內接受第十三條第一項各款繼續教育課程總積分達六分之一以上之證明文件代之：

一、領得醫事人員證書逾五年，首次申請執業登記。

二、醫事人員於下列各目日期前，已取得各該類醫事人員證書，且逾該日期起算五年始申請首次執業登記：

　(一) 醫事檢驗師（生）或醫事放射師（士）：中華民國八十九年七月十一日。

　(二) 心理師：九十二年三月十九日。

　(三) 呼吸治療師：九十二年五月十三日。

　(四) 營養師：九十四年四月八日。

　(五) 助產師（士）：九十四年四月十五日。

　(六) 物理治療師（生）或職能治療師（生）：九十七年五月二十三日。

　(七) 護理師及護士：九十七年六月二十日。

三、醫事人員連續歇業期間逾二年。於具有多重醫事人員或兼具有師級及生（士）級之同一類醫事人員資格者，須分別均逾二年。

專科醫師依前項規定應備之文件，得以申請執業登記前一年內接受第十三條第一項第二款至第四款所定繼續教育課程積分達三點以上之證明文件代之，不受前項規定之限制。

第 7 條　醫事人員辦理執業執照更新，應於其執業執照應更新日期屆滿前六個月內，填具申請書，並檢具下列文件及繳納執業執照費，向原發執業執照機關申請換領執業執照：

一、原領執業執照。

二、最近三個月內之一吋正面脫帽半身照片二張。

三、執業所在地醫事人員公會會員證明文件。

四、完成第十三條第二項所定繼續教育之證明文件或下列其他相關證明文件：

　(一) 專科醫師、專科牙醫師：完成第十三條第二項第二款第二目所定繼續教育之證明文件。

　(二) 專科護理師：中央主管機關發給，且仍在有效期間內之專科護理師證書。

醫師符合下列各款情形，除應依前項規定辦理外，並應檢具畢業後綜合臨床醫學訓練（以下稱一般醫學訓練）證明文件：

一、中華民國一百零八年七月一日以後始領有醫師證書，且未領有專科醫師證書者。

二、於首次辦理執業執照更新時，或因歇業逾首次執業執照應更新日期，於新發給之執業執照更新時。

第 8 條　領得醫事人員證書未逾五年而申請執業登記者，其執業執照之更新日期為自各該證書發證屆滿第 六年之翌日。

中華民國九十七年五月二十三日前已取得物理治療師（生）或職能治療師（生）證書，且於該日期起算五年內，申請執業登記者，其執業執照之更新日期不得逾一百零三年五月二十二日。

九十七年六月二十日前已取得護理師或護士證書，且於該日期起算五年內，申請執業登記者，其執業執照之更新日期不得逾一百零三年六月十九日。

醫事人員歇業後重新申請執業登記，執業登記日期未逾原發執業執照所載應更新日期者，以該日期為新發執業執照應更新日期；逾原發執業執照所載應更新日期者，其執業執照應更新日期自執業登記日期起算六年。但依第 六條規定辦理執業登記者，其執業執照之更新日期為自執業登記屆滿第六年之翌日。

醫事人員辦理執業執照更新，其新發之執業執照應更新日期為自原發執業執照屆滿第六年之翌日。

第 9 條　醫事人員執業執照滅失或遺失時，應填具申請書、具結書，繳納執業執照費並檢具最近三個月內之一吋正面脫帽半身照片二張，向原發執業執照機關申請補發。

醫事人員執業執照損壞時，應填具申請書，繳納執業執照費並檢具最近三個月內之一吋正面脫帽半身照片二張及原執業執照，向原發執業執照機關申請換發。

第 10 條　醫事人員停業及歇業之程序及應備文件等相關事項，依各該醫事人員法律施行細則之規定辦理。

醫事人員停業後申請復業，應檢具原執業執照，向原發執業執照機關辦理。

第 11 條　具有多重醫事人員資格者，得依其多重身分同時辦理執業登記，並應符合下列規定：
　　一、　執業登記場所，以同一處所為限；執業場所並應符合各該醫事人員執業場所相關設置標準之規定，該場所依法規得供該類醫事人員辦理執業登記。
　　二、　應依法律規定分別加入各該醫事人員公會，且應分別完成第十三條第一項各款所定之繼續教育積分。
　　三、　擇一資格為其主要執業類別，據以計算其執業之場所相關設置標準規定應具備之人力。
　　四、　停業、歇業或報准前往其他處所執行業務，應以主要執業登記類別辦理。
　　五、　兼具師級及士（生）級之同一類醫事人員資格者，其執業登記僅得擇一資格辦理。

具有醫師、中醫師、牙醫師等多重醫事人員資格者，其執業登記，依具有多重醫事人員資格者執業管理辦法之規定辦理，不適用前項規定。

第 12 條　（刪除）

第三章　繼續教育

第 13 條　醫事人員執業，應接受下列課程之繼續教育：
　　一、　專業課程。
　　二、　專業品質。
　　三、　專業倫理。
　　四、　專業相關法規。

醫事人員每六年應完成前項繼續教育課程之積分數如下：
　　一、　物理治療生、職能治療生、醫事檢驗生、醫事放射士、牙體技術生及驗光生：
　　　　(一) 達七十二點。
　　　　(二) 前項第二款至第四款繼續教育課程之積分數，合計至少七點，其中應包括感染管制及性別議題之課程；超過十四點者，以十四點計。

二、 前款以外之醫事人員：

　　(一) 達一百二十點。

　　(二) 前項第二款至第四款繼續教育課程之積分數，合計至少十二點，其中應包括感染
　　　　管制及性別議題之課程；超過二十四點者，以二十四點計。

　　兼具醫師、中醫師、牙醫師多重醫師資格者變更資格申請執業登記時，對於第一項第
　　二款至第四款繼續教育課程積分，應予採認；對於第一項第一款性質相近之專業課程
　　積分，得相互認定。

第 14 條　醫事人員繼續教育之實施方式及其積分，如附表。

　　前項及前條第一項、第二項之繼續教育課程及積分，應由經中央主管機關認可之醫事人員
　　團體辦理審查認定及採認。

第 15 條　申請認可辦理前二條繼續教育課程與積分審查認定及採認之各該類醫事人員團體，應符合
　　下列規定：

一、 為全國性之醫事人員學會、各該類醫事人員相關學會或公會。

二、 設立滿三年。

三、 會員中各該類醫事人員全國執業人數，應達下列各目比率或人數之一：

　　(一) 醫師及助產人員：百分之十以上。

　　(二) 中醫師及醫事放射師：百分之四十以上。

　　(三) 護理人員：三千人以上。

　　(四) 前三目以外醫事人員：百分之二十以上。

　　各該類醫事人員團體申請前二條認可，應檢具申請函及包括下列文件、資料之計畫書，向
　　中央主管機關提出，經核定後，始得為之：

一、 設立證明文件、組織章程、組織概況及會員人數資料。

二、 醫事人員繼續教育課程與積分採認人力配置、處理流程、委員會組成、職責及會議召
　　開之作業方式。

三、 醫事人員繼續教育課程及積分採認之作業監督方法。

四、 醫事人員繼續教育課程及積分採認之相關文件保存。

五、 醫事人員繼續教育課程品質管理方式。

六、 收費項目及金額。

七、 其他經中央主管機關指定之文件、資料。

第 16 條　中央主管機關受理前條申請之審查，得至該醫事人員團體實地訪查作業情形。

第 17 條　經認可得辦理完成繼續教育積分審查認定及繼續教育課程與積分採認業務之醫事人員團
　　體，應依核定之計畫書，辦理醫事人員繼續教育課程及積分採認與收費；並適時查核採認
　　之課程，確實依其申請之課程內容實施。

第 18 條　經認可之醫事人員團體有下列情事之一者，中央主管機關得廢止其認可：

一、 未依規定或計畫書審查醫事人員繼續教育課程及積分，情節重大。

二、 未依計畫書收費項目及金額收費，致生超收費用或擅立項目收費。

三、 規避、妨礙或拒絕中央主管機關之查核。

四、 不符合第十五條第一項第三款規定。

違反前項第一款規定，未依規定採認之醫事人員繼續教育課程及積分，不生採認之效果。

經中央主管機關依第一項規定廢止認可之醫事人員團體，一年內不得重新申請認可。

第 19 條　第十三條第一項第一款所定繼續教育積分，於專科醫師，依專科醫師分科及甄審辦法之規定。

專科醫師於中華民國九十六年八月十七日醫師執業登記及繼續教育辦法修正施行前，已依專科醫師分科及甄審辦法，規定取得之專業品質、專業倫理或專業相關法規課程之積點，合於本辦法規定者，得予採認。

專科護理師依專科護理師分科及甄審辦法規定參加課程或訓練取得之積點，合於本辦法規定者，得予採認。

第 20 條　醫事人員受懲戒處分應接受一定時數繼續教育者，不得以本辦法所定應接受之繼續教育抵充。

第四章　附則

第 21 條　本辦法施行前，已領有執業執照之醫事人員，其應辦理執業執照更新日期，依原發執業執照所載應更新日期。

第 22 條　本辦法施行前，已依各該類醫事人員執業登記及繼續教育辦法規定，申請認可為各該類醫事人員繼續教育積分審查認定及繼續教育課程與積分採認之醫事人員團體者，免依第十五條規定，重新提出申請認可。

本辦法修正施行前，已依藥師執業登記及繼續教育辦法所採認之繼續教育課程及積分，得由原審查認定及採認之醫事人員團體，依第十三條規定，辦理課程及積分之分類。

第 23 條　本辦法自發布日施行。

中華民國一百零四年十二月三十日修正發布之條文，除第十三條第二項第二款第二目所定醫事人員為藥師及藥劑生者，自一百零六年一月一日施行外，自發布日施行。

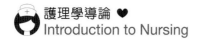

醫事人員執業登記及繼續教育辦法第十四條附表修正規定
醫事人員繼續教育之實施方式及積分表

實施方式	積分
一、專科以上學校、醫學會、學會、公會、協會、醫事人員職業工會、醫療相關產業工會、教學醫院企業工會、財團法人、教學醫院、主管機關或政府機關舉辦之專業相關繼續教育課程	(一) 參加者，每小時積分一點 (二) 擔任授課者，每小時積分五點
二、公開徵求論文及審查機制之各該類醫事人員學術研討會	(一) 參加者，每小時積分二點 (二) 發表論文或壁報者，每篇第一作者積分三點，其他作者積分一點 (三) 擔任特別演講者，每次積分十點
三、公開徵求論文及審查機制之相關醫學會、學會、公會或協會舉辦之學術研討會	(一) 參加者，每小時積分一點 (二) 發表論文或壁報者，每篇第一作者積分二點，其他作者積分一點 (三) 擔任特別演講者，每次積分三點
四、經醫院評鑑合格之醫院或主管機關跨專業之團隊臨床討論或專題演講之教學活動	(一) 參加者，每小時積分一點 (二) 擔任主要報告或演講者，每次積分三點 (三) 超過六十點者，以六十點計
五、參加網路繼續教育	(一) 每次積分一點 (二) 超過八十點者，以八十點計
六、參加各該類醫事人員相關雜誌通訊課程	(一) 每次積分二點 (二) 超過八十點者，以八十點計
七、在國內外各該類醫事人員具審查機制之相關雜誌發表有關各該類醫事人員原著論文	(一) 每篇第一作者或通訊作者，積分十六點，第二作者，積分六點，其他作者積分二點 (二) 發表其他類論文者，積分減半 (三) 超過五十點者，以五十點計
八、在國內外大學進修專業相關課程	(一) 每學分積分五點 (二) 每學期超過十五點者，以十五點計
九、講授衛生教育推廣課程	(一) 每次積分一點 (二) 超過十五點者，以十五點計
十、在國外執業或開業	每年以二十點計

實施方式	積分
十一、國內外各該類醫事人員專業研究機構進修	（一）短期進修者（計一星期內），每日積分二點 （二）長期進修者（計超過一星期），每星期積分五點 （三）超過三十點者，以三十點計
十二、醫師一般醫學訓練、牙醫師一般醫學訓練、專科醫師訓練、專科牙醫師訓練或臨床醫事人員培訓計畫之訓練	每年以二十點計
十三、各大專校院專任護理教師至國內醫療或護理機構實務學習，經機構開具證明文件	（一）每日積分二點 （二）超過二十五點者，以二十五點計
十四、於離島地區執業期間	除參加本表第十點之繼續教育外，其各點實施方式之積分，得以二倍計
十五、於偏遠地區執業期間	除參加本表第十點外之繼續教育外，其各點實施方式之積分，得以一點五倍計

備註：

一、實施方式一之「課程」及四之「專題演講」以線上同步方式（例如直播、視訊或其他方式）辦理者，應有講師同步授課、線上簽到（退）及確核學員在線與否之機制，並應輔以多元教學評量方式評核學員學習成效。

二、實施方式五之「網路繼續教育」，係指事前預先錄製完成課程內容，放置於專科以上學校、醫學會、學會、公會、協會、醫事人員職業工會、醫療相關產業工會、教學醫院企業工會、財團法人、教學醫院、主管機關或政府機關相關網站，不限上課時間，可隨時上網學習之課程。但課後應有線上評量方式評核學習成效。

三、實施方式十五之「偏遠地區」包括：(一)山地地區。(二)「全民健康保險西醫醫療資源不足地區改善方案」公告之施行區域。(三)「全民健康保險醫療資源缺乏地區」公告之施行區域。上開公告之施行區域，如有變動，原已施行區域得繼續施行。

附錄④ 專科護理師分科及甄審辦法

中華民國93年10月27日行政院衛生署衛署醫字第0930219004號令訂定發布
中華民國112年1月5日衛生福利部衛部照字第1111560686號令修正發布

第一章　總　則

第1條　本辦法依護理人員法第七條之一第三項規定訂定之。

第2條　專科護理師分為臨床專科護理師及麻醉專科護理師。

本辦法中華民國一百十三年一月五日修正生效前，已依原規定取得各分科專科護理師證書者，於證書有效期間屆滿更新時，除麻醉專科護理師維持原分科名稱外，其餘各分科專科護理師，依前項規定變更為臨床專科護理師。

第3條　護理師具備下列資格之一者，得參加該科專科護理師之甄審：

一、國內完成專科護理師訓練者：於訓練醫院完成專科護理師訓練；訓練前應具備下列臨床護理師工作年資（以下簡稱工作年資）：

（一）具護理學士學位：三年以上。

（二）具護理碩士學位：二年以上。

（三）具護理博士學位：一年以上。

二、完成專科護理師碩士學程者：於中央主管機關公告之國內大學護理研究所完成專科護理師碩士學程，且就讀前具備工作年資二年以上。

三、國外完成專科護理師訓練者：於美國、加拿大、南非、澳洲、紐西蘭、歐盟、英國、日本，或其他與我國專科護理師制度相當之國家完成訓練，且持有證明文件，並具備工作年資二年以上。

中華民國一百十二年十二月三十一日前，麻醉專科護理師之訓練，得於前項第一款訓練醫院以外之醫院為之，且應具備工作年資四年以上，其中二年以上為從事麻醉護理業務，不受前項第一款規定之限制。

工作年資，以在我國登記執業後，從事臨床護理師工作者為限。

第二章　訓練課程及訓練醫院

第4條　教學醫院得填具申請表單，並檢附相關文件、資料，向中央主管機關申請認定為訓練醫院；經認定者，發給訓練醫院證明文件，有效期間為四年。

中央主管機關應定期公告訓練醫院名單、有效期間及其他相關事項。

主管機關得不定期至訓練醫院檢查及輔導。

第5條　訓練醫院應設專科護理師之專責培育單位，辦理下列事項：

一、專科護理師訓練計畫、執行及成效之定期檢討。

二、訓練課程與師資之安排、執行及檢討。

三、接受專科護理師訓練期間之護理師，其指導、輔導及管理之規劃。

四、訓練品質之維護及監測。

五、預立醫療流程訂定之參與。

六、訓練期間勞動權益之規劃及檢討。

前項專責培育單位成員，由護理及醫療部門主管組成，並由副院長以上人員擔任召集人，護理及醫療部門主管分任副召集人。

專責培育單位，得與專科護理師於醫師監督下執行醫療業務辦法第四條所定專科護理師作業小組，合併設立。

第 6 條　訓練醫院應遵行下列事項：

一、實施訓練前擬具訓練計畫，以電子方式申報至中央主管機關建置或指定之資訊平臺。

二、接受專科護理師訓練期間之護理師名單登錄造冊，送直轄市、縣（市）主管機關備查。

三、定期召開專科護理師專責培育單位會議。

四、定期檢討及評值教學計畫與訓練成果。

五、其他專科護理師培育相關事項。

前項第二款登錄之內容，包括國民身分證統一編號、護理師證書字號、專科護理師訓練科別、訓練起迄時間及工作年資相關事項。

第 7 條　訓練醫院有下列情形之一者，中央主管機關得撤銷或廢止其訓練醫院之認定：

一、申請認定之文件、資料，有虛偽不實。

二、規避、妨礙或拒絕主管機關依第四條第三項所定之檢查、輔導。

三、喪失認定時應具備之訓練醫院條件。

四、未依專科護理師於醫師監督下執行醫療業務辦法所定預立醫療流程執行業務，經主管機關通知限期改善，屆期未改善。

五、違反本辦法或其他專科護理師相關法規規定，經主管機關通知限期改善，屆期未改善。

第 8 條　訓練醫院經中央主管機關撤銷或廢止認定者，一年內不受理其認定之申請。

訓練醫院認定經撤銷或廢止者，其已開設之訓練課程應立即停辦，並向中央主管機關提報轉銜訓練計畫；轉銜訓練計畫經核定者，始得安排參加訓練計畫者接受轉銜訓練。

前項轉銜訓練計畫未提報、未經核定即執行，或未落實執行，致參加訓練之護理師權益受損者，自撤銷或廢止訓練醫院認定之日起三年內，不受理其認定之申請。

第 9 條　訓練醫院之訓練課程（以下簡稱訓練課程），包括學科訓練及臨床訓練；訓練課程內容及時數，規定如附表。

第 10 條　前條訓練課程結束後，訓練醫院認有必要時，得進行補充臨床訓練；其補充臨床訓練期間，以不超過十二個月為限。

補充臨床訓練，應於原訓練醫院為之；其訓練師資資格、師資與受訓人員比例，規定如附表。

第三章　甄審作業

第 11 條　專科護理師甄審，以每年辦理一次為原則；甄審之日期、地點與報名方式及其他相關事項，中央主管機關應於甄審日一個月前公告之。

前項甄審，包括筆試及口試。筆試及格者，始得參加口試；筆試及格之效期保留二年。

筆試成績，以科目總成績計算平均六十分，且每一科目成績皆達五十分以上者為及格。

口試成績，以六十分為及格。

第 12 條　前條筆試，包括下列科目：

一、　專科護理通論：包括專科護理師角色與職責、專科護理師相關政策與法規及預立醫療流程作業標準。

二、　進階專科護理：

（一）臨床專科護理師：包括進階藥理學、進階病理生理學、鑑別診斷及預立醫療流程處置。

（二）麻醉專科護理師：包括麻醉相關進階藥理學、進階病理生理學、鑑別診斷及預立醫療流程處置。

第 13 條　報名專科護理師甄審，應檢具下列專科護理師訓練證明文件之一：

一、　具備第三條第一項第一款資格：完成訓練課程之證明影本；護理學士、碩士或博士畢業者，最高護理學歷之畢業證書影本。

二、　具備第三條第一項第二款資格：專科護理師碩士學程各科目修課學分及格證明及訓練醫院臨床訓練證明。

三、　具備第三條第一項第三款資格：與國內專科護理師制度相當之國家發給之證明文件。

四、　具備第三條第二項資格：從事麻醉護理業務之服務證明影本及麻醉護理訓練完成之證明文件。

第 14 條　專科護理師甄審之有關文件、資料，得以電子方式保存；其蒐集、處理及利用，應依個人資料保護法及相關法規之規定辦理。

第四章　專科護理師證書及其更新

第 15 條　經專科護理師甄審合格者，得向中央主管機關申請發給專科護理師證書。

前項證書，應記載下列事項：

一、　專科別。

二、　證書字號。

三、　姓名、性別。

四、　國民身分證統一編號。

五、　出生年月日。

六、　證書有效期間。

七、　發證日期。

第 16 條　專科護理師證書，應每六年更新一次。

前項更新，應於專科護理師證書效期屆滿前六個月內，檢具效期屆至日前六年內完成第十七條所定繼續教育之證明，向中央主管機關申請。但有特殊理由，經檢具書面理由及證明文件，向中央主管機關申請延期更新並經核准者，得於其專科護理師證書有效期限屆至之日起一年內，補行申請。

第 17 條　專科護理師應每六年接受下列專科護理繼續教育課程，其醫事人員執業登記及繼續教育辦法積分應達一百二十點以上：

一、　專業課程。

二、　品質課程。

三、　人文倫理。

四、　醫事法規。

前項第二款至第四款繼續教育課程之積分，應包含感染控制及性別議題之課程；其積分合計應達十二點以上，逾二十四點部分，不予採計。

第 18 條　專科護理師繼續教育之實施方式，除依醫事人員執業登記及繼續教育辦法第十四條第一項規定辦理外，其為研究所專科護理師相關學分課程部分，每學期積分超過十五點者，以十五點計。

於中央主管機關認定之醫療資源不足地區執業或因公派駐國外從事外交有關國際醫療之專科護理師，其繼續教育課程積分，得加倍採計。

第 19 條　護理師證書經依法撤銷或廢止者，應併予撤銷或廢止其專科護理師證書。

第五章　附　則

第 20 條　訓練醫院之認定、專科護理師之甄審、繼續教育課程積分之認定及證書更新申請，其審查作業，中央主管機關得委由相關專業機構或團體辦理。

第 21 條　本辦法中華民國一百十三年一月五日修正生效前已具備專科護理師甄審資格者，得依修正施行前之規定參加甄審。

第 22 條　本辦法除第三條第二項及第三項自發布日施行外，自發布後一年施行。

附表　訓練課程

		學科訓練		臨床訓練	
	課程	專科護理通論	進階專科護理	專科護理通論	進階專科護理
臨 床 專 科 護理師	最低訓練時數及實習案例	56 小時	128 小時	10 案例	30 案例
		184 小時		504 小時	
麻 醉 專 科 護理師	課程	專科護理通論	進階專科護理	專科護理通論	進階專科護理
	最低訓練時數及實習案例	64 小時	149 小時	10 案例	190 案例
		213 小時		1,500 小時	
內容		1. 專科護理通論：包括專科護理師角色與職責、專科護理師相關政策與法規及預立醫療流程作業標準。 2. 進階專科護理： (1) 臨床專科護理師：包括進階藥理學、進階病理生理學、鑑別診斷及預立醫療流程處置。 (2) 麻醉專科護理師：包括麻醉相關進階藥理學、進階病理生理學、鑑別診斷及預立醫療流程處置。		1. 專科護理通論之臨床訓練10案例，必須與預立醫療流程作業標準之訓練有關。 2. 與病人臨床照護有關之藥理、生理及病理評估、鑑別診斷、照護處置及照護結果評值。 3. 於臨床訓練師資指導下，以「專科護理師於醫師監督下執行醫療業務辦法」規範訓練。	
訓練師資資格		具課程內容領域專長之大專校院教師或臨床專家。如為具護理背景之教師或臨床專家，應以具專科護理師證書者優先。		訓練師資應包括下列人員，其資格如下： 1. 醫師：應具專科醫師資格，實際從事專科工作至少二年。 2. 專科護理師：應具專科護理師資格，實際從事專科護理師工作至少二年。	
師資與受訓人員比例				一名專科醫師及四名專科護理師為一組，每梯次每組至多指導四名訓練期間專科護理師。	
補充臨床訓練					
訓練師資資格		訓練師資應包括下列人員，其資格如下： 1. 醫師：應具專科醫師資格，實際從事專科工作至少二年。 2. 專科護理師：應具專科護理師資格，實際從事專科護理師工作至少二年。			
師資與受訓人員比例		一名專科醫師及四名專科護理師為一組，每梯次每組至多指導四名訓練期間專科護理師。			

附錄 ⑤ 護理人員倫理規範－美國護理學會(ANA)

2001年修定版

1. 護理人員必需做為一個專業的聯繫者,且必需在提供照護時,不受社經地位、個人特質和健康問題之限制,尊敬個案的人性尊嚴、價值觀並視個案為一個獨特的個體。

2. 護理人員應以個案、家庭、群體、社區為中心。

3. 護理人員必需努力去促進個案的健康、安全和權利。

4. 在護理實務中,護理人員必需有責任去提供最好的照顧品質,且當它為專業的義務。

5. 護理人員在執行業務時要保持正直及專業能力,且需努力維持個人及團體在專業中的成長。

6. 護理人員經由個人及專業團體的活動,去參與建立、維持和改善健康照護環境,並傳導優質的健康照護理念。

7. 護理人員必需經由參與護理實務、教育、行政及知識發展來促進專業的成長。

8. 護理人員必需與其他健康專業同仁合作,共同去增進社區、國家及國際的健康。

9. 護理專業,必需要有公會為代表,去釐清護理的價值,並保護專業的完整,參與社會政策。

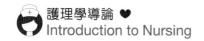

附錄 ⑥　護理人員倫理規範－國際護理協會(ICN)

2000年修定版

ICN護理人員倫理規範有四項原則性內容，其所呈現的是倫理行為標準。

一、護理人員與個案(Nurses and People)

- 護理人員首要的責任是針對那些需要護理照顧的個案。
- 在提供照護時，護理人員要促使個人、家庭與社會在其環境中之人權、價值觀、習俗及精神上的信念受到相當的尊重。
- 護理人員要確保個案得到足夠的訊息，在知情同意下接受照護及相關治療。
- 護理人員應對一切相關的個人資料，嚴守祕密；在與他人分享時，須善用判斷力。
- 護理人員應分擔社會責任，加入及支持符合民眾健康及社會需求的活動，特別是那些弱勢民眾。
- 護理人員也應分擔在資源缺乏、汙染、剝蝕與破壞的情況下，能承擔維持及保護自然環境的責任。

二、護理人員與執業(Nurses and Practice)

- 護理人員應對所從事的護理義務工作能負起法律及倫理責任以及盡職，並從持續不斷的學習中維持自己臨床護理能力。
- 護理人員要維持個人的健康標準，因其提供照顧的能力是不容妥協的。
- 護理人員在接受責任及授權時，應運用判斷力去辨別個人的相關能力。
- 護理人員須經常維持個人行為應有的標準，因為個人行為標準足以反映專業的聲譽及增進社會大眾的信任。
- 在提供照護時，護理人員確保其所用的科技與科學知識能顧及個案的安全、尊嚴及權利。

三、護理人員與專業(Nurses and The Profession)

- 護理人員在決定與執行已被接受的臨床護理實務、管理、研究及教育之標準方面，擔任最重要的角色。
- 護理人員在積極的發展以研究基礎為核心的專業知識。
- 護理人員經由專業組織、參與建立及維持社會和經濟平等的護理工作環境。

四、護理人員與共同工作者(Nurses and Co-workers)

- 護理人員與護理同仁及其他專業同仁間維持一種合作關係。
- 護理人員要竭力保護個案免於受到同僚或任何人對其照顧有危害的行為。

New Wun Ching Developmental Publishing Co., Ltd.
New Age · New Choice · The Best Selected Educational Publications — NEW WCDP